U0351447

全本全注全译丛书

中华经典名著

黄作阵　祝世峰　田海萍　黄新月◎译注

老老恒言

中華書局

图书在版编目(CIP)数据

老老恒言/黄作阵等译注. —北京:中华书局,2021.4
(2023.10 重印)
(中华经典名著全本全注全译丛书)
ISBN 978-7-101-15131-2

Ⅰ.老… Ⅱ.黄… Ⅲ.老年人-养生(中医)-中国-清代
Ⅳ.①R161.7②R212

中国版本图书馆 CIP 数据核字(2021)第 052735 号

书　名	老老恒言
译 注 者	黄作阵　祝世峰　田海萍　黄新月
丛 书 名	中华经典名著全本全注全译丛书
责任编辑	宋风娣
责任印制	陈丽娜
出版发行	中华书局
	(北京市丰台区太平桥西里 38 号　100073)
	http://www.zhbc.com.cn
	E-mail:zhbc@zhbc.com.cn
印　刷	北京盛通印刷股份有限公司
版　次	2021 年 4 月第 1 版
	2023 年 10 月第 3 次印刷
规　格	开本/880×1230 毫米　1/32
	印张 11⅛　字数 280 千字
印　数	18001-22000 册
国际书号	ISBN 978-7-101-15131-2
定　价	31.00 元

目录

前言

　　清代曹庭栋撰写的《老老恒言》一书，共五卷，从日常生活、饮食起居入手谈老年保健的方法，并从前代文献及亲身体验中精编出一百个养生粥方。这些方法细致入微，切实可行，且大都经作者亲身实践，值得信赖。尤为难得的是，本书不标新立异，不涉旁门左道，而以儒家"不语怪力乱神"的科学态度介绍养生保健知识，对现代比较混乱的养生学界颇有警示作用。

　　曹庭栋（1699—1785），字楷人，号六圃。浙江嘉善人。少嗜学，工诗，中年后，绝意进取。为了给母亲祝寿，在自家花园挖土为池，累土为山，池栽荷花，山植花木，以奉母，名之曰慈山，因自号慈山居士。

　　曹庭栋出身书香门第，本书金安清《序》谓："曹氏自前明迄本朝，家世文学，侍从相继，鼎贵者百余年。己未丙辰，两次鸿博。祖子顾少宰尔堪，兄古谦明经庭枢，皆就征。"然曹庭栋淡泊名利，"为浙抚所延访，而辞之坚，故未与"。曹庭栋性放达，时或弹琴赋诗，时或写兰石摹篆隶，手植梅林，徜徉吟咏，真"神仙中人也"。

　　曹庭栋一生以读书著书为乐。晚年益耽著述，不下楼者三十年，所坐木榻穿而复补。著述甚多，往往自成一家。尝以《宋诗钞》漏略尚多，因搜采遗佚，为《宋百家诗存》二十八卷；又著《产鹤亭诗集》七卷、《老老恒言》五卷、《易准》四卷、《昏礼通考》二十四卷、《孝经通释》十卷、《逸语》十卷及《琴学内篇》一卷、《外篇》一卷,均见《清史列传》,并传于世。

《老老恒言》为老年养生专著,被周作人推崇为老人养生宝典。曹庭栋因自幼羸弱多病,颇留意于养生之学;七十五岁时,更是"薄病缠绵",因著《老老恒言》,自记其养生之道。全书共五卷。前二卷叙起居动定之宜,卷一主要有安寝、晨兴、盥洗、饮食、食物、散步、昼卧、夜坐;卷二主要有燕居、省心、见客、出门、防疾、慎药、消遣、导引。次二卷列居处备用之物,卷三主要有书室、书几、坐榻、杖、衣、帽、带、袜、鞋、杂器;卷四主要有卧房、床、帐、枕、席、被、褥、便器。末附粥谱一卷,列粥百种,借为调养治疾之需,包括粥谱说、择米第一、择水第二、火候第三、食候第四、上品三十六、中品二十七、下品三十七。

本书秉承了《黄帝内经·素问》的养生思想,并广泛采纳历代养生家言,亲身实践,形成了自己鲜明的养生观点。

第一,养生首在养静。《黄帝内经·素问·阴阳应象大论》说:"年四十,而阴气自半也。"可见人老阴精衰损是生理必然。故曹庭栋在卷二《燕居》中说:"养静为摄生首务。五官之司,俱属阳火,精髓血脉,则阴精也,阴足乃克济阳。《内经》曰:'阴精所奉其人寿,阳精所降其人夭。'降者,降伏之降,阴不足而受阳制,立见枯竭矣。养静所以养阴,正为动时挥运之用。"同篇又说:"少视听,寡言笑,俱足宁心养神,即却病良方也。广成子曰:'无视无听,抱神以静,形将自正。'"曹庭栋认为,要想长生,就要养阴,而养静就是养阴。

但是,曹庭栋也认为,养生必须动中求静,适当运动。在卷一《散步》中说:"坐久则络脉滞。居常无所事,即于室内,时时缓步。盘旋数十匝,使筋骸活动,络脉乃得流通。"在卷二《导引》中,曹庭栋特选取古代导引之法,指导人们做适量运动:"导引之法甚多,如八段锦、华佗五禽戏、婆罗门十二法、天竺按摩诀之类,不过宣畅气血,展舒筋骸,有益无损。"

第二,养生贵在养心。人之疾病,有内因、外因、不内外因,而以情志伤人最烈,因此本书反复征引古人的话,告诉老人懂得控制情绪。如何养心？曹庭栋认为，首先要戒除贪欲。卷二《省心》中说："《语》云：'及其老也，戒之在得。'财利一关，似难打破，亦念去日已长，来日已短，虽堆金积玉，将安用之？"其次要看淡世事，少论是非。《省心》中说："世情世态，阅历久，看应烂熟，心衰面改，老更奚求？"又说："至于二三老友，相对闲谈，偶闻世事，不必论是非，不必较长短，慎尔出话，亦所以定心气。"再次是不求多事。在卷二《燕居》中说："《冲虚经》曰：'务外游，不如务内观。'"最后主张若遇变故懂得"安命"。《省心》中说："倘事值其变，忧、思、悲、恐、惊五者情更发于难遏，要使心定则情乃定，定其心之道何如？曰：安命。"

第三，养生在善于遣兴。曹庭栋认为，"心不可无所用，非必如槁木、如死灰，方为养生之道。静时固戒动，动而不妄动，亦静也"（卷二《燕居》）。如何遣兴？曹庭栋认为，可以读书遣闲："学不因老而废。流览书册，正可借以遣闲。"（卷三《书室》）可以写字作画："笔墨挥洒，最是乐事。素善书画者，兴到时，不妨偶一为之。"（卷二《消遣》）可以观弈听琴："幽窗邃室，观弈听琴，亦足以消永昼。"（卷二《消遣》）可以赏玩花木："院中植花木数十本，不求名种异卉，四时不绝便佳。呼童灌溉，可为日课。玩其生意，伺其开落，悦目赏心，无过于是。"（卷二《消遣》）可以观鱼听鸟："鹤，野鸟也，性却闲静，园圃宽阔之所即可畜。去来饮啄，任其自如，对之可使躁气顿蠲。"（卷二《消遣》）"阶前大缸贮水，养金鱼数尾，浮沉旋绕于中，非必池沼，然后可观。闲仵时观鱼之乐，即乐鱼之乐。既足怡情，兼堪清目。"（卷二《消遣》）可以焚香烹茶："拂尘涤砚，焚香烹茶，插瓶花，上帘钩，事事不妨身亲之，使时有小劳，筋骸血脉，乃不凝滞。"（卷二《消遣》）总之，老年生活要丰富多彩，才能享受美好的晚年。

第四，养生在慎饮食起居。曹庭栋认为，养生之事，不要故作神秘，不过日常生活而已。在其自序中引宋代诗人张耒的话："大抵养生求安乐，亦无深远难知之事，不过起居寝食之间尔。"在起居方面，作者谈到安寝、晨兴、盥洗、散步、燕居、见客、出门、卧房、书室、被褥、鞋帽、手杖、便器等，其核心思想，不过是顺四时、避寒暑、适身体而已。至于饮食，作者首先认为：饮食之道，重在脾胃。如何养脾胃？一在节制饮食，二在知冷暖肥浓，三在食粥养胃，四在以药粥调理。

第五，养生在于顺应自然。顺应自然一指顺应天地四时，以养天和；另一层意思是顺应自己的身体，不必强为。在卷一《晨兴》中曹庭栋表达了这两方面的意思："春宜夜卧早起，逆之则伤肝；夏同于春，逆之则伤心；秋宜早卧早起，逆之则伤肺；冬宜早卧晏起，逆之则伤肾。说见《内经》。养生家每引以为据。愚谓倦欲卧而勿卧，醒欲起而勿起，勉强转多不适。况乎日出而作，日入而息，昼动夜静，乃一定之理，似不得以四时分别。"

与各种养生著作相比较，本书也具有自己鲜明的特色。

第一，征引宏博。本书所引，有经部二十二种，如《周易》《尚书》《毛诗》《周礼》《仪礼》《礼记》《论语》《孟子》等；有史部三十八种，如《汉书》《后汉书》《蜀志》《吴书》《晋书》《南史》《梁史》《隋书》《唐书》《唐会要》《五代史》《宋史》《辽史》《元史》等；有子部一百九十五种，其中医家类八十三种，如《素问》《灵枢》《神农本草经》、寇宗奭《本草衍义》、苏恭《唐本草》、陈藏器《本草拾遗》、甄权《药性本草》、王好古《汤液本草》、孟诜《食疗本草》、朱震亨《本草补遗》、苏颂《本草图经》、李时珍《本草纲目》、汪昂《本草备要》、陶弘景《名医别录》、雷敩《炮炙论》、宋《太平圣惠方》、张仲景《伤寒方》、孙思邈《千金翼》等；有集部五十二种，如《陶渊明集》《欧阳文忠公集》《司马温公集》《杨升庵外集》，以及李白、杜甫、韩愈、白居易、陆游、苏东坡、张耒等人的诗作，真可谓集养生学之大成。

第二，勇于批判。养生之说在中国有悠久的历史，仅《汉书·艺文志》所载，就有"房中八家，百八十六卷""神仙十家，二百五卷"，其后日益泛滥，数不胜数。其中固然有许多对养生不无裨益的学说技巧，但故弄玄虚，神秘其术者亦有之。故班固《汉书·艺文志序》引孔子的话批判说："索隐行怪，后世有述焉，吾不为之矣。"本书广征博采，兼收并蓄，但从不故作欺世盗名之语，对异端邪说、旁门左道，毫不留情地批判，这使本书与其他养生著作相比具有更多理性和科学性。如卷二《导引》中说："修炼家有纳气通三关、结胎成丹之说，乃属左道，毋惑。"卷二《慎药》中说："术家有延年丹药之方，最易惑人。服之不但无验，必得暴疾。"卷四《被》中说："《参同契》有'铅汞丹鼎'之说，惑世滋甚。或有以飞升之术问程子，答曰：'纵有之，只恐天上无着处。'"卷四《卧房》中说："按《造门经》：'门之高低阔狭，随房大小方向，另制尺量之。'妄断祸福，此假阴阳而神其说，可勿泥。"

不但如此，对古代那些貌有实据的养生家言，亦常持怀疑态度。如卷二《慎药》中说："方药之书，多可充栋，大抵各有所偏，无不自以为是。窃考方书最者，莫如《内经》，其中所载方药，本属无多，如不寐用半夏秫米汤，鼓胀用鸡矢醴，试之竟无效，他书可知。"卷四《便器》中说："《葆元录》曰：'饱则立小便，饥则坐小便，饱欲其通利，饥欲其收摄也。'愚谓小便惟取通利，坐以收摄之，亦非确论。"本卷同篇又说："《六研斋二笔》曰：'养生须禁大便泄气。值腹中发动，用意坚忍，十日半月，不容走泄，久之气亦定。此气乃谷神所生，与真气为联属，留之则真气得其协助而日壮。'愚谓频泄诚耗气，强忍则大肠火郁。孙思邈曰：'忍大便，成气痔。'况忍愈久，便愈难，便时必致努力，反足伤气。"

本书所引，多出儒道经典、中医著作、名家名言，但曹庭栋不薄古泥古，对可疑者疑之，虚妄者驳之，这种实事求是的科学精神，很值得今人学习。

第三，亲身体验。中国古代医药之书、养生之说可谓汗牛充栋，其中鱼目混珠者亦复不少。如何辨别？最重要的方法大概就是亲力亲为，以验得失。曹庭栋在卷四《附记》中说："予著是书于客岁，病余以此为消遣。时气怯体羸，加意作调养法。有出诸臆见者，有本诸前人者，有得诸听闻者，酌而录之，即循而行之。讫今秋，精力始渐可支。大抵病后欲冀复元，少年以日计，中年以月计，至老年则以岁计。汲汲求其效，无妙术也。兹书四卷，以次就竣，因以身自体验者，随笔录记。"在卷五《粥谱说》中说："方本前人，乃已试之良法。注明出自何书，以为征信，更详兼治。"

当下养生家们谈养生，为了迎合大众心理，每每不顾科学根据，信口开河，而本书作者事必亲历方敢采信的科学精神尤其值得现在的养生家们学习。

第四，不务空言。本书所著，不标新立异，不欺世惑众，只在"饮食起居"四字上下功夫。卷二《燕居》中说："寒暖饥饱，起居之常。惟常也，往往易于疏纵。自当随时审量，衣可加即加，勿以薄寒而少耐；食可置即置，勿以悦口而少贪。《济生编》曰：'衣不嫌过，食不嫌不及。'此虽救偏之言，实为得中之论。"在卷二《省心》中说："衣食二端，养生切要事。然必购珍异之物，方谓于体有益，岂非转多烦扰？食但慊其心所欲，心欲淡泊，虽肥浓亦不悦口。衣但安其体所习，鲜衣华服，与体不相习，举动便觉乖宜。所以食取称意，衣取适体，即是养生之妙药。"本书这一特点，正如金志清在本书《序》中所说："此《老老恒言》二卷，乃自言其养生之道，慎起居，节饮食，切切于日用琐碎，浅近易行。而深味之，古今至理，实已不外乎此。"

《老老恒言》是可信、可行的。据本书金志清《序》，曹庭栋"幼有羸疾，俗所谓童子痨"，可见其先天禀赋并无高人之处。但作者以羸弱之躯，享寿近九旬，用一生实践，证明了其养生学说的可信性、可行性，可见养生只要在日常饮食起居心态上下功夫足矣。正如金志清《序》中所说："不事药饵，不希导引，惟以自然为宗，故能颐养天和，克享遐寿。其所学不悖濂洛，不师老庄。亦不旁涉二氏，戛然为一家言。"正因为平实，故一般人都容易做到；正因为不薄古泥古，故可学得古人养生精华。这对当前动辄以古为高、故弄玄虚的养生家，不失为一服良药。

《老老恒言》因其鲜明的养生观点、切近实用的养生方法广为人们所喜爱，其版本亦多。主要有：清乾隆三十八年癸巳（1773）自刻本；同治九年庚午（1870）重刻本，称为宝善堂刻本；清光绪四年戊寅（1878）

秀水孙氏望云仙馆刻本;清刻本(残。存卷三至卷五);1928年上海鸿章书局文瑞楼石印本(残卷)等。现代整理本主要有:1992年方春阳主编《中国养生大成》丛书本;2002年内蒙古科学技术出版社杨柏柳、尚桂枝、朱德礼注译本;2006年人民卫生出版社王振国、刘瑞霞标点本。本书以清乾隆三十八年癸巳自刻本为底本。因为据同治本金志清《序》"兵燹后板毁,乃为重梓问世",足见原版已毁,故后来版本虽文意或更为晓畅,如卷一《食物》一段,自刻本:"《本草》谓:饭以陈米为佳,新米动气发病。"而同治本作:"《本草》谓:煮饭以陈廪米为补益,秋谷初成,老年食之,动气发病。"从版本角度看,不足为据。但为了方便读者理解,参考同治本进行了今译。

校勘方面,因为本书重在服务大众,故全书未出校记。本书依据的自刻本可信度最高,只是原书偶有不通之处,或初刻时偶误,参校他本,略作校改。

本书原有"引用书目"置于目录前,现移至书末。"金序"为同治九年(1870)重刻本金志清序,自刻本无。考虑到其对了解本书版本流传及作者生平有一定帮助,姑录之。

为方便读者,本书为简体横排。在文字处理上,繁体字一律改为规范简化字。注释力求简明扼要。译文以直译为主,力求明白易懂。题解部分首先对本节主要内容作简要介绍,然后根据中医经典理论及现代医学研究对其内容略作评论,或赞之,或否之,力求让读者对本书内容知道正确取舍,而不致生搬硬套。

本书在研究整理过程中,得到了恩师钱超尘先生的精心指导,学生杨煊、朱志在注译中花费大量精力,中华书局的编辑宋凤娣同志在本书编辑过程中付出了大量心血,在此一并致以诚挚的谢意。

黄作阵

2020年12月22日于北京中医药大学

自序

孟子言:老吾老以及人之老①。庭栋久失怙恃②,既无吾老之可老,今吾年七十有五,又忽忽不觉老之及吾,宜有望于老吾者之使吾克遂其老也。嗣孙应穀,年甫弱龄③,未能老吾之老,并不知吾之老,吾惟自知其老,自老其老而已。老之法,非有他也。宋张耒曰④:"大抵养生求安乐,亦无深远难知之事,不过起居寝食之间尔。"昨岁壬辰⑤,自秋而冬,以迄今春,薄病缠绵,动多拂意,此正老态毕现。欲得所以老之法,能荟萃其类者,卒罕成书也。爰于卧室呻吟之余,随事随物留心体察,闲披往籍,凡有涉养生者,摘取以参得失,亦只就起居寝食琐屑求之。《素问》所谓"适嗜欲于世俗之常"⑥,绝非谈神仙讲丹药之异术也。纵无解于老,亦自成其为老,更无待于老吾者,而所以老之法在是,而吾所以自老其老亦在是,随笔所录,聚之以类,题曰《老老恒言》。其中有力易办者,有力不易办者,有易办而亦非必办者,有不易办而不可不办者,概存其说,遂付梓以公诸世⑦,是即所谓及人之老,可各竭其力,各老其老,俾老者起居寝食⑧，咸获康宁之福，竟若不自知其老，优游盛世，以享余年。吾之老与人之老，得同为太平安乐之寿民，岂非大幸与！岂非大幸与！

乾隆三十八年，岁在昭阳大荒落之涂月上浣⑨，慈山居士曹庭栋书于观妙楼⑩。

【注释】

①老吾老以及人之老：语出《孟子·梁惠王上》。意谓由赡养孝敬自己的长辈，然后推广到其他与自己没有亲缘关系的老人。

②怙恃（hù shì）：此指父母。《诗经·小雅·蓼莪》："无父何怙？无母何恃？"后来用"怙恃"为父母的代称。

③弱龄：二十岁左右。男子弱冠又称弱龄。

④张耒（1054—1114）：字文潜，号柯山，人称宛丘先生。楚州淮阴（今江苏淮安）人。擅长诗词，苏门四学士之一。作诗务平淡，效白居易体，乐府学张籍。著有《柯山集》等。

⑤壬辰：1772年。

⑥《素问》：即中医经典《黄帝内经·素问》。适嗜欲于世俗之常：出自《黄帝内经·素问·上古天真论》。意谓养生就是在世俗生活之中调适自己的欲望。

⑦付梓：将书稿雕版印行。梓，本指刻书用的梓木，此代指刻印。

⑧俾（bǐ）：使。

⑨乾隆三十八年，岁在昭阳大荒落之涂月上浣：即癸巳年十二月上旬。乾隆三十八年，1773年。昭阳，天干中"癸"的别称，用于纪年。大荒落，太岁运行到地支"巳"的方位称大荒落。此年为癸巳年，故称。涂月，农历十二月的别称。上浣，上旬。

⑩慈山居士：作者自号。曹庭栋在母亲七十大寿那年为成全母亲游

山玩水之愿，在自家花园挖池叠山，取名"慈山"，曹庭栋也因此自号"慈山居士"。

【译文】

孟子说：由孝敬自己家里的长辈，从而推广到孝敬别人家里的长辈。我失去父母已经很久了，既没有自己的长辈可以孝敬，而且我今年也七十五岁了，突然觉得自己也已经是老人了，当然希望有能够孝敬我的晚辈使我得以安享晚年。我的孙子应毅，刚到二十岁的年纪，还没有能力照顾我这个老人，而且他好像也没觉得我已经老了，只有我自己知道我已经老了，应该自己照顾自己罢了。老年人养生的方法，并没有什么奇方异术。宋代张耒说："大抵上说，养生追求安宁快乐，没有什么深奥难懂的事情，只不过就是起居寝食罢了。"去年壬辰年，从秋天到冬天，一直到今年春天，我小病缠身，久久难愈，怎么做都感觉不舒服，这正是完完全全老年的状态呀。我想要得到能用来养老的方法，但能够把这些方法综合起来加以分类的现成的书籍实在太少了。于是我在忍受病痛折磨之外，每件事物都认真体验观察，闲暇的时候翻阅一些古代典籍，凡是有关养生的内容，我都摘抄下来以检验其得失，但也只是就起居寝食的小事中求。《黄帝内经·素问》所说的"在世俗日常生活中调节自己的欲望爱好"的养生思想，绝对不是谈论神仙、讲授丹药的奇技异巧，这些方法纵使不能阻止身体的衰老，但老年人可以以此自养，不用依靠晚辈养老了，而老年人自我调理的方法在此，我自己用来养老的方法也在此，于是将读书所得随笔抄录，汇聚起来加以分类，取名叫《老老恒言》。这里面有容易置办的，有不容易置办的，有容易置办但也不一定要办的，有不容易置办但不能不办的，这些说法一概保存下来，刊刻发行公之于世，这就是所谓的由孝敬自家老人从而孝敬别人家老人的意思，老人们可以各自竭尽自己的能力，关心照料自己，使起居寝食，都能获得健康安宁的福分，甚至做到好像感觉不到自己已经老了一样，悠闲自在地生活在太平盛世之中，享受人生剩余的时光。这样我自己这个老人和别人家的老人,都一样成为太平安乐的长寿之民,难道不是人生最大的幸运吗! 难道不是人生最大的幸运吗!

乾隆三十八年,即癸巳年十二月上旬,慈山居士曹庭栋书于观妙楼。

金序

　　吾乡曹慈山先生，神仙中人也。曹氏自前明迄本朝，家世文学，侍从相继①，鼎贵者百余年。己未、丙辰②，两次鸿博③。祖子顾少宰尔堪，兄古谦明经庭枢，皆就征。慈山亦为浙抚所延访④，而辞之坚，故未与。先生幼有羸疾，俗所谓童子痨⑤，终其身未出乡里。家素华胅⑥，不问治生事。天性恬淡，虽博极群书，于经学、史学、词章、考据⑦，无不通，而不屑蹈坛坫标榜之习⑧，朋俦绝鲜⑨，声华阒如⑩。辟园林于城中，池馆相望，有白皮古松数十株，风涛倾耳，如置身岩壑。终日焚香鼓琴，意致旷远，至九十余乃终。年届大耋⑪，犹姬侍满前，不事药饵，不希导引，惟以自然为宗，故能颐养天和⑫，克享遐寿。其所学不悖濂洛⑬，不师老庄。亦不旁涉二氏⑭，戛然为一家言⑮。所辑《宋百家诗存》，及讲经各种，皆采入《四库全书》。此《老老恒言》二卷，乃自言其养生之道，慎起居，节饮食，切切于日用琐碎⑯，浅近易行。而深味之，古今至理，实已不外乎此。引证书至数百种，可谓博而约矣。兵燹后板毁⑰，乃为重梓问世。先生当康、雍、乾三朝，为中天极盛之运^⑱，以布衣伏处山林，自达天德^⑲，同辈中如归愚、随园、籜石、山舟^⑳，虽年齿相埒^㉑，而身心之泰，视先生远矣。三公万户^㉒，莫能易之。然使他人处先生之境，或有未甘暗淡至此！斯其所以为高，斯其所以不可及欤！

　　同治九年八月^㉓，同里后学表从甥金安清谨识于武林舟次^㉔。

【注释】

①侍从：谓随侍帝王。

②己未：康熙十八年，即1679年。丙辰：乾隆元年，即1736年。

③鸿博：科举考试博学鸿词科的省称。清代博学鸿词科，不限制秀才举人资格，凡是督抚推荐的，都可以到北京考试，考试后便可以任官。清康熙十八年和乾隆元年在北京举行过两次博学鸿词科考试。

④浙抚：浙江巡抚。延访：延请求教。

⑤童子痨：一种儿童疾病。中医指儿童所患的肺结核病，也指其他慢性疾病引起的虚弱症。

⑥华膴（wǔ）：美衣丰食。此指家底丰厚。膴，盛。

⑦词章：诗文的总称。考据：研究历史、语言等的一种方法。通过考核事实和归纳例证，提供可信材料，从而作出结论。考据方法主要有训诂、校勘和资料的搜辑整理。

⑧坛坫（diàn）：原指会盟的坛台或文人集会之所，这里引申指文坛。

⑨朋俦（chóu）：同辈。

⑩声华：声誉。阒（qù）如：寂静貌。

⑪大耋（dié）：高寿。耋，古八十岁曰耋。一说指七十岁。

⑫天和：指元气。

⑬濂洛：指北宋理学的两个学派。濂，指濂溪周敦颐。洛，指洛阳程颢、程颐。

⑭二氏：指佛、道两家。

⑮戛（jiá）然：出众貌。

⑯切切：深切。

⑰兵燹（xiǎn）：因战乱而造成的焚烧破坏等灾害。燹，野火。多指兵乱中纵火焚烧。

⑱中天：天运正中。喻盛世。

⑲天德：天的德性。

⑳归愚：指沈德潜（1673—1769），字确士，号归愚。长洲（今江苏苏州）人。曾选评《古诗源》《唐诗别裁集》《明诗别裁集》《国朝诗别裁集》等，流传颇广。随园：指袁枚（1716—1797），字子才，号简斋，晚年自号小仓山居士、随园老人。钱塘（今浙江杭州）人。乾嘉时期代表诗人之一，与赵翼、蒋士铨合称"乾隆三大家"。著作有《随园诗话》等。箨（tuò）石：指钱载（1708—1793），字坤一，号箨石，一作蘀石，晚号万松居士。秀水（今浙江嘉兴）人。工诗，善书画。累充考官，官至礼部侍郎。山舟：指梁同书（1723—1815），字元颖，号山舟。钱塘（今浙江杭州）人。善鉴别前人手迹，过眼辄判其真伪。尤工于书，年九十余，尚能作蝇头楷，为人书碑文墓志终日无倦容。

㉑埒（liè）：等同。

㉒三公：古代中央三种最高官衔的合称。明清沿周制，以太师、太傅、太保为三公，但只用作大臣的最高荣衔。万户：指万户侯。食邑万户之侯，用以泛指高爵显位。

㉓同治九年：1870年。同治，清穆宗爱新觉罗·载淳的年号（1862—1875）。

㉔金安清：字眉生，一作梅生，号傥斋，晚号六幸翁。嘉善（今属浙江）人。著有《偶园诗稿》等。识（zhì）：记。武林：指杭州。舟次：指行船中。

【译文】

我乡里的曹慈山先生，是神仙一般的人物。曹氏家族从明朝到现在，世代书香，相继随侍帝王，家世显赫尊贵有一百多年。己未年和丙辰年，曹氏家族先后两次有人参加过博学鸿词科考试。慈山先生的祖父少宰曹尔堪（字子顾），兄长明经曹庭枢（字古谦），都接受过征召。慈山先生也受到过浙江巡抚的延请访问，但都坚决推辞，所以没有接受征聘。慈山先生小时候体弱多病，得过世人所说的童子痨，因此终生都没有走出过家乡。因为家底丰厚，所以不用经营谋生。他天性恬静淡泊，虽然博览群书，在经学、史学、词章、考据方面无所不通，但不屑附和文坛互相吹嘘标榜的习气，所以同辈朋友非常少，名声也不算大。慈山先生在城里开辟园林，池苑馆舍遥相对望，有白皮古松数十株，松风萧萧，响彻耳畔，好像置身在山峦溪谷之中。慈山先生整天焚香弹琴，志趣高远，一直活到了九十多岁。年纪到了八九十岁，仍然侍妾环绕，不服药物，不行导引，只是顺应自然，所以能够养护元气，尽享天年。其学不违背周程理学，不师法老庄之道。也不涉猎佛、道之法，卓尔不群，自成一家。他所编辑的《宋百家诗存》，以及讲解经典的各种书籍，都被收进了《四库全书》。这本《老老恒言》二卷，是谈他自己的养生方法，谨慎起居，调节饮食，深切关注日常生活琐事，平常简单，容易施行。然而仔细思考，古今最高明的理论，实在也不出此范围。引证书籍达数百种，可以说得上是既广博又简要了。由于战乱后刻书之板被毁，如今重新刊刻发行。曹先生生活在康熙、雍正、乾隆三朝极盛的时代，却能作为一介平民在山林中隐居避世，感悟天道自然之理，同辈人中如沈德潜、袁枚、钱载、梁同书等，虽然年龄相仿，但身心的健康安定，比曹先生差远了。三公万户的富贵，也不能改变先生的志向。然而假使他人身处曹先生的境地，或许未必甘心如此默默无闻一辈子！这就是先生的过人之处，也是别人无法企及的吧！

同治九年八月，同乡后学表从甥金安清记于杭州行船途中。

卷一

安寝

【题解】

本篇主要论述老年人的睡眠问题。

作者首先指出，获得安眠的要领在于"清心为要"，而要做到"清心"又绝不是容易的事，必须要有安逸舒适的生活，无欲无求的心态，才可以"平居静养"。具体方法是，入寐时可以运用"操纵"二法来驾驭心神，切忌不能"心欲求寐"。同时，作者还介绍了许多睡眠要求，比如：睡觉姿势、睡觉时间、睡觉环境等等。其中的要点有：勿仰卧、寝安常、卧转侧、缩足睡、冬宜冻脑、腹部宜暖、饭后不能马上睡觉、睡前不能大声呼叫、应该灭灯睡觉，以及寝衣制作等等。

睡眠障碍在老年人中普遍存在，据统计六十至九十岁人群中百分之八十至九十有睡眠障碍，而且患病率随年龄增长而增加。持续的睡眠不足会引起记忆力减退、判断力下降、免疫力低下、内分泌紊乱，从而导致疾病的发生。现代有人提出，根据老年人的心理特征，家庭成员要主动参与改善老年人睡眠的工作，帮助老人妥善处理各种引起不良心理刺激的事件，为老人创造良好的生活环境，使老人倍感亲切和安慰，情绪乐观，才能有好的睡眠。从本篇的诸多细节中可以看出这些经验方法确实是来自于作者的生活实践,对于解决现代老年人睡眠问题,有众多可以借鉴之处。

少寐乃老年大患。《内经》谓①:卫气不得入于阴②,常留于阳,则阴气虚,故目不瞑③。载有方药,罕闻奏效。邵子曰④:"寤则神栖于目,寐则神栖于心。"又曰:"神统于心。"大抵以清心为切要,然心实最难把捉。必先平居静养,入寝时,将一切营为计虑举念即除⑤,渐除渐少,渐少渐无,自然可得安眠。若终日扰扰,七情火动⑥,辗转牵怀,欲其一时消释,得乎?

【注释】

①《内经》:即《黄帝内经》,包括《素问》《灵枢》两部分。约成书于先秦两汉时期。建立了中医学"阴阳五行学说""脉象学说""藏象学说""经络学说""病因病机学说""诊法""论治"及"养生学"等学说,从整体观上论述医学,呈现了自然、生物、心理、社会的整体医学模式,奠定了中医学的理论基础。

②卫气:中医学名词。为人体中饮食水谷所化生之精气,具有保卫肌表、抗御外邪的作用。

③瞑:闭目安睡。

④邵子:指邵雍(1011—1077),字尧夫,号安乐先生,谥康节。河北范阳(今河北涿州)人。北宋哲学家、理学家。著有《皇极经世》等。

⑤营为:操劳的事。

⑥七情:中医指喜、怒、忧、思、悲、恐、惊七种情志活动,这些活动过于强烈、持久或失调,可引起脏腑气血功能失调而致病。

【译文】

睡觉少是老年人最大的忧患。《黄帝内经》认为:因为人的卫气不能进入阴分，常留在阳分，因此阴气虚弱，所以不能闭目安睡。古代医书中记载有安眠的药方和药物，很少听说有见效的。邵雍说："醒的时候，人的神气停留在眼；睡的时候，人的神气停留在心。"又说："神由心统摄。"这些说法，大都是要使心神清静为关键，但是心实在是最难把握的。首先必须平素静养，睡觉时，要将所有操劳、谋划的事，一动念头即刻消除，这样妄想杂念就会越除越少，逐渐消失，自然能够安然入睡。如果整天因为杂念扰动，七情搅动心火，辗转反侧，牵挂难舍，想要把杂念在短时间内消除，怎么可能做到呢？

《南华经》曰①："其寐也魂交②。"养生家曰："先睡心，后睡目。"俱空言拟议而已③。愚谓寐有操纵二法：操者，如贯想头顶，默数鼻息，返观丹田之类④，使心有所着，乃不纷驰，庶可获寐；纵者，任其心游思于杳渺无朕之区⑤，亦可渐入朦胧之境。最忌者，心欲求寐，则寐愈难。盖醒与寐交界关头，断非意想所及，惟忘乎寐，则心之或操或纵，皆通睡乡之路。

【注释】

①《南华经》：即《庄子》，由庄周及其门徒后学所共著。后被尊之为《南华经》。现存三十三篇，分为内篇、外篇、杂篇三部分，是道家学派的经典之一。

②其寐也魂交：见《庄子·齐物论》。意谓在梦中精神交接。

③拟议：揣度议论。

④返观：亦作"反观"。谓返观内视。丹田：道教内丹术语。有上、中、下三丹田。上丹田为督脉印堂之处，又称"泥丸宫"；中丹田为胸中膻中穴处，为宗气之所聚；下丹田为任脉关元穴，脐下三

寸处,为藏精之所,被各门各派气功或运气方法广为引用。上丹
田为性根,下丹田为命蒂。性命交修,便可以打通大、小周天,达
到炼神还虚的境界。古人称精、气、神为三宝,视丹田为储藏精、
气、神的地方,因此对丹田极为重视,视为"性命之根本"。此处
当指下丹田。

⑤杳渺无朕:幽渺无迹。朕,迹象。

【译文】

《南华经》说:"睡梦中精神交接。"养生家说:"先让心睡眠,后让眼
睛睡眠。"这些话都是凭空揣度议论而已。我以为睡眠有"操纵"两个
方法:操法,比如意念集中灌注于头顶,默默地计算自己鼻子呼吸的次
数,以及返观下丹田等等,使心神有一个安放处,就不会纷乱驰骋,这才
可能进入睡眠状态;纵法,放任自己神思畅游在无边无际的地方,也可以
慢慢进入朦胧的境界。最忌讳的是,心里想着要入睡,那么就更难睡着
了。因为醒与睡的交界时刻,断然不是意想所能奏效的,只有忘了睡眠,
使用心神的或操或纵之法,都可以通达安然入睡之路。

　　《语》曰①:"寝不尸②。"谓不仰卧也。相传希夷安睡诀③:
左侧卧则屈左足,屈左臂,以手上承头,伸右足,以右手置右
股间;右侧卧反是。半山翁诗云④:"华山处士如容见,不觅
仙方觅睡方。"此果其睡方耶? 依此而卧,似较稳适,然亦
不得太泥,但勿仰卧可也。

【注释】

①《语》:指《论语》。

②寝不尸:出自《论语·乡党》。谓睡觉不能像死尸一样仰面挺着。

③希夷:即陈抟(? —989),字图南,自号扶摇子。亳州真源(今河

南鹿邑）人。后唐长兴中，举进士不第，隐居武当山，服气辟谷。后
移居华山。宋太宗赐号希夷先生。著有《无极图》和《先天图》。

④半山翁：指王安石（1021—1086），字介甫，号半山老人。抚州临
川（今属江西）人。神宗时为相，锐行新法，因反对者众多，未获
成功。封荆国公。卒后谥文，世称王荆公、王文公。为"唐宋八
大家"之一。著有《临川集》。

【译文】

《论语》说："睡觉不能像死尸一样挺着。"这是说睡眠不要呈仰卧
位。传说希夷先生有安睡的妙诀：向左侧卧就屈左足、左臂，用左手上托
头部，伸展右脚，把右手放在右大腿上；向右侧卧则姿势与此相反。王安
石诗说："华山处士如容见，不觅仙方觅睡方。"这真的是他的睡眠方法
吗？按照这个方法睡眠，似乎比较安稳舒适，然而也不能过分拘泥，只要
不仰卧睡眠就可以了。

《记·玉藻》曰①："寝恒东首。"谓顺生气而卧也。《保
生心鉴》曰②："凡卧，春夏首向东，秋冬首向西。"愚谓寝处
必安其常，《记》所云"恒"也。四时更变，反致不安。又曰：
"首勿北卧③。"谓避阴气④。《云笈七签》曰⑤："冬卧宜向
北。"又谓乘旺气矣。按：《家语》曰⑥："生者南向，死者北
首。皆从其初也⑦。"则凡东西设床者，卧以南首为当。

【注释】

①《记·玉藻》：指《礼记·玉藻》。《礼记》，又叫《小戴礼记》，与
《周礼》《仪礼》合称"三礼"。《玉藻》篇从服饰、玉佩、冠饰、车马
饰、笏的装饰等多个方面较为集中地记载了周代贵族服饰的礼制
规定和日常行为规范。

②《保生心鉴》：气功养生著作，明代铁峰居士著。书中对修炼要
　领、脏腑配经络、经络配四时等都有详细的图说；重点介绍了二十
　四气导引图，分述二十四节气的练功方法及所治疾病，图文并重，
　对后世医疗气功的发展有较大的影响。

③首勿北卧：语出唐孙思邈《千金要方·养性》："头勿北卧，及墙北
　亦勿安床。"

④阴气：寒气，肃杀之气。因为北方属水，水性寒凉。

⑤《云笈七签》：宋张君房编撰的一部大型道教类书。道教称书箱
　为"云笈"，道书分为"三洞四辅"七部，故是书题名《云笈七签》，
　即掇取云笈七部精英之意。张君房，字允方。岳州安陆（今属湖
　北）人。北宋真宗景德年间进士。

⑥《家语》：即《孔子家语》，孔子门人所撰，其书早佚。现存的《孔
　子家语》是由三国时王肃搜集并撰写的十卷本。

⑦皆从其初：谓此等礼制来自上古中古，不是现代之礼俗。

【译文】

　　《礼记·玉藻》说："睡觉时头应该总是朝东方。"意思是顺应东方
生发之气而卧。《保生心鉴》说："凡是睡眠，春天、夏天头应该朝东睡，
秋天、冬天头朝西睡。"我认为睡觉的朝向应该保持相对稳定不变，正如
《礼记·玉藻》所说的"恒"。四时更换变化，反而会导致睡眠不安。《千
金要方·养性》又说："睡觉头不要向着北。"说这样可以避阴气。《云笈
七签》里说："冬天睡觉头应该向北。"说这样可以承接北方当令的旺盛
之气。按：《孔子家语》里说："活着的人，头朝南睡；死了的人，头朝北。
此等礼制来自上古中古，不是现代之礼俗。"由此可见，凡是东西方向设
置床位的，睡觉时头朝南面为恰当。

　　卧不安，易多反侧①。卧即安，醒时亦当转动，使络脉
流通。否则半身板重，或腰肋痛，或肢节酸者有之。按：释

氏戒律②，卧惟右侧，不得转动，名吉祥睡。此乃戒其酣寐，速之醒也③，与老年安寝之道正相反。

【注释】

①反侧：辗转反侧。

②释氏："释迦"的略称。亦指佛或佛教。

③速：催促。

【译文】

睡得不安稳，容易辗转反侧。睡即使安稳，醒来的时候也应当翻身活动，使经络流通顺畅。否则，会使半身呆板沉重，或者腰部、肋部疼痛，或者四肢关节酸痛。按：佛家戒律，睡觉只能向右侧卧，不能转动，叫吉祥睡。这是防止睡得过死，促使其早点睡醒，与老年人安眠的方法正好相反。

胃方纳食，脾未及化，或即倦而欲卧，须强耐之。《蠡海集》曰①："眼眶属脾，眼开眶动，脾应之而动。"又曰："脾闻声则动，动所以化食也。"按：脾与胃，同位中州②，而膜联胃左，故脉居右而气常行于左。如食后必欲卧，宜右侧以舒脾之气。《续博物志》云③："卧不欲左胁。"亦此意。食远则左右胥宜④。

【注释】

①《蠡海集》：明王逵撰。分天文、地理、人身、庶物、历数、气候、鬼神、事义八门，皆即数究理，推求天地人物之所以然，虽颇穿凿，而亦时有精义。王逵，约生活于明代洪武、永乐间，钱塘（今浙江杭州）人。著名博物学家。

②中州：古豫州地处九州之中，称为中州。脾在人体中间部位，中医
　　称之为中州。《黄帝内经·灵枢·九针论》："六腑膈下三脏应中
　　州。"《难经·四难》："脾者中州。"

③《续博物志》：宋李石撰。其书以补张华《博物志》之所未备。包
　　括天象、山川地理、历史人物、草木虫鱼及神仙方技等内容。李石
　　（1108—?），字知几，号方舟。资州资阳（今四川资中）人。好学
　　善属文，风调远俗。

④胥（xū）：全都。

【译文】

　　胃里刚刚吃进了食物，脾还没来得及消化，如果感觉疲倦马上想去
睡觉，必须打起精神忍耐住。《蠡海集》说："眼眶统属于脾，眼睛睁开眼
眶即动，脾脏也随之活动。"又说："脾脏听到声音就活动，活动用来消化
食物。"按：脾和胃，都位于人体中部，脾靠一层膜连接在胃的左边，所以
脉在右边而气常行于左侧。如果饭后一定想睡觉，应该右侧卧，以舒畅
脾胃的气机。《续博物志》说："睡觉不应该压迫左胁。"也是这个意思。
如果饭后时间很久，左侧卧、右侧卧都可以。

　　觉须手足伸舒，睡则不嫌屈缩，《续博物志》云"卧欲足
缩"是也。至冬夜，愈屈缩则愈冷。《玉洞要略》曰①："伸足
卧，一身俱暖。"试之极验。杨诚斋雪诗云②："今宵敢叹卧
如弓。"所谓愈屈缩愈冷，非耶？

【注释】

①《玉洞要略》：张杲著。道教著作。

②杨诚斋雪诗：指宋杨万里《霰》诗。杨诚斋，指杨万里（1127—
　　1206），字廷秀，号诚斋。吉州吉水（今属江西）人。与尤袤、范

成大、陆游并称"中兴四大诗人",被奉为当时诗坛宗主。传世诗作有四千二百首。他的诗歌大多描写自然景物,且以此见长,创造了语言浅近明白、清新自然且富有幽默情趣的"诚斋体"。此外也有不少反映民间疾苦、抒发爱国感情的作品。有《诚斋集》等传世。其《霰》诗为:"雪花遣霰作前锋,势颇张皇欲暗空。筛瓦巧寻疏处漏,跳阶误到暖边融。寒声带雨山难白,冷气侵人火失红。方讶一冬暄较甚,今宵敢叹卧如弓。"

【译文】

清醒时,应该手足伸展舒张,睡觉则可以屈缩身体,《续博物志》说"睡觉应该让脚蜷缩"就是这个意思。但到冬天夜里,越屈缩就越冷。《玉洞要略》说:"伸开脚睡,全身都暖和。"我尝试后极其灵验。杨诚斋的雪诗说:"今宵敢叹卧如弓。"所谓越是屈缩身体就越觉得冷,不是吗?

就寝即灭灯,目不外眩,则神守其舍。《云笈七签》曰:"夜寝燃灯,令人心神不安。"《真西山卫生歌》曰[①]:"默寝暗眠神晏如。"亦有灭灯不成寐者,锡制灯笼,半边开小窦以通光,背帐置之,便不照耀及目。

【注释】

①《真西山卫生歌》:南宋真德秀撰。真德秀(1178—1235),字景元,后更为希元,号西山,后世称其"西山先生"。浦城(今属福建)人。著名理学家。

【译文】

就寝后当即灭灯,眼睛不受到外物的迷惑,神就会安守于心。《云笈七签》说:"夜晚睡觉点灯,使人心神不安。"《真西山卫生歌》说:"默寝暗眠神晏如。"也有灭了灯不能睡觉的人,用锡纸制作灯笼,半边开小孔用来通光,背着床帐放置,就不会照耀到眼睛了。

　　寝不得大声叫呼。盖寝则五藏如钟磬不悬，不可发声。养生家谓多言伤气，平时亦宜少言，何况寝时？《玉笥要览》曰[1]："卧须闭口，则元气不出，邪气不入。"此静翕之体[2]，安贞之吉也[3]，否则令人面失血色。

【注释】

[1]《玉笥要览》：邱处机著。邱处机（1148—1227），字通密，道号长春子。登州栖霞（今属山东）人。为金、元之际著名道士。被奉为全真道"七真"之一、龙门派祖师。邱处机遗著有《大丹直指》《摄生消息论》《磻溪集》和《鸣道集》等。

[2]翕（xī）：闭合。

[3]安贞：谓静而正。语本《周易·坤·象》："安贞之吉，应地无疆。"

【译文】

　　睡觉后不能大声叫喊。因为睡觉后人的五脏就像钟磬不再悬挂在架子上，不能再发出声音。养生家认为多说话伤气，平时就应当少说话，更何况睡觉时？《玉笥要览》说："睡觉时必须闭住嘴巴，这样元气就不会外泄，邪气也不会进入体内。"身体保持安静收敛的状态，就会安定健康，否则就会使人颜面失去红润之色。

　　头为诸阳之首。《摄生要论》曰[1]："冬宜冻脑。"又曰："卧不覆首。"有作睡帽者，放空其顶，即冻脑之意。终嫌太热，用轻纱包额，如妇人包头式，或狭或宽，可趁天时[2]，亦惟意所适。

【注释】

[1]《摄生要论》：吴朏所著养生著作。吴朏，生卒年不详，号冰蟾子。

华亭（今上海）人。

②趁：顺应。

【译文】

头部为诸阳经会聚最多的地方。《摄生要论》说："冬天应该让大脑受冻。"又说："睡觉不应该蒙住头。"有制作睡帽的人，把帽子顶部露空，就是冻脑的意思。戴睡帽嫌头部太热，可用轻纱包住额头，就像妇女包头的样子，或者狭窄，或者宽大，可以根据天气的变化而变化，觉得怎么合适就怎么做。

腹为五藏之总，故腹本喜暖。老人下元虚弱[1]，更宜加意暖之。办兜肚，将蕲艾捶软铺匀[2]，蒙以丝绵，细针密行，勿令散乱成块。夜卧必需，居常亦不可轻脱。又有以姜桂及麝诸药装入[3]，可治腹作冷痛。段成式诗云[4]："见说自能裁祖肚，不知谁更着帩头[5]。"注："祖肚，即今之兜肚。"

【注释】

①下元：中医指肾气。

②蕲艾：蕲州所产的艾草。有温经止血、散寒调经、安胎的功效。

③姜：此处指干姜，味辛，性热。有温中散寒、回阳通脉、温肺化饮的功效。桂：桂枝，味辛、苦，性温。有发汗解肌、温经通脉、助阳化气的功效。麝：麝香，味辛，性温。有开窍醒神、活血通经、消肿止痛的功效。

④段成式（？—863）：字柯古。临淄（今山东淄博）人。家中藏书甚多，博闻强记。工骈文，与温庭筠、李商隐齐名，诗多华艳。著有《酉阳杂俎》，为唐人笔记中著名作品。

⑤见说自能裁祖（rì）肚，不知谁更着帩（qiào）头：出自段成式《嘲

飞卿七首》之四："柳烟梅雪隐青楼，残日黄鹂语未休。见说自能
裁衵腹，不知谁更着帩头。"肚，一作"腹"。见说，听说。衵，贴
身的内衣。帩头，古时男子束发用的巾。

【译文】

　　腹部是五脏的总会，所以腹部本来就是喜欢暖和的。老年人下焦元
阳虚弱，更应该特别留心温暖腹部。可以制作兜肚，把蕲艾捶软平铺均
匀，再用丝绵蒙盖，细针密线缝好，不要让它散乱成块。晚上睡觉一定要
戴上，平时也不能轻易脱掉。又有人用干姜、桂枝以及麝香等药装进兜
肚，可以治疗腹部冷痛。段成式的诗说："见说自能裁衵肚，不知谁更着
帩头。"注："衵肚，即是现在的兜肚。"

　　兜肚外再加肚束，腹不嫌过暖也。《古今注》谓之腰彩^①，
有似妇人袜胸^②，宽约七八寸，带系之，前护腹，旁护腰，后
护命门^③，取益良多，不特卧时需之，亦有以温暖药装入者。

【注释】

①《古今注》：晋崔豹撰。分舆服、都邑、音乐、鸟兽、鱼虫、草木、杂
　注、问答释义八类，对古代和当时各类事物进行解说诠释。崔豹，
　字正熊，一说字正能。惠帝时官至太傅。

②袜（mò）胸：即抹胸。俗称兜肚。

③命门：中医学一般有三种含义：一、在五脏学说中指肾脏，即左肾
　右命门之说。《难经·三十六难》："左者为肾，右者为命门。命门
　者，诸神精之所舍，原气之所系也，故男子以藏精，女子以系胞。"
　二、在经脉学说中指督脉命门穴。位于腰部，当后正中线上，第二
　腰椎棘突下凹陷中。三、在《黄帝内经》中指眼睛。中医学认为
　命门是人体生命的根本。蕴藏先天之炁，集中体现肾的功能，对
　五脏六腑的功能发挥着决定性的作用。作者此处指第二种含义。

【译文】

兜肚外面再加一条肚束，腹部越温暖越好。《古今注》把这种肚束叫做腰彩，好像妇人的兜肚，宽约七八寸，用带子系住，前面保护腹部，旁边保护腰，后面保护命门，好处很多，不只是睡觉时需要，也可以把温性药物装入使用。

解衣而寝，肩与颈被覆难密。制寝衣如半臂[1]，薄装絮。上以护其肩，短及腰，前幅中分，扣钮如常。后幅下联横幅，围匝腰间，系以带，可代肚束。更缀领以护其颈。颈中央之脉，督脉也，名曰风府，不可着冷。领似常领之半，掩其颈后，舒其咽前，斯两得之矣。穿小袄卧，则如式作单者，加于外。《说丛》云[2]："乡党必有寝衣[3]，长一身有半。"疑是度其身而半之，如今着小袄以便寝，义亦通。

【注释】

①半臂：短袖或无袖上衣。

②《说丛》：或指西汉刘向所著《说苑·谈丛》。但所引文字不见于今本《说苑》。《说苑》是刘向校书时根据皇家藏书和民间图籍，按类编辑的先秦至西汉的一些历史故事和传说，并夹有作者的议论，借以阐发儒家的政治思想和道德观念，带有一定的哲理性。全书二十卷，《谈丛》是其第十六卷。

③乡党：乡里。《论语》中有《乡党》一篇，集中记载孔子的衣食住行和容色言动。

【译文】

脱掉衣服睡觉，肩颈部很难用被子盖严实。可以制作一种短袖或无袖的睡衣，里面装上一层薄薄的棉絮。上面用来保护肩膀，长度齐腰，前面中间分开，像平常衣服一样扣上纽扣。后面的布下联横着的布，围绕在腰间，系上一条带子，可以代替肚束。再在上面做一衣领用来保护颈部。颈部中央的经脉是督脉，穴位名叫风府，不能受寒冷。领子像普通领子一半高，遮盖颈后部分，让咽前部分舒适，这是一举两得的方法。如果穿小袄睡觉的话，可以按照这样的样式制作一件单层的睡衣，加在小袄外面。《说丛》说："孔子在乡里，一定有寝衣，长一身半。"我怀疑是取身体长度的一半，作为睡衣长度的标准，就像现在穿小袄以方便睡眠，其道理相通。

晨兴

【题解】

本篇讨论老年人早晨起床的活动及注意事项。

作者对早起的心得可以概括为：起、漱、食、动四个方面。起：起床的时间不宜过早，五点至七点为宜，醒后不要马上起来，先在床上做卧功，其具体导引功法见卷二。等到太阳升起，再慢慢起床。洗：刷牙用冷水，洗脸用热水，叩齿三百下，以牢固牙齿。食：七点至九点吃早餐为宜，七点之前可稍微喝点米汤，但不是早餐。动：吃过早饭后，如果天气晴朗，可以到户外晒太阳，背对太阳，可走可坐，使脊梁微微暖和，全身都会感到舒服。

本篇并不赞同老年人过早起来锻炼。"晓气清寒，最易触人"，在作者看来早晨的气温低，人体容易感受风寒，更何况或跑或跳必然使身体出汗，毛窍开发，风寒乘隙而入，从而导致风寒湿邪阻滞的肢体疼痛等毛病。晨练最好在日出后开始，不宜过早，负日之暄正好与晓气清寒相抵。而且晨练不要追求大汗淋漓。如果天气阴冷，不见阳光，就不要外出晨练，可以在室内做一些活动幅度小的导引动作。总之，锻炼要做到：去寒就温，无泄皮肤，使气亟夺。

文中提到的用冷水漱口，这一点有待商榷。资料表明，人的牙齿在35℃左右口腔温度下进行正常的新陈代谢。如果经常给牙齿以骤冷骤热的刺激，则可能导致牙龈出血、牙龈痉挛或其他牙病的发生。所以，刷牙用温水为宜。

老年人往往天未明而枕上已醒，凡藏府有不安处，骨节有酸痛处，必于此生气时觉之[①]。先以卧功，次第行数遍卧功见二卷《导引》内，反侧至再。俟日色到窗[②]，方可徐徐而起，乍起，慎勿即出户外，即开窗牖。

【注释】

①生气时：指一天阳气生发之时。道教认为，从半夜至次日中午之气为"生气"，从日中至半夜为"死气"。

②俟：等待。

【译文】

老年人往往天还没亮就已经醒了，凡是脏腑有不舒服的地方，骨节酸痛的地方，一定会在这个阳气生发的时候感觉到。先练习卧功，按照顺序做几遍卧功见二卷《导引》内，然后换方向再做一遍。等到太阳照进窗户，才可以慢慢起身，刚刚起床时，千万不要马上就走出户外，也不要立即打开窗户。

春宜夜卧早起，逆之则伤肝；夏同于春，逆之则伤心；秋宜早卧早起，逆之则伤肺；冬宜早卧晏起[①]，逆之则伤肾。说见《内经》。养生家每引以为据。愚谓倦欲卧而勿卧，醒欲起而勿起，勉强转多不适[②]。况乎日出而作，日入而息，昼动夜静，乃一定之理，似不得以四时分别。

【注释】

①晏起：晚起。

②转：反而。

【译文】

春天应该晚睡早起，违反这一规律，就损伤肝脏；夏天和春天一样，违反这一规律，就损伤心脏；秋天应该早睡早起，违反这一规律，就损伤肺脏；冬天应该早睡晚起，违反这一规律，就损伤肾脏。这种说法见于《黄帝内经》。养生家常常引用这段话作为依据。我认为，疲倦想要睡觉而不允许睡，睡醒后想起床而又不能起，勉强遵循这样的规律，反而会产生更多的不适。更何况日出时劳作，日落后休息，白天动，夜晚静，这是阴阳运行的不变道理，似乎不应该因四时而有所区别。

　　冬月将起时，拥被披衣坐少顷。先进热饮，如乳酪、莲子圆、枣汤之属，以益脾，或饮醇酒，以鼓舞胃气。乐天诗所谓"空腹三杯卯后酒"也①。然亦当自审其宜。《易·颐卦·象》曰："观颐，观其所养也；自求口实，观其自养也②。"

【注释】

①空腹三杯卯后酒：出自白居易《闲乐》诗："坐安卧稳舆平肩，倚杖披衫绕四边。空腹三杯卯后酒，曲肱一觉醉中眠。更无忙苦吟闲乐，恐是人间自在天。"卯，卯时，十二时辰之一，早晨五时至七时。

②"观颐"几句：出自《周易·颐·象》。颐卦是六十四卦之一。《象》为解释《周易》的《十翼》之一。

【译文】

冬天将要起床的时候，拥着被子、披着衣服在床上坐一会儿。先喝一些热的饮食，比如乳酪、莲子圆、枣汤之类，用以补益脾气，或者饮用一点醇厚的好酒,用以鼓动胃气。正如白居易诗说的"空腹三杯卯后酒"。但是也应当根据自己的情况适可而止。《周易·颐·象》说:"观颐,是观察万物颐养之道;自求口食,是体察自己颐养之法。"

　　晨起漱口,其常也。《洞微经》曰①:"清早口含元气②,不得漱而吐之,当以津漱口,即细细咽津。"愚谓卧时终宵呼吸,浊气上腾,满口粘腻,此明证也。故去浊生清,惟漱为宜。《仲贤余话》曰③:"早漱口,不若将卧而漱。"然兼行之,亦无不可。

【注释】

①《洞微经》:即《上清洞微经》。作者不详。

②元气:亦称原气。包括元阴、元阳之气。禀受于先天而赖后天荣养滋生,由先天之精所化。发源于肾,藏于丹田,借三焦之道,通达全身,推动五脏六腑等一切器官组织的活动,为生化动力的源泉。

③《仲贤余话》:本书《引用书目》作《陈仲言余话》,内容及作者生平不详。

【译文】

早晨起床后漱口,是人们习以为常的事情。《洞微经》说:"早上口中含着元气,不能漱口吐掉,应当经常用唾液漱口,随即慢慢地把唾液咽下。"我认为,睡觉的时候经一整夜呼吸,体内的浊气上腾,嘴巴里都是黏腻的东西,这是浊气上腾的明证。所以去除浊气,产生清气,只有漱口最为适宜。《仲贤余话》说:"早晨漱口,不如夜晚将要睡觉时漱口。"然而早晚都漱,也未尝不可。

　　漱用温水,但去齿垢。齿之患在火,有擦齿诸方,试之久,俱无效。惟冷水漱口,习惯则寒冬亦不冰齿,可以永除齿患。即当欲落时,亦免作痛。鬃刷不可用①,伤辅肉也②,是为齿之祟。《抱朴子》曰③:"牢齿之法,晨起叩齿三百下为良。"

【注释】

①鬃刷:指用马或猪等颈上的硬毛做成的刷子。鬃,马、猪等颈上的长毛。

②辅肉:面颊之肉。辅,面颊。

③《抱朴子》:东晋葛洪撰。葛洪(283—363),字稚川,自号抱朴子。丹阳句容(今属江苏)人。后赴广州,在罗浮山炼丹。《抱朴子》总结了战国以来神仙家的理论,确立了道教神仙理论体系,又集魏晋炼丹术之大成,是研究我国晋代以前道教史及思想史的宝贵材料。

【译文】

漱口用温水,只是去除了牙齿上的污垢。上火是牙齿最大的隐患,有一些擦洗牙齿的药方,我试用了很久,都没什么效果。只有用冷水漱口,习惯后即使是寒冷的冬天也不觉得牙齿冰冷,可以永远消除牙齿的病患。就算牙快要掉落的时候,也可以免除牙痛。鬃毛制作的牙刷不可以使用,损伤口腔两边的皮肉,是牙齿的祸患。《抱朴子》说:"使牙齿牢固的方法,早上起床后叩齿三百下为最好。"

日已出而霜露未晞①,晓气清寒,最易触人。至于雾蒸如烟,尤不可犯。《元命包》曰②:"阴阳乱则为雾。"《尔雅》曰③:"地气发,天不应,曰雾。"《月令》曰④:"仲冬行夏令⑤,则氛雾冥冥。"其非天地之正气可知。更有入鼻微臭,即同山岚之瘴⑥,毒弥甚焉。《皇极经世》曰⑦:"水雾黑,火雾赤,土雾黄,石雾白。"

【注释】

①晞（xī）:干,干燥。

②《元命苞》:指《春秋元命苞》,是西汉末假托经义而言符录瑞应的纬书。已佚。

③《尔雅》:中国最早的词典,最早著录于《汉书·艺文志》,但未载作者姓名。书中收集了比较丰富的古汉语词汇。它不仅是辞书之祖,还是十三经之一,是中国传统文化的核心组成部分。

④《月令》:《礼记》中的一篇,按照十二个月的时令,记述政府祭祀礼仪、职务、法令、禁令,并把它们归纳在五行相生的系统中。

⑤仲冬:冬季的第二个月,即农历十一月。

⑥山岚:山中的云雾。瘴:山林中湿热蒸郁致人生病的气。

⑦《皇极经世》:指《皇极经世书》,北宋邵雍撰。运用易理和易数推究宇宙起源、自然演化和社会历史变迁。

【译文】

太阳已出,但霜露还没有晒干,早晨空气清凉寒冷,最容易触犯人体。至于雾气蒸腾像烟一样,更是不能触犯。《春秋元命苞》说:"阴阳错乱则形成雾。"《尔雅》说:"地气生发,天不接应,就形成了雾。"《礼记·月令》说:"冬季的第二个月施行夏季的政令,则会出现大雾蒙蒙的景象。"雾不是天地正气由此可知。更有的雾气吸入鼻中有微臭味,这就像山里雾气中的瘴气一样,毒性更大。《皇极经世书》说:"水雾黑色,火雾赤色,土雾黄色,石雾白色。"

每日空腹,食淡粥一瓯①,能推陈致新,生津快胃,所益非细。如杂以甘咸之物,即等寻常饮食。扬子云《解嘲》文云②:"大味必淡。"《本草》载有《粥记》③,极言空腹食粥之妙。陆放翁诗云④：“世人个个学长年，不悟长年在目前。我得宛丘平易法⑤，只将食粥致神仙。”

【注释】

①瓯（ōu）：小盆。

②扬子云：即扬雄（前53—18），字子云。蜀郡成都（今属四川）人。西汉时期学者、辞赋家、思想家。少年好学，博览群书，长于辞赋。著有《法言》《太玄》《方言》等。《解嘲》是一首咏志抒怀的哲理赋。

③《本草》载有《粥记》：指《本草备要·谷菜·粳米》：“张文潜《粥记》：粥能畅胃气，生津液，每晨空腹食之，所补不细。”

④陆放翁：即陆游（1125—1210），字务观，号放翁。越州山阴（今浙江绍兴）人。陆游一生笔耕不辍，诗、词、文具有很高成就。其诗语言平易晓畅、章法整饬谨严，兼具李白的雄奇奔放与杜甫的沉郁悲凉，尤以饱含爱国热情对后世影响深远。词与散文成就亦高，刘克庄《后村诗话续集》谓其词“激昂感慨者，稼轩不能过”。有《剑南诗稿》《渭南文集》《老学庵笔记》等。

⑤宛丘平易法：指张耒《宛丘先生文集》中倡导的食粥法。宛丘，北宋诗人张耒，人称宛丘先生。

【译文】

每天早晨空腹吃一小碗淡粥，可以促进新陈代谢，生化津液，使胃舒服，这样有很大好处。如果粥里夹杂甘味或咸味的食物，就等同于一般的食物了。扬子云《解嘲》文中说：“最好的味道一定是淡味儿。”《本草》书里记载有张文潜《粥记》，特别说到空腹吃粥的妙处。陆游在《食粥》诗中说：“世人个个学长年，不悟长年在目前。我得宛丘平易法，只将食粥致神仙。”

清晨略进饮食后，如值日晴风定，就南窗下，背日光而

坐，《列子》所谓负日之暄也①。脊梁得有微暖，能使遍体和
畅。日为太阳之精，其光壮人阳气，极为补益。过午阴气渐
长，日光减暖，久坐非宜。

【注释】

①《列子》：传为战国时列御寇著，早佚。今本《列子》八篇由晋人
　张湛编成。负日之暄（xuān）：背对着太阳晒太阳。负，背对着。
　暄，温暖。

【译文】

　早晨吃完饭后，如果碰上个风和日丽的日子，靠在南窗下，背着日光
而坐，这就是《列子》所说的负日之暄。脊柱得到微微暖和，能够使全身都
感觉舒适畅快。阳光是太阳散发出的精气，可以温壮人体的阳气，补益作
用非常大。但是过了中午，阴气渐渐生长，阳光也慢慢减弱，不适宜久坐。

　长夏晨兴，勿辄进食以实胃。夏火盛阳，销烁肺阴，先
进米饮以润肺：稼穑作甘①，土能生金也。至于晓气清凉，
爽人心目，惟早起乃得领略。寒山子曰②："早起不在鸡鸣
前。"盖寅时初刻，为肺生气之始，正宜醋睡，至卯气入大
肠，方可起身③。稍进汤饮，至辰气入胃，乃得进食。此四时
皆同。

【注释】

①稼穑：春耕为稼，秋收为穑。

②寒山子：唐代贞观时期的诗僧，隐居于浙江天台山的寒岩洞，因姓
　氏不详，故称寒山，又称寒山子或贫子。

③"盖寅时初刻"几句：根据中医理论，一天分为十二个时辰，人体

有十二经络,每条经络会在特定的时辰内气血旺盛,我们只要顺应这一经络的运行规律进行休养生息就能达到养生的最佳效果。具体运行时刻见下表:

时间	时辰	经络/脏腑
23:00—1:00	子时	胆
1:00—3:00	丑时	肝
3:00—5:00	寅时	肺
5:00—7:00	卯时	大肠
7:00—9:00	辰时	胃
9:00—11:00	巳时	脾
11:00—13:00	午时	心
13:00—15:00	未时	小肠
15:00—17:00	申时	膀胱
17:00—19:00	酉时	肾
19:00—21:00	戌时	心包
21:00—23:00	亥时	三焦

【译文】

长夏早晨起床后,不要马上进食充实胃腑。夏天炎热,耗损肺阴,先喝米汤以润肺;因为谷物味甘,脾土能生肺金。至于早晨的空气清爽凉快,悦目快心,只有早起才可以体会到。寒山子说:"早起不在鸡鸣前。"因为寅时初刻,是肺气开始生发的初始,这时正应该酣睡,到了卯时肺气进入大肠,才可以起床。稍微进食些汤饮,到了辰时肺气入胃,才可以吃饭。这个规律一年四季都一样。

盥洗

【题解】

本篇主要介绍老年人洗头、洗脸、洗澡三个方面的要点。

头发应该多梳,不应该多洗。这一点似乎古今有所不同,古人头发较长,而且洗浴条件不是很好,清洗不当就会引起感冒、头痛等问题。现代生活环境大为改善,洗头变得非常方便,大大减少了感冒、头痛的几率,所以应保持头发清洁。另外,据资料记载,每天用40%的醋水溶液,加热后洗头可防治脱发、头屑过多等问题。

脸部清洗也一样,一天中晨起、饭后、午睡后、黄昏后可以多次洗脸,洗脸应当用热水,以行头面部气血,即使夏天也不能用凉水。洗脸的同时可以对头面部进行环形按摩,以鼻中线附近为起点,向面部两侧后上方按摩,再由眉棱骨向发际由下向上的方向做按摩。

本篇对洗澡的论述颇为详尽,作者认为洗澡会令毛孔开发,耗动真气,老年人不应当经常洗澡,饥饿时腹虚,亦不可洗澡耗气,更不能用辛香性质的药物煎汤洗澡。浴水不可过热,浴时注意避风,浴后一定要赶紧穿衣,可以浴后再用热水洗脸,宣畅头面部气血,过后进一些热食,稍作休息。

盥①,洗手也。洗发曰沐,洗面曰靧②,洗身曰浴,通谓之洗。养生家言:发宜多栉③,不宜多洗。当风而沐,恐患头风④。至年老发稀,沐似可废。晨起先洗面,饭后、午睡后、黄昏后,俱当习以为常。面为五脏之华,频洗所以发扬之。《太素经》曰⑤:"手宜常在面。"谓两手频频擦面也。意同。

【注释】

①盥(guàn):洗手。

②靧(huì):洗脸。

③栉(zhì):梳理头发。

④头风:中医学病名。指头痛。或指头疮、发脱之类。

⑤《太素经》:全名《太上老君太素经》。作者不详,约出于汉末魏

晋之际。经文仅五百余字,概述道生天地万物的宇宙观,以及恬淡虚无的人生观。

【译文】

盥,是洗手的意思。洗头发叫沐,洗脸叫靧,洗身体叫浴,通称为洗。养生家说:头发应该多梳,不应该多洗。迎着风洗头发,恐怕要患头风病。到了年老头发稀疏,似乎可以不用再洗头发。早晨起床后先洗脸,吃饭后、午睡后、黄昏后,都应该养成洗脸的习惯。颜面是五脏的光华,频繁洗脸是为了使面色光泽美丽。《太素经》说:"手宜常在面。"说的是两手频频摩擦脸面。这两者意思相同。

冬月手冷,洗以热水,暖可移时[1],颇胜烘火。《记·玉藻》曰:"日五盥。"盖谓洗手不嫌频数耳。又《内则》云[2]:"三日具沐,其间面垢燂潘请靧[3],足垢燂汤请洗[4]。"燂,温也;潘,淅米汁也[5],即俗所谓米泔水。

【注释】

①移时:一会儿。

②《内则》:《礼记》篇名。记载家庭主要遵循的礼仪规矩,以及有关饮食制度、养老礼则及一些曾子论孝的文字。

③燂(xún):烧热。潘:淘米汁。

④汤:热水。

⑤淅米:淘米。

【译文】

冬天手发冷,用热水洗手,可以保持一段时间的温暖,胜过烤火。《礼记·玉藻》说:"每天洗五次手。"大概是说洗手不嫌频繁。又《礼记·内则》说:"每三天准备一次沐浴,其间脸上有污垢就烧淘米汁侍奉洗脸,脚上有污垢就烧热水侍奉洗脚。"燂,温的意思;潘,淘米水的意思,即通常所说的米泔水。

　　洗面水不嫌过热,热则能行血气,冷则气滞,令人面无光泽。夏月井水阴寒,洗手亦恐手战,寒透骨也。《玉藻》曰:"沐稷而靧粱①。"注:沐稷,以淅稷之水洗发;靧粱,以淅粱之水洗面,皆泔水也。泔水能去垢,故用之。去垢之物甚多,古人所以用此者,去垢而不乏精气,自较胜他物。

【注释】

①稷:粟,小米。粱:即粟中的优良品种。

【译文】

　　洗脸水不怕过热,热才能通行血气,冷则使血气凝滞,使人脸上没有光泽。夏天井水阴凉寒冷,用来洗手也恐怕会使手颤抖,因为水寒透骨。《礼记·玉藻》说:"洗头发用稷,洗脸用粱。"注:沐稷,用淘洗稷的水洗头发;靧粱,用淘洗粱的水洗脸,这些都是泔水。泔水能去除污垢,所以用它。能去除污垢的东西很多,古人之所以用这两样,是因为它们能去除污垢而又含有水谷精气,自然比其他东西要好。

　　浴必开发毛孔,遍及于体,如屡屡开发之,令人耗真气。谚云:"多梳头,少洗浴。"盛夏亦须隔三四日,方可具浴。浴后阳气上腾,必洗面以宣畅其气,进饮食,眠少顷而起①。至浴时易冒风邪,必于密室。

【注释】

①少顷:一会儿。

【译文】

洗澡一定会使毛孔张开,遍及整个身体,如果经常使毛孔张开,就会令人耗散真气。谚语说:"多梳头,少洗浴。"盛夏时也应该间隔三四天,才可以洗浴。洗澡后人体阳气上腾,一定要洗脸,以宣通头面的气机,吃一些东西,休息一会儿后再起床。洗澡的时候容易感受风邪,一定要在密闭的房间里才好。

《记·内则》云:"五日则燂汤请浴。"盖浴水不可太热,温凉须适于体,故必燂汤。或浴久汤冷,另以大壶贮热者,置于浴盆旁,徐徐添入,使通体畅快而后已。《云笈七签》曰:"夜卧时,常以两手揩摩身体,名曰干浴。"

【译文】

《礼记·内则》说:"间隔五天就可以烧水洗澡。"因为洗澡水不可以太热,温凉要适合自己的身体,所以必须用温水。如果洗澡时间长,洗澡水变冷了,可以另外准备一个大壶贮备热水,放在浴盆旁边,慢慢添加,使全身感到畅快就可以了。《云笈七签》说:"夜晚睡觉时,经常用两手搓摩自己身体,叫做干浴。"

《四时调摄论》曰[①]:"饥忌浴。"谓腹虚不可复令耗气耳。又曰:"枸杞煎汤具浴,令人不病不老。"纵无确效,犹为无损。至有五枝汤,用桃枝、柳枝之属,大能发汗,乏人精血。或因下体无汗,用以洗足。

【注释】

①《四时调摄论》:明吴球著。吴球,字茭山。括苍(今属浙江)人。

曾为御医，善用附子，人称"吴附子"。曾著《诸证辨疑》，或称《诸证辨疑录》。又有《用药玄机》《活人心统》等。

【译文】

《四时调摄论》说："饥饿时不能洗澡。"意思是腹内空虚时不能再耗损元气。又说："枸杞煎汤洗澡，可以让人不病不老。"就算没有实在的效果，也不会有什么损伤。至于五枝汤，用桃仁、柳枝之类的东西煎汤洗澡，发汗很厉害，使人的精血耗损。因为下身没有汗，可以用这些汤药来洗脚。

春秋非浴之时，如爱洁必欲具浴，密室中，大瓷缸盛水及半，以帐笼罩其上，然后入浴。浴罢急穿衣，衣必加暖，如少觉冷，恐即成感冒。

【译文】

春天和秋天不是洗澡的好时节，如果喜爱清洁，一定要准备洗澡，可以在密闭的屋子里，用大瓷缸盛一半的水，用帐笼罩在上面，然后洗浴。洗完后赶快把衣服穿上，而且多穿衣服保暖，如果稍微感觉冷，恐怕就有感冒的危险。

浴后当风，腠理开[1]，风易感。感而即发，仅在皮毛，则为寒热；积久入里，患甚大。故风本宜避，浴后尤宜避。《论语》："浴乎沂，风乎舞雩[2]。"狂士不过借以言志，暮春非浴之时，况复当风耶！

【注释】

①腠理：泛指皮肤、肌肉、脏腑的纹理及间隙交接处的结缔组织，是

渗泄体液、流通气血的门户,有抗御外邪内侵的功能。

②浴乎沂,风乎舞雩(yú):语出《论语·先进》。在沂河沐浴,在舞雩台吹风。沂,沂河。东汉郑玄注:"沂水出沂山,在鲁城南,雩坛在其上。"舞雩,台名,是鲁国求雨的坛,在今山东曲阜。

【译文】

洗澡之后迎着风,腠理打开,容易感受风邪。感染后马上就发病的,病邪仅在皮毛,就表现为发热恶寒;如果长久不愈,邪气入里,祸患就很大。所以,风邪本来就应该避开,洗澡之后尤其应该避免。《论语》中说:"在沂水里洗浴,在舞雩台上吹风。"这只不过是勇于讲取之士借此来抒发自己的抱负而已,暮春不是洗浴的时候,更何况还迎着风呢!

　　《清闷录》载香水洗身诸方①,香能利窍,疏泄元气。但浴犹虑开发毛孔,复以香水开发之,可乎?愚按:《记》言沐稷靧粱,不以稷与粱洗身者,盖贵五谷之意。凡上品诸香,为造化之精气酝酿而成,似亦不当亵用。藏器云②:"樟木煎汤,浴脚气疥癣风痒③。"按:樟辛烈香窜,尤不可无故取浴。

【注释】

①《清闷录》:本书《引用书目》谓勿斋撰。宋代有杨至质,字休文,号勿斋。约1247年前后在世。著有《勿斋先生文集》二卷。是否此人,待考。

②藏器:指陈藏器,四明(今浙江宁波)人。唐代大医药学家。著《本草拾遗》十卷,就药物功用,分为解毒、破气、疗温、理风等数类,为后世中药按功用分类之起源。将中药的药物性能归纳十类:宣、通、补、泄、轻、重、滑、涩、燥、湿,作为临诊处方基本法则,发展成后世"十剂"方剂分类法,至今犹为中医界应用。

③疥癣：一种传染性皮肤病，非常刺痒，由疥虫寄生而引起。风痒：
中医病名。多由卫虚风邪侵入，皮肤郁热生风作痒所致。

【译文】

《清闷录》中记载有用辛香药物烧汤浸水洗身的一些方药，辛香的味
道可以使窍道通利，疏泄元气。但是仅洗浴都怕开发毛孔，如果再用香
水使毛孔开发，这样可以吗？我认为：《礼记》中所说洗头用稷，洗脸用
粱，而不用稷和粱洗身的原因，是以五谷为贵的意思。凡是上品辛香之
药，是大自然的精气酝酿而成，似乎也不应该滥用。陈藏器《本草拾遗》
说："樟木煎汤外洗，可以用来治疗脚气、疥癣、风痒。"按：樟木性味辛烈
香窜，尤其不可以无缘无故地用来洗澡。

有砖筑浴室，铁锅盛水，浴即坐锅中，火燃其下，温凉惟
所欲，非不快适。曾闻有入浴者，锅破遂堕锅底，水与火并
而及其身，吁！可以鉴矣。

【译文】

有用砖筑的浴室，用铁锅盛水，洗浴的时候坐在锅里，火在下面烧，
可以根据感觉调节温度，不能说不够方便舒适。但曾经听说有人入浴后，
锅被坐破，于是坠落到锅底，水和火一起烫伤身体。唉！值得借鉴呀。

饮食

【题解】

本篇主要介绍对老年人饮食的一些要求。

老年人的饮食要求可概括为饮食的质与量两个方面。质的方面：水
陆之味，虽珍美毕备，每食忌杂，杂则五味相扰，定为胃患；无论四时，五
味之食不可以偏多；夏至以后，秋分以前，最当调停脾胃，勿进肥浓；五味

皆为人体所需,但淡乃为百味之长;食物之冷热,当顺乎时之自然,与其过冷宁愿过热;老年人消化力弱,可以借助"火化"与"口化",即将食物煮烂和细嚼慢咽,以减轻脾胃的消化负担。量的方面:早饭可饱,午后宜少,晚上更应该少吃,要少食多餐,根据自己情况"量腹节所受";对饮食要有节制,更不要极饥而食、极渴而饮;食后要及时剔除齿垢,浓茶漱口,不要使甘味留于齿隙。

现代医学研究表明茶里含有一定量的氟和茶多酚等物质,可以有效保护牙齿,增强牙釉质的抗酸能力,所以浓茶漱口确实有益牙齿。"过冷宁过热"这句话也要科学分析。吃过热的食物,诸如滚烫的米粥、刚出锅的油条、烧饼,易使口腔黏膜充血,损伤黏膜造成溃疡,破坏黏膜保护口腔的功能。高温烫食对牙龈、牙齿也有害处,它能造成牙龈溃烂和过敏性牙病。太烫的食物还会损伤食道黏膜,刺激黏膜增生,留下斑痕和炎症,长久下去还可能引起恶性炎症,如慢性胃炎和食道疾病。医学证明,长期进食过热的食物还会破坏舌面的味蕾,影响人的味觉神经,使人食欲减退。烫食还会诱使食道癌症发生,某些食道癌患者与其平时经常食过热的食物有关。人的口腔和食管正常的温度为36.5℃—37.2℃,其耐热温度仅为50℃—60℃。超过于此,则会造成一定伤害。因此进热食热饮要谨慎。

对于"食甘者,益于肉而骨不利"这句话主要从五行相克上理解,甘味补脾土,脾主肌肉,土克水,肾属水,肾主骨。所以甘味有益于肉,但不利于骨。这句话有一定局限性,单纯从相克上理解,而忽视了相生关系。甘味具有补益作用,中药中补益性质的药味基本上都具甘味。甘味属土,属脾,脾主肌肉,后天脾土得补,先天肾脏亦得养,骨骼自然强健。因此,此处食甘指不要过量,而非完全不食用甘味。

　　《记·内则》曰:"凡和,春多酸,夏多苦,秋多辛,冬多咸,调以滑甘。"注:酸苦辛咸,木火金水之所属;多其时味,所以养气也；四时皆调以滑甘①，象土之寄也②。孙思邈曰："春少酸增甘，夏少苦增辛，秋少辛增酸，冬少咸增苦，四季少甘增咸③。"《内则》意在乘旺，孙氏意在扶衰。要之，无论四时，五味不可偏多。《抱朴子》曰："酸多伤脾，苦多伤肺，辛多伤肝，咸多伤心，甘多伤肾。"此五味克五藏，乃五行自然之理也。凡言伤者，当时特未遽觉耳④。

【注释】

①四时：四季。

②土之寄：五行配四时，春配酸，夏配苦，秋配辛，冬配咸，各以三个月中的七十二天配之；土则分别寄配四季之末，每季十八天。

③四季：指每个季节最后十八天。

④特：只是。遽：马上。

【译文】

《礼记·内则》说："凡是调和五味，春天多酸味，夏天多苦味，秋天多辛味，冬天多咸味，再用滑甘来调节。"注：酸苦辛咸，五行中分别归属于木、火、金、水；多食与四季相应的食物，可以用来补养人体的正气；四季都用滑甘之味来调养，像土寄于四季之末一样。孙思邈说："春天少吃酸味，多吃甘味；夏天少吃苦味，多吃辛味；秋天少吃辛味，多吃酸味；冬天少吃咸味，多吃苦味；每个季节最后十八天要少吃甘味，多吃咸味。"《礼记·内则》的用意在于趁旺气增补，孙思邈的用意在于扶助衰弱之气。总之，无论四季中的哪一季，五味中的任何一味都不可以偏多。《抱朴子》说："酸味食物吃多了伤脾，苦味食物吃多了伤肺，辛味食物吃多了伤肝，咸味食物吃多了伤心，甘味食物吃多了伤肾。"这是五味克伐五脏，是五行之间本来就存在的道理。以上所说的伤，当时往往不能马上察觉到。

凡食物不能废咸，但少加使淡，淡则物之真味真性俱得。每见多食咸物必发渴，咸属水润下，而反发渴者何？《内经》谓"血与咸相得则凝，凝则血燥"，其义似未显豁。《泰西水法》曰[①]："有如木烬成灰，漉灰得卤[②]，可知咸由火生也，故卤水不冰。"愚按：物极必反，火极反咸，则咸极反渴；又玩坎卦中画阳爻，即是水含火性之象[③]，故肾中亦有真火。

【注释】

①《泰西水法》：徐光启与传教士熊三拔合译，成书于明万历四十年（1612）。本书是一部介绍西方水利科学的重要著作。徐光启（1562—1633），字子先，号玄扈，谥文定。上海县法华汇（今上海）人。明代著名科学家、政治家。徐光启毕生致力于数学、天文、历法、水利等方面的研究，勤奋著述，尤精晓农学。译有《几何原本》《泰西水法》等，著有《农政全书》等。同时他还是一位沟通中西文化的先行者，为十七世纪中西文化交流作出了重要贡献。

②漉（lù）：液体慢慢地渗下，滤过。卤：盐卤。

③又玩坎卦中画阳爻，即是水含火性之象：八经卦中坎卦坎画为☵，上下均为阴爻"--"，中为阳爻"—"。阴为水之象，阳为火之象。故云坎卦是水含火性之象。玩，玩味，揣摩。

【译文】

所有食物都不能少了咸味，只是少加咸味使它变淡一点，淡味使食物的真实性味都能保留。常常见到多食咸味的食物就会渴，咸味属水，水性润下，为什么反而导致口渴呢？《黄帝内经》说血与咸味相遇，血液就凝结，凝结之后血液就生燥，这个意思好像没有讲述明白。《泰西水法》说："比如木烧尽后成灰，灰滤过以后得到盐卤，可知咸味由火所生，所以卤水不结冰。"我认为：事物发展到极点，一定会向相反方向转化，火极反而味咸，咸极反而生渴。又琢磨坎卦中画阳爻，这便是水中含火的形象，所以肾中也含有真火。

　　《记·内则》曰："枣、栗、饴、蜜以甘之，堇、荁、枌、榆、免、薧、滫瀡以滑之^①，脂、膏以膏之^②。"愚按：甘之以悦脾性，滑之以舒脾阳，膏之以益脾阴，三"之"字皆指脾言。古人养老调脾之法，服食即当药饵^③。

【注释】

①堇（jǐn）：堇草。根如荠，叶如细柳，蒸食之甘。荁（huán）：一种草本植物，古人用以调味。枌（fén）：榆之皮色白者为枌。榆荚可食，亦可为酱。免（wèn）：物之新生，稚弱者。薧（kǎo）：干的，腌制的。亦指干的或腌制的食物。滫瀡（xiǔ suǐ）：古时调和食物的一种方法。用植物淀粉拌和食物，使柔软爽滑。

②脂、膏：动植物所含的油脂。凝者为脂，释者为膏。

③服食：吃食物。药饵：药物。

【译文】

《礼记·内则》说："用大枣、板栗、饴糖、蜂蜜，使父母吃甘甜的食物；用堇、荁、枌、榆、或新鲜之物，或晒干之物，加淀粉搅拌，使父母吃到柔滑的食物；多用脂肪类食物，使父母得到滋养。"我认为：脾胃得甘味使脾性和悦，得润滑之物使脾阳舒展，得油脂以补益脾阴。三个"之"字都是针对脾脏而言。古人养老调理脾胃的方法，饮食即当做药物。

　　《抱朴子》曰："热食伤骨，冷食伤肺，热勿灼唇，冷勿冰齿。"又曰："冷热并陈，宜先食热，后食冷。"愚谓食物之冷热,当顺乎时之自然。然过冷宁过热,如夏日伏阴在内,热食得有微汗亦妙。《内经》曰:"夏暑汗不出者,秋成风疟①。"汗由气化,乃表里通塞之验也。

【注释】

①风疟:夏季贪凉受风,复感疟邪,至秋而发。症见烦躁、头痛、恶风、自汗、先热后寒等。

【译文】

《抱朴子》说:"热的食物损伤骨骼,冷的食物损伤肺脏,热的程度不要达到灼伤口唇,冷的程度不要达到冰冻牙齿。"又说:"冷热食物都有,应该先吃热的食物,后吃冷的食物。"我认为:食物的冷热,应该顺应四时的自然变化。但是过于冷不如过于热,比如夏天阴气潜伏在人体内部,阳气张扬于外,热的食物能微微发汗也很好。《黄帝内经》说:"夏季暑天不出汗的,秋天就会患风疟病。"汗由气化而来,是表里畅通或闭塞的征验。

　　《卫生录》曰①:"春不食肝,夏不食心,秋不食肺,冬不食肾,四季不食脾。当旺之时,不可犯以物之死气。"但凡物总无活食之理,其说太泥。《玉枢微旨》曰②:"春不食肺,夏不食肾,秋不食心,冬不食脾,四季不食肝。"乃谓不食其所受克。此说理犹可通。

【注释】

①《卫生录》:唐施肩吾著。施肩吾,字希圣,号东斋,入道后称栖真子、华阳真人。睦州分水(今浙江桐庐)人。唐代著名诗人、道学家。著有《西山集》《辨疑论》等。

②《玉枢微旨》：作者不详。

【译文】

　　《卫生录》说："春天不吃动物的肝脏，夏天不吃动物的心脏，秋天不吃动物的肺脏，冬天不吃动物的肾脏，每个季节最后十八天不吃动物的脾脏。五脏之气应季正旺的时候，不能用死亡动物内脏的死气来触犯它。"但是凡是食物，总没有活吃的道理，这种说法太过拘泥。《玉枢微旨》说："春天不吃动物的肺脏，夏天不吃动物的肾脏，秋天不吃动物的心脏，冬天不吃动物的脾脏，每个季节最后十八天不吃动物的肝脏。"这说的是不吃与季节五行属性相克的动物内脏。这种说法道理上还可以通。

　　夏至以后，秋分以前，外则暑阳渐炽，内则微阴初生，最当调停脾胃，勿进肥浓。《内经》曰："味厚为阴，薄为阳；厚则泄，薄则通。"再，瓜果生冷诸物亦当慎。胃喜暖，暖则散；冷则凝，凝则胃先受伤，脾即不运。《白虎通》曰①："胃者脾之府，脾禀气于胃。"

【注释】

①《白虎通》：又称《白虎通义》。东汉班固等编撰。记录章帝建初四年（79）在白虎观经学辩论的结果。《白虎通》所蕴含的思想是董仲舒以来今文经学派的唯心主义和神秘主义哲学思想的延伸和扩大，也是今文经学的政治学说提要。

【译文】

　　夏至以后，秋分以前，外界暑天阳热渐渐炽烈，体内微弱的阴气刚刚萌生，这是最应该调理脾胃的时候，不要吃肥甘味浓的食物。《黄帝内经》说："味道厚重属阴，味道淡薄属阳；味道厚重则能泻下，味道淡薄则能通利。"另外，瓜果、生冷等东西也应该慎用。胃喜欢温暖，胃得暖则舒散；冷则凝滞，凝滞则胃先受伤，脾就不健运。《白虎通》说："胃是与脾脏相表里的腑，脾受气于胃。"

　　午前为生气，午后为死气。释氏有过午不食之说，避死气也。《内经》曰："日中而阳气隆，日西而阳气虚。"故早饭可饱，午后即宜少食，至晚更必空虚。

【译文】

　　午前是生发之气为主，午后是肃杀之气为主。佛教有过了中午不再吃饭的说法，意思是避开肃杀之气。《黄帝内经》说："太阳在天空正中而阳气隆盛，太阳西落而阳气虚衰。"所以早饭可以吃饱，午后就应该少吃，到了晚上就更应该让肠胃空虚。

　　应璩《三叟诗》云[1]："中叟前致辞，量腹节所受。""量腹"二字最妙。或多或少，非他人所知，须自己审量。"节"者今日如此，明日亦如此，宁少毋多。又古诗云："努力加餐饭[2]。"老年人不减足矣，加则必扰胃气，况努力定觉勉强，纵使一餐可加，后必不继，奚益焉？

【注释】

①应璩（qú，190—252）：字休琏。汝南南顿（今河南项城）人。三国时曹魏文学家。《三叟诗》："古有行道人，陌上见三叟。年各百余岁，相与锄禾莠。住车问三叟，何以得此寿？上叟前致辞：内中姬貌丑。中叟前致辞：量腹节所受。下叟前致辞：夜卧不覆首。要哉三叟言，所以能长久。"

②努力加餐饭：出自《古诗十九首·行行重行行》："行行重行行，与君

生别离。相去万余里,各在天一涯。道路阻且长,会面安可知。胡马依北风,越鸟巢南枝。相去日已远,衣带日已缓。浮云蔽白日,游子不顾返。思君令人老,岁月忽已晚。弃捐勿复道,努力加餐饭。"

【译文】

应璩写的《三叟诗》说:"中叟前致辞,量腹节所受。""量腹"两个字最妙。或多或少,不是别人能知道的,必须自己衡量。要做到"节",必须今天这样,明天也这样,宁愿少,也不要过多。又有古诗说:"努力加餐饭。"老年人不减少饭量就已经足够了,增加就一定扰动胃气,更何况努力增加就一定会觉得勉强,即使一顿饭可以加量,以后一定不能继续增加,这又有什么好处呢?

勿极饥而食,食不过饱;勿极渴而饮,饮不过多。但使腹不空虚,则冲和之气[①],沦浃肌髓[②]。《抱朴子》曰:"食欲数而少,不欲顿而多。"得此意也。凡食总以少为有益,脾易磨运,乃化精液,否则极补之物,多食反至受伤,故曰少食以安脾也。

【注释】

①冲和之气:指真气、元气。冲和,语本《老子·四十二章》:"冲气以为和。"

②沦浃(jiā)肌髓:深深地浸入肌肉和骨髓。浃,浸透,融合。

【译文】

不要到非常饥饿的时候才吃东西,吃饭也不要吃得过饱;不要到非常渴的时候才喝水,喝水也不要喝得过多。只要使腹内不空虚,真气就会浸透肌肉,深入骨髓。《抱朴子》说:"吃饭要分多顿,量要少,不要又快又多。"深得此意。凡是饮食总应以少为有益,脾容易消磨运化,才可以化为精液，否则大补的食物，吃多了反而使脾胃受伤，所以说少吃才可以保养脾脏。

《洞微经》曰："太饥伤脾，太饱伤气。"盖脾藉于谷[1]，饥则脾无以运而虚脾；气转于脾，饱则脾过于实而滞气。故先饥而食，所以给脾；食不充脾，所以养气。

【注释】

[1]藉：凭借。

【译文】

《洞微经》说："过于饥饿伤脾，吃得过饱伤气。"因为脾脏要借助于水谷之气得以补养，饥饿则脾没有东西来运化而虚损；气运转于脾，吃得过饱，脾脏就过于充实而使气机滞碍。所以，在感觉饥饿前吃东西，可以补养脾脏；食物不使脾脏过于充实，可以涵养脾气。

《华佗食论》曰[1]："食物有三化：一火化，烂煮也；一口化，细嚼也；一腹化，入胃自化也。"老年惟藉火化，磨运易即输精多。若市脯每加消石[2]，速其糜烂，虽同为火化，不宜频食，恐反削胃气。

【注释】

[1]《华佗食论》：假托华佗之名而作，作者不详。

[2]市脯：买来的肉。消石：又叫火硝、甲硝石，是一种强氧化剂。味苦、咸，性温，有毒。有破坚散积、利尿泻下、解毒消肿的功效。

【译文】

《华佗食论》说："食物有三种化法：第一种火化，用火把食物煮烂；

第二种口化，用嘴细细咀嚼；第三种腹化，食物进入胃里自行消化。"老年人只有借助火化，脾胃消磨运化容易，输布全身的水谷精微也就多。至于市场里买来的肉，里面常常加有硝石，目的是为了加速它的糜烂，这种制法虽然也是火化，不能经常食用，经常食用恐怕会削弱胃气。

　　水陆之味，虽珍美毕备，每食忌杂，杂则五味相挠，定为胃患。《道德经》曰①："五味令人口爽。"爽，失也，谓口失正味也。不若次第分顿食之，乃能各得其味，适于口，亦适于胃。

【注释】

①《道德经》：即《老子》，传说是春秋时期的老子李耳所撰写，是道家哲学思想的重要来源。老子，姓李名耳，字聃，一字伯阳，或曰谥伯阳。春秋末期人，生卒年不详，春秋晚期楚国苦县（今河南鹿邑）人。道家学派创始人。

【译文】

　　水里和陆地上的食物，虽然珍稀而味美全都具备，但每次食用不可过杂，过杂五味就相互干扰，必定会得胃病。《道德经》说："五味令人口爽。""爽"是失的意思，说的是嘴巴不能品尝到纯正的味道。不如按次序分顿品尝这些美味，就可以得到各自纯正的味道，适宜于口，也适宜于胃。

　　食后微渣留齿隙，最为齿累。以柳木削签，剔除务净，虎须尤妙。再煎浓茶，候冷连漱以荡之。韦庄诗①："泻瓶如练色，漱口作泉声②。"东坡云③："齿性便苦④。"如食甘甜物，更当漱。每见年未及迈齿即缺落者，乃甘味留齿，渐至生虫作䘌⑤。公孙尼子曰⑥："食甘者，益于肉而骨不利也。"齿为肾之骨。

【注释】

① 韦庄（836—910）：字端己，谥文靖。杜陵（今陕西西安）人。韦庄工诗，与温庭筠同为"花间派"代表作家，并称"温韦"。其词多写自身的生活体验和上层社会之冶游享乐生活及离情别绪，善用白描手法，词风清丽。有《浣花集》。

② 泻瓶如练色，漱口作泉声：意思是从瓶子中倾泻出的水如白绢色，漱口时口中发出的声音像是泉水声。见韦庄《酒渴爱江清》诗："酒渴何方疗，江波一掬清。泻瓯如练色，漱齿作泉声。味带他山雪，光含白露精。只应千古后，长称伯伦情。"练，白绢。

③ 东坡：即苏轼（1036—1101），字子瞻，又字和仲，号东坡居士。眉州眉山（今属四川）人。苏轼是北宋中期文坛领袖，在诗、词、散文、书、画等方面皆取得很高成就。文纵横恣肆；诗题材广阔，清新豪健，善用夸张比喻，独具风格，与黄庭坚并称"苏黄"；词开豪放一派，与辛弃疾同是豪放派代表，并称"苏辛"；散文著述宏富，豪放自如，与欧阳修并称"欧苏"，为"唐宋八大家"之一。苏轼善书，为"宋四家"之一；擅长文人画，尤擅墨竹、怪石、枯木等。有《苏东坡集》《东坡乐府》等。

④ 齿性便苦：出自苏轼《漱茶说》。《苏轼文集》作"齿便漱濯"。

⑤ 蜃（nì）：小虫。中医指虫咬的病。

⑥ 公孙尼子：孔子再传弟子。

【译文】

饮食后微小的渣滓留在牙齿缝隙，最损伤牙齿。把柳木削成牙签，用来剔除渣滓，一定要把渣滓剔除干净，用虎须更好。再煎浓茶，等茶凉之后，用茶连续漱口，荡涤这些渣滓。韦庄诗："泻瓶如练色，漱口作泉声。"苏东坡说："苦味有利于牙齿。"如果吃了甘甜的食物，更应该漱口。常常见到还没有年迈牙齿就缺落的人，这是因为甘味留在牙齿上，慢慢开始生虫。公孙尼子说："吃甘味的食物，对于肉有利，而对于骨不利。"肾主骨，齿为骨之余。

食物

【题解】

本篇作者列举了食用米、粥、茶、酒、烟草、腌菜等几种食物的宜忌。

作者认为新米较陈米好，新米微炒松而易化，兼能开胃。现代营养学观点也认为，食物或粮食放置的时间越久，营养流失越多，口味也越差，所以煮粥要用新米，而且常与莲肉、芡实、薏苡仁同煮。

喝茶能解渴也能致渴，清晨不能饮茶，茶如果喝得过多，也会导致面黄、睡眠减少等问题。现代研究表明，早上空腹饮茶会引起胃肠不适，刺激胃肠分泌胃液，进而损坏胃黏膜，引起慢性胃炎。

饮酒以午后为宜，黄昏后不能饮酒。酒的种类中，米酒最好，曲酒次之，烧酒不能喝。医学实践表明，老年慢性病患者会因饮酒而使病情加重，尤其是患有心脏病和糖尿病的老年人，应该禁止饮用任何酒类。若在服药期间饮酒，酒精和药物之间相互作用，常常会降低治疗效果。

烟草性味辛燥，吸烟过多会导致舌苔黄黑、饮食无味，清晨更不能吸烟。

腌菜之属，每食所需，本非一类，人各有宜。

作者还认为，诸食物皆可用蒸露法，堪为饮食之助。因为物之精液，全在气味，其质尽糟粕。

最后，作者告诫老年人，应该自己去考察各种本草类书籍，根据自己的体质、禀赋的不同来选择食物。

《本草》谓：饭以陈米为佳，新米动气发病。窃意胃弱难化则有之，滋润香甘，莫如新粒。且有食陈难化，食新转觉易化，盖脾悦则健也。须以白米悬檐下，作经年之用，色白如新。或微炒，其松不异陈米，香更过焉。或煮饭，晒干重煮，或水浸冰之，风干再煮，俱加松软。至煮则无嫌过熟，昌黎诗所谓"匙抄烂饭稳送之,合口软嚼如牛呞"也^①。凡煮白米,宜紧火,候熟,开锅即食;陈米、炒米宜缓火,熟后有顷,俟收湿气则发松透里。

【注释】

①昌黎:指韩愈(768—824),字退之。河南河阳(今河南孟州)人。自称"郡望昌黎",世称"韩昌黎"。韩愈是唐代古文运动的倡导者,被后人尊为"唐宋八大家"之首,与柳宗元并称"韩柳",有"文章巨公"和"百代文宗"之名。后人将其与柳宗元、欧阳修和苏轼合称"千古文章四大家"。他提出的"文道合一""气盛言宜""务去陈言""文从字顺"等散文的写作理论,对后人很有指导意义。著有《韩昌黎集》等。匙抄烂饭稳送之,合口软嚼如牛呞:出自韩愈《赠刘师服》:"羡君齿牙牢且洁,大肉硬饼如刀截。我今呀豁落者多,所存十余皆兀臲。匙抄烂饭稳送之,合口软嚼如牛呞。妻儿恐我生怅望,盘中不钉栗与梨。只今年才四十五,后日悬知渐莽卤。朱颜皓颈讶莫亲,此外诸余谁更数?忆昔太公仕进初,口含两齿无赢余。虞翻十三比岂少,遂自惭恨形于书。丈夫命存百无害,谁能检点形骸外?巨缗东钓倘可期,与子共饱鲸鱼脍。"呞(shī),牛反刍。

【译文】

《本草》书里说:煮饭用积年的旧米为好,新米容易耗散人体正气,导致疾病。我认为脾胃虚弱的人难以消化新米的情况是有的,但要论米的滋润香甜,旧米就比不上新米了。而且食用旧米难以消化,食用新米反而觉得容易消化,因为脾胃舒畅也就健运了。应该把白米悬挂在屋檐下,经过一年后再使用,这样旧米就会色白如新米。或者微微翻炒,新米饭松软和陈米饭一样,但香味更胜陈米饭。或者先煮成饭,晒干再煮,或者用水浸泡使其冰冷,风干后再煮,这样都会使饭更加松软。至于煮

的时候则不怕过熟。韩愈诗里所说的"匙抄烂饭稳送之,合口软嚼如牛
呞"就是这个意思。凡是煮白米,应该用急火,等到熟的时候,打开锅盖
即刻食用;煮陈米、炒米应该用缓火,熟了之后等待一会儿再食用,这是
为了等待陈米里的湿气被吸收干净,这样煮出来的米饭里外都松软。

　　煮粥用新米,香甘快胃。乐天诗:"粥美尝新米[①]。"淅
之必精,淅之必净,煮之必烂。厚曰饘[②],薄曰酏[③]。常食薄
乃适口,厚则转觉味淡,易于生厌。又粥内加他物同煮,其
方颇多,另载末卷。《一家言》曰[④]:"煮饭勿以水多而减,煮
粥勿以水少而添,方得粥饭正味。"

【注释】

①粥美尝新米·出自白居易诗《自咏老身示诸家属》:"寿及七十五,
　俸霑五十千。夫妻皆老日,甥侄聚居年。粥美尝新米,袍温换故
　绵。家居虽濩落,眷属幸团圆。置榻素屏下,移炉青帐前。书听
　孙子读,汤看侍儿煎。走笔还诗债,抽衣当药钱。支分闲事了,把
　背向阳眠。"

②饘(zhān):稠粥。

③酏(yǐ):稀粥。

④《一家言》:即《笠翁一家言全集》,清李渔著,是李渔的诗文杂著
　总集。李渔(1610—1680),字笠鸿、谪凡,号笠翁。兰溪(今属
　浙江)人,生于雉皋(今江苏如皋)。清初戏曲家。著述丰富,有
　《闲情偶寄》《笠翁十种曲》等。

【译文】

　　煮粥用新米,香甜可口,利于消化。白居易诗说:"粥美尝新米。"舂
米一定要精细,淘米一定要干净,煮粥一定要煮烂。稠粥叫饘,稀粥叫

酏。经常食用稀粥才适合口味，如果常食用稠粥，反而会觉得粥的味道寡淡，容易产生厌恶的心理。又，在粥里加入其他东西一起煮，这样的方法很多，另外记载在末尾的一卷。《笠翁一家言》里说："煮饭不要因为水多而刻意减少，煮粥也不要因为水少而刻意添加，这样才能有粥和饭的纯正味道。"

茶能解渴，亦能致渴，荡涤精液故耳。卢仝七碗[①]，乃愈饮愈渴，非茶量佳也。《内经》谓："少饮不病喘渴[②]。"《华佗食论》曰："苦茶久食益意思。"恐不足据。多饮面黄，亦少睡。魏仲先《谢友人惠茶诗》云[③]："不敢频尝无别意，只愁睡少梦君稀[④]。"惟饭后饮之，可解肥浓。若清晨饮茶，东坡谓：直入肾经，乃引贼入门也。茶品非一，近地可觅者，武夷、六安为尚[⑤]。

【注释】

①卢仝（tóng，？—835）：自号玉川子。范阳（今河北涿州）人。唐代诗人。有《玉川子诗集》。卢仝有茶癖，还著有《茶谱》，被世人尊称为"茶仙"。七碗：指"七碗茶歌"。卢仝的《走笔谢孟谏议寄新茶》诗中有："一碗喉吻润，二碗破孤闷。三碗搜枯肠，唯有文字五千卷。四碗发轻汗，平生不平事，尽向毛孔散。五碗肌骨清。六碗通仙灵。七碗吃不得也，唯觉两腋习习清风生。""七碗茶歌"在日本广为传颂，并演变为"喉吻润，破孤闷，搜枯肠，发轻汗，肌骨清，通仙灵，清风生"的日本茶道。

②少饮不病喘渴：见《黄帝内经·灵枢·本藏》："肺小则少饮，不病喘喝。"喘渴，亦作"喘喝"，指喘而有声。

③魏仲先：即魏野（960—1019），字仲先，号草堂居士。原为蜀人，

后迁居陕州（今河南三门峡市）。自筑草堂于郊野，读书咏诗，弹琴戏鹤于其间，不求仕进。

④不敢频尝无别意，只愁睡少梦君稀：出自魏野《谢长安孙舍人寄惠蜀笺并茶》二首其一："谁将新茗寄柴扉，京兆孙家小紫微。鼎是舒州烹始称，瓯除越国贮皆非。卢仝诗里功堪比，陆羽经中法可依。不敢频尝无别意，却嫌睡少梦君稀。"

⑤武夷：指福建武夷山。六安：位于安徽西部，大别山北麓，俗称"皖西"。尚：上。

【译文】

茶可以解渴，也能导致口渴，这是因为茶能荡涤人的精液的缘故。卢仝七碗茶，越喝越渴，不是他的茶量好。《黄帝内经》说："少量饮茶不患喘息之病。"《华佗食论》说："久喝苦茶对人的思维能力有益。"恐怕没有足够的根据。多喝茶面色黄，睡眠也减少。魏仲先的《谢友人惠茶诗》说："不敢频尝无别意，只愁睡少梦君稀。"只有在饭后饮茶，可以消除肥甘浓厚的味道。如果清晨饮茶，苏东坡说：茶的苦寒之性会直入肾经，这是引贼入门。茶的种类很多，近处可以找到的，以武夷、六安的茶叶为上等。

《诗·豳风》云："为此春酒，以介眉寿①。"《书·酒诰》云②："厥父母庆，自洗腆，致用酒③。"酒固老年所宜，但少时伤于酒，老必戒。即素不病酒，黄昏后亦不宜饮，惟宜午后饮之，借以宣导血脉。古人饮酒，每在食后。《仪礼》谓之酳④。注云："酳者，演安其食也。"今世俗筵宴，饱食竣，复设小碟以侑酒⑤，其犹存古之意与？米酒为佳，曲酒次之，俱取陈窖多年者⑥。烧酒纯阳，消烁真阴，当戒。

【注释】

①为此春酒，以介眉寿：意思是制作这些春酒，以祈求长辈长寿。出自《诗经·豳风·七月》。介，佐助。眉寿，长寿。

②《书·酒诰》：指《尚书·酒诰》。《尚书》最早书名为《书》，为儒家经典之一，"尚"即"上"，"尚书"就是上古的书，它是中国上古历史文献和部分追述古代事迹著作的汇编，是我国最早的一部历史文献汇编。

③"厥父母庆"几句：意谓父母亲一定很高兴，会自己动手准备丰盛的饭菜，这时你们可以饮酒。庆，高兴。洗，洁净，此指准备。腆（tiǎn），丰盛。致，得到。

④《仪礼》：儒家十三经之一，是春秋战国时代的礼制汇编。共十七篇。内容记载周代的冠、婚、丧、祭、乡、射、朝、聘等各种礼仪，以记载士大夫的礼仪为主。酳（yìn）：吃东西后用酒漱口。古代宴会或祭祀时的一种礼节。

⑤侑（yòu）：佐助。

⑥窨（yìn）：窨藏，深藏。

【译文】

《诗经·豳风》说："为此春酒，以介眉寿。"《尚书·酒诰》说："他的父母高兴，自洁其身，然后制作美好丰盛的膳食，就可以饮酒。"老年人固然适合饮酒，但少年时饮酒过量而受伤，到老年一定要戒掉。即便从来都没有被酒所伤，黄昏后也不宜饮酒，只有在午后适宜饮酒，借助酒力来宣发疏通血脉。古人饮酒，常在吃完饭以后。《仪礼》叫做酳。注："酳者，进一步安享其饮食。"现在世俗的宴会酒席，吃饱以后，再摆上几碟小菜以助酒兴，这大概还保存有古人的意思吧？米酒最好，曲酒次之，都取藏在地窖里的多年陈酒。烧酒纯阳之性，消损真阴，应当戒饮。

烟草，据姚旅《露书》①，产吕宋②，名淡葩菰③。《本草》

不载,《备要》增入^④,其说却未明确。愚按:烟草味辛性燥,熏灼耗精液。其下咽也,肺胃受之,有御寒、解雾、辟秽、消腻之能,一入心窍,便昏昏如醉矣。清晨饮食未入口,宜慎。笃嗜者甚至舌胎黄黑,饮食少味。方书无治法,食猪羊油可愈,润其燥也。有制水烟壶,隔水吸之者;有令人口喷,以口接之者。畏其熏灼,仍难捐弃,故又名相思草。《蚓庵琐语》曰^⑤:"边上人寒疾,非烟不治,至以匹马易烟一斤。"明崇祯癸未^⑥,禁民私售,则烟之能御寒信矣。盛夏自当强制。

【注释】

①姚旅:字园客。莆田(今属福建)人。少负才名,却屡试不第。后游学于四方,晚年潜心著述,有《露书》刊行于世。《露书》:我国迄今发现的最早的当地人记当地事的一部类书。共十四卷。杂举经传,旁证俗说,取名东汉王充所谓"口务明言,笔务露文"之意,名曰《露书》。

②吕宋:即今菲律宾群岛中的吕宋岛,又以吕宋为菲律宾之通称。

③淡芭菰:tobacco(烟草)的音译。目前人们普遍认为烟草最早源于美洲,哥伦布发现美洲后由水手带到欧洲,大约十六世纪中叶传入中国。

④《备要》:指《本草备要》,清汪昂撰。本书可视为临床药物手册,亦为医学入门书。主要取材于《本草纲目》和《神农本草经疏》。每药先辨其气、味、形、色,次述所入经络、功用、主治,并根据药物所属之"十剂",分记于该药之首。后世刊本又增附药图四百余幅。汪昂(1615—约1694),字讱庵。休宁(今属安徽)人。编著有《医方集解》《汤头歌诀》等。

⑤《蚓庵琐语》:清李玉逋撰。记明末及清朝初期乡里见闻,谈论怪

异事件居多。李玉遗，字肱枕。嘉兴（今属浙江）人。少时习儒业，屡试不第，遂作小说自娱。

⑥崇祯癸未：崇祯十六年（1643）。

【译文】

烟草，据姚旅《露书》记载，产于吕宋，名叫淡芭菰。《本草》没有记载，《本草备要》增入，但其中的说法却不太明确。我认为：烟草味辛性燥，熏灼消耗精液。下咽之后，肺胃承受烟草的辛燥之性，有御寒、解雾、除秽、消减油腻的功能，一旦进入心窍，就昏昏如醉了。清晨还没饮食，应当谨慎不要吸烟。特别喜好吸烟的人舌苔甚至会呈黄黑色，而且饮食无味。方书中没有记载治法，吃猪羊油可愈，因为猪羊油可以滋润烟草的干燥。有的制造水烟壶，隔水吸烟；也有的让人用口喷，以口接纳。这都是畏惧烟的熏灼，但仍然戒除不掉，所以烟草又叫相思草。《蚓庵琐语》说："边塞上的人得了寒病，非烟草不能治，以至于用一匹马交换一斤烟。"明朝崇祯癸未年，朝廷禁止民间私自出售，所以烟草能御寒确实是可信的。但盛夏时自然应当克制吸烟。

菹菜之属①，每食所需，本非一类，人各有宜。文王嗜菖蘜②，孔子不撤姜食，皆审其所宜，故取之，非仅曰菖可益聪，姜可通神明也③。按：菖蘜即菖蒲菹。《遁庵秘录》有种石菖蒲法④：以辰砂捶末代泥⑤，候其生发，采根食之，不必定作菹也。利窍兼可镇心，据云能治不寐，极为神妙之品。

【注释】

①菹（zū）菜：酸菜，腌菜。

②菖蘜（zhú）：又作"菖歜（zàn）"，用菖蒲根切后制成的腌制品。

③通神明：指通达神明之府，使心智聪明。《黄帝内经·素问·灵兰

秘典论》："心者，君主之官也，神明出焉。"

④《遁庵秘录》：作者不详。石菖蒲：味辛，性微温。入心、肝、脾经。
　　具有开窍、豁痰、理气、活血、散风、祛湿等功效。

⑤辰砂：矿物名。色鲜红，俗称朱砂、丹砂。以湖南辰州（治今湖南
　　沅陵）所产最佳，故名。中医学上用为安神、定惊药。

【译文】

　　酸菜之类的腌制菜，每顿饭都需要，但它们都不是一类，各人有各人
适宜的口味。周文王爱吃菖蒩，孔子每顿饭要吃姜，都是考虑自己所适合
的，所以取用，并不是说只有菖蒲可以增强听力，姜可以增强人的智慧。
按：菖蒩，就是菖蒲制成的腌菜。《遁庵秘录》记载有种石菖蒲的方法：把辰
砂捶成粉末代替泥土，等石菖蒲生长发芽，采根食用，不一定要制成腌菜。
菖蒲通利窍道，也可以镇静安神，据说能治疗失眠，是非常神妙的食品。

　　蒸露法同烧酒。诸物皆可蒸，堪为饮食之助。盖物之
精液，全在气味，其质尽糟粕耳。犹之饮食入胃，精气上输于
肺，宣布诸藏，糟粕归于大肠，与蒸露等。故蒸露之性，虽随
物而异，能升腾清阳之气，其取益一也。如稻米露发舒胃阳，
可代汤饮，病后尤宜。他如藿香、薄荷之类，俱宜蒸取露用。
《泰西水法》曰："西国药肆中①，大半是药露，持方诣肆②，和
露付之。"则方药亦可蒸露也。须预办蒸器，随物蒸用。

【注释】

①药肆：药铺。

②诣：到达。

【译文】

　　蒸露法和烧酒一样。各种食物都可以蒸，可以作为饮食的辅助。因

为食物的精华都在气味,它的有形之质都是糟粕。犹如饮食进入胃中,水谷精气上输到肺,然后宣发布散到各个脏腑,糟粕归入大肠,和蒸露一个道理。所以蒸露的性质,虽然随食物的不同而异,但是能升腾清阳之气,它的作用是一样的。比如稻米露生发舒展胃阳,可以代替汤饮,病后特别适合。其他的比如藿香、薄荷之类,都适宜蒸取露使用。《泰西水法》说:"西方国家药店里,一大半都是药露,拿着药方到药店,抓药的人就拿各种药露给你。"这说明方药也可以蒸露。只是必须预先置办蒸器,加入药物蒸露使用。

　　水陆飞走诸食物,备载《本草》,可考而知。但据其所采论说,试之不尽获验。张文潜诗云[1]:"我读《本草》书,美恶未有凭[2]。"是岂人之禀气不同,遂使所投亦异耶?当以身体察,各随禀气所宜而食之,则庶几矣。

【注释】

①张文潜:即张耒,字文潜。

②我读《本草》书,美恶未有凭:宋费衮《梁溪漫志》卷九《〈本草〉误》谓:张文潜好食蟹,晚苦风痹,然嗜蟹如故,至剔其肉,满贮巨杯而食之。尝作诗云:"世言蟹毒甚,过食风乃乘。风淫为末疾,能败股与肱。我读《本草》书,美恶未有凭。筋绝不可理,蟹续牢如缄。骨萎用蟹补,可使无蹇崩。凡风待火出,热甚风乃腾。中炎若遇蟹,其快如霜冰。俗传未必妄,但恐殊爱憎。《本草》起东汉,要之出贤能。虽失谅不远,尧跖终殊称。书生自信书,俚说徒营营。"凭,依据。

【译文】

　　水里和陆地上的飞禽、走兽等各种食物,详备地记载于《本草》,可以考察而知。但根据它所采录的论说,试用并不完全应验。张文潜的诗说："我读《本草》书，美恶未有凭。"难道是人的禀赋不同，才使所服用的药物效果也不一样吗？应该用自己的身体亲自体察，选择适合自己禀赋、体质的药物来食用，就差不多有效了。

散步

【题解】

本篇主要介绍老年人闲暇散步时的一些宜忌。

老年人常常久坐，不爱运动，往往就会有气血运行不畅的毛病，而散步正是解决这一问题的好方法：平时无事，室内可时时缓步；散步前，先行立功诸法（导引功法见于卷二），活动一下筋骨；散步时，不能和别人说话聊天，否则容易耗气伤体；散步，要做到散而不拘，且行且立，且立且行，须得一种闲暇自如之态；偶尔步欲稍远，须自揣足力，毋勉强；春探梅，秋访菊，最是雅事，但切忌乘兴纵步、疲劳而归，散步过后，可以小睡一会儿，喝点热的汤饮。

散步是一种有氧运动，需要持之以恒才有好的效果，特别是饭后可以缓行百步，有利于脾胃消化、脉络流通。

坐久则络脉滞①。居常无所事，即于室内，时时缓步。盘旋数十匝，使筋骸活动，络脉乃得流通。习之既久，步可渐至千百，兼增足力。步主筋，步则筋舒而四肢健，懒步则筋挛②，筋挛日益加懒，偶展数武③，便苦气乏，难免久坐伤肉之弊。

【注释】

①络脉：中医指人体由经脉分出的大小分支。

②筋挛：中医病名。指肢体筋脉收缩拘急，不能舒转自如。

③武：古以六尺为步，半步为武。

【译文】

坐的时间久了，脉络就瘀滞。平时没什么事，就在室内时常缓缓步行。绕圈行走数十圈，使筋脉、骨骼活动，脉络才能流行通畅。这样做久习惯了，步行可以逐渐增加至千百步，同时能增强脚力。步主筋，行走则筋脉舒展，四肢轻健，懒惰不愿步行，则筋脉拘急，筋脉拘急又越来越懒，偶尔走几步，便会觉得气乏，难免有久坐伤肉的弊端。

欲步先起立，振衣定息，以立功诸法，徐徐行一度立功见二卷《导引》内，然后从容展步，则精神足力，倍加爽健。《荀子》曰①："安燕而气血不惰②。"此之谓也。

【注释】

①《荀子》：战国后期儒家学派最重要的著作。《荀子》在吸收法家学说的同时发展了儒家思想：尊王道，也称霸力；崇礼义，又讲法治；在"法先王"的同时，又主张"法后王"。孟子创"性善"论，强调养性；荀子主"性恶"论，强调后天的学习。这些都说明荀子与嫡传的儒学有所不同。他还提出了人定胜天，反对宿命论，万物都循着自然规律运行变化等朴素唯物主义观点。

②安燕：安闲。燕，通"宴"。安闲，安乐。惰：困乏，衰败。

【译文】

想要步行，先站立起来，整理衣服，安定呼吸，参照立功的各种方法，慢慢练习一遍立功见二卷《导引》内，然后从容地展开步伐，就可以精力充沛，倍感清爽矫健。《荀子》说："安闲自在，气血就不会衰败。"说的就是这个意思。

饭后食物停胃，必缓行数百步，散其气以输于脾，则磨胃而易腐化。《蠹海集》曰："脾与胃俱属土，土耕锄始能生殖，不动则为荒土矣，故步所以动之。"《琅嬛记》曰①："古之老人，饭后必散步，欲摇动其身以消食也，故后人以散步为消摇②。"

【注释】

①《琅嬛记》：元伊士珍撰。本书是一部汇集奇闻异事的小说，内容多荒诞无稽，也有许多文人轶事。伊士珍，生平事迹不详。

②消摇：即逍遥。悠闲自得貌。

【译文】

吃饭后食物停留在胃里，一定要缓慢行走数百步，使胃气布散，输送于脾，则胃部磨运就更容易使食物消化。《蠹海集》说："脾与胃五行都属土，土地耕锄才能生长农作物，土地不耕锄则成为荒土，所以散步使脾胃活动。"《琅嬛记》说："古代的老人，饭后一定要散步，想要通过摇动身体来消化食物，所以后人把散步当做逍遥。"

《遵生笺》曰①："凡行步时，不得与人语。欲语须住足，否则令人失气。"谓行步则动气，复开口以发之，气遂断续而失调也。虽非关要②，寝食而外不可言语，亦须添此一节。

【注释】

①《遵生笺》：即《遵生八笺》，明高濂撰，养生专著。全书二十卷，分为《清修妙论笺》《四时调摄笺》《却病延年笺》《起居安乐笺》《饮馔服食笺》《灵秘丹药笺》《燕闲清赏笺》《尘外遐举笺》等八笺。内容广博，切于实用。高濂，字深甫，号瑞南道人。钱塘（今

浙江杭州）人。明代著名戏曲作家、养生学家、藏书家。主要生活在万历时期。能诗文，兼通医理，更擅养生。所作传奇剧本有《玉簪记》《节孝记》。其养生著作《遵生八笺》是中国古代养生学的集大成之作。

②关要：指关键和要害。

【译文】

《遵生八笺》说："凡是行走的时候，不要和别人说话。想要说话，必须停住脚步，否则使人元气耗散。"意思是走路已经耗散元气，又开口说话使元气发越，于是呼吸之气就断断续续而失调了。虽然这不是非常重要，但除吃饭和睡觉不能说话以外，也应该加上这条禁忌。

散步者，散而不拘之谓。且行且立，且立且行，须得一种闲暇自如之态，卢纶诗"白云流水如闲步"是也①。《南华经》曰："水之性不杂则清，郁闭而不流，亦不能清。"此养神之道也，散步所以养神。

【注释】

①卢纶：字允言。河中蒲（今山西永济）人。唐代诗人，大历十才子之一。白云流水如闲步：出自卢纶诗《过仙游寺》："上方下方雪中路，白云流水如闲步。数峰行尽犹未归，寂寞经声竹阴暮。"

【译文】

所谓的散步，就是闲散而不拘束的意思。走走停停，停停走走，必须要有一种闲暇自如的状态，正如卢纶的诗"白云流水如闲步"一样。《南华经》说："水的本性不污染的话是清澈的，如果郁闭不流动，也不能清澈。"这是保养精神的方法，散步就是用来保养精神的。

偶尔步欲少远，须自揣足力，毋勉强。更命小舟相随，步出可以舟回，或舟出而步回，随其意之所便。既回，即就便榻眠少顷，并进汤饮以和其气。元微之诗云^①："偊俛还移步，持疑又省躬^②。"即未免涉于勉强矣。

【注释】

①元微之：指元稹（779—831），字微之。元稹与白居易同科及第，结为终生诗友，共同倡导新乐府运动，世称"元白"，形成"元和体"。有《元氏长庆集》传世。

②偊俛（mǐn miǎn）还移步，持疑又省躬：出自元稹《春六十韵》。偊俛，同"黾勉"。努力。持疑，犹豫，迟疑。省躬，反躬自省。

【译文】

偶尔想往稍微远的地方散步，需要估计自己的脚力，不要勉强。可以让小舟跟随在后，步行出门，乘舟返回，或者乘舟出门，步行返回，按照感觉，怎么舒适就怎么做。回到家后，马上在便榻上休息片刻，并且喝些汤饮，以调和体内之气。元稹的诗说："偊俛还移步，持疑又省躬。"这就未免太过勉强了。

春探梅，秋访菊，最是雅事。风日晴和之时，偕二三老友，楮筇里许^①，安步亦可当车。所戒者，乘兴纵步，一时客气为主^②，相忘疲困，坐定始觉受伤，悔已无及。

【注释】

①楮（zhī）：支撑。筇（qióng）：可以做手杖的一种竹子。许：左右。

②客气：一时的意气。

【译文】

春天访梅，秋天赏菊，是非常优雅的事。风和日丽的时候，偕同两三位老朋友,扶着手杖走一里左右,从容地行走可以代替乘车。应该禁忌的是,趁着兴致,迈开大步,一时意气为主,忘记了疲倦,坐下来才觉得身体受伤,后悔已经来不及了。

昼卧

【题解】

本篇介绍昼卧的要领。

作者认为老年人气血衰弱,如果运动时间过久,气道反而滞涩,所以要用睡眠来调节。身体中各系统的运作有周期性,而睡眠是身体各系统休息的大好时机。午睡是调整身体阴阳、焕发精神、增强免疫力的重要手段。冬天午睡时要用薄被覆盖下身,温暖潜长的微阳;长夏午睡醒后要喝些热的汤饮,助阳气宣达;睡醒后都要用热水洗脸,这样可以使精神倍增;坐而假寐比躺下睡觉更好,可以代替就枕而卧;老年人往往夜晚反而睡眠不佳,可以白天小睡,晚上再睡,分而二之,可补晚上睡眠之不足。

午后坐久微倦,不可便榻即眠,必就卧室安枕。移时或醒或寐,任其自然,欲起即起,不须留恋。《左传》医和之言曰[①]:"晦淫惑疾[②]。"注:"寝过节则惑乱。"既起,以热水洗面,则眼光倍爽,加薄绵衣暖其背,则肢体俱觉轻健,乐天诗所谓"一觉闲眠百病消"也[③]。三伏时或眠便榻,另设帐,窗户俱必密闭。

【注释】

①《左传》:原名为《左氏春秋》,又称《春秋左氏传》,简称《左传》。相传是春秋末年左丘明为解释孔子的《春秋》而作。记载自鲁隐

公元年（前722）至鲁悼公四年（前464）的春秋史事。医和：秦
　国名医，名和。

②晦淫：谓晏寝过度。惑疾：心智迷乱之病。

③一觉闲眠百病消：出自白居易《闲眠》："暖床斜卧日曛腰，一觉闲
　眠百病销。尽日一餐茶两碗，更无所要到明朝。"

【译文】

　　午后坐久了，微有倦意，不可以在便榻上睡觉，必须到卧室里舒服
地睡觉。一会儿或醒或睡，任其自然，想要起就起，不要留恋。《左传》里
医和说："晏寝过度，心神惑乱。"杜预注："睡觉超过节度，心神就迷惑混
乱。"起床后，用热水洗脸，眼睛就会倍加明亮，穿上薄的绵衣温暖背部，
四肢和躯体就都会觉得轻健，正如白居易诗中所说："一觉闲眠百病消。"
三伏天的时候，如果在便榻上睡觉，要另外设置床帐，窗户都必须密封。

　　冬月昼卧，当以薄被覆其下体。此时微阳潜长，必温
暖以养之。血气本喜温而恶寒，何况冬月？如不以被覆，及
起，定觉神色偃蹇①，遍体加冷，阳微弗胜阴凝也。

【注释】

①偃蹇（yǎn jiǎn）：困顿疲乏。

【译文】

　　冬天白天睡觉，应该用薄被子覆盖下身。这个时令的特点是微弱的
阳气慢慢生发壮大，必须用温暖来长养微弱的阳气。血气本来就喜温恶
寒，更何况在冬天？如果不用被子覆盖，到了起床的时候，一定会感觉神
色困倦，全身发冷，这是阳气微弱，不能战胜阴寒的原因。

　　长夏昼卧，醒后即进热饮，以助阳气，如得微汗亦妙。
夏为阳极之候，昼宜动，而卧则反静，宣达之所以顺时①。

【注释】

①宣达：宣散。

【译文】

长夏白天睡觉，醒后马上喝热的饮料，以助长阳气，如果能微微出汗就更好。夏天是阳气极盛的时候，白天宜动，睡觉就反而要安静了，宣散阳气要顺应时节。

欧阳公曰①："介甫尝云：夏月昼卧，方枕为佳，睡久气蒸枕热，则转一方冷处。"老年虽不宜受冷，首为阳，不可令热，况长夏昼卧？枕虽末节，亦取所宜。

【注释】

①欧阳公：指欧阳修（1007—1072），字永叔，号醉翁，又号六一居士，谥号文忠。吉州永丰（今属江西）人。北宋卓越的文学家、史学家。有《欧阳文忠公集》传世。

【译文】

欧阳修说："王安石曾经说过：夏天白天睡觉，用方形的枕头最好，睡的时间久了，热气蒸腾，枕头发热，就转到凉的一面。"老年人虽然不应该受冷，但头部属阳，不能让它过热，更何况长夏时白天睡觉？枕头的使用虽然属于小事情，但也应该选取适宜的。

《天禄识余》云①："李黄门以午睡为摊饭②。"放翁诗："摊饭横眠梦蝶床③。"此惟年壮胃强方可。老年胃气既弱，运动尚虑停滞，必待食久既化，胸膈宽然，未倦犹弗卧，少倦亟就枕，过此恐又不成寐矣。

【注释】

①《天禄识余》：清高士奇撰。杂采宋明小说以及关于逸闻、琐事之类的著作缀辑而成。高士奇（1645—1704），字澹人，号江村。浙江钱塘（今浙江杭州）人。能诗文，擅书法，精考证，善鉴赏，所藏书画甚富。著有《左传纪事本末》《江村销夏录》等。

②李黄门：不详。黄门，官名，为非宦者充任的黄门侍郎、给事黄门侍郎等官的简称。

③摊饭横眠梦蝶床：出自陆游《春晚村居杂赋绝句》之五："浇书满把浮蛆瓮，摊饭横眠梦蝶床。莫笑山翁见机晚，也胜朝市一生忙。"自注："东坡先生谓晨饮为浇书，李黄门谓午睡为摊饭。"梦蝶，典出《庄子·齐物论》："昔者庄周梦为胡蝶，栩栩然胡蝶也；自喻适志与，不知周也。俄然觉，则蘧蘧然周也。"

【译文】

《天禄识余》说："李黄门把午睡称为摊饭。"陆游诗说："摊饭横眠梦蝶床。"这只有年轻力壮，胃受纳强才可以。老年人胃气已经衰弱，运动都怕胃气停滞，一定要等吃完饭很久，食物消化后，胸膈觉得宽松，没有感觉疲倦就不要睡，稍微困倦就马上睡觉，过了这个时候，恐怕又睡不着了。

坐而假寐，醒时弥觉神清气爽，较之就枕而卧，更为受益。然有坐不能寐者，但使缄其口，闭其目，收摄其心神，休息片时，足当昼眠，亦堪遣日。乐天诗云："不作午时眠，日长安可度①？"此真老年闲寂之况。

【注释】

①不作午时眠，日长安可度：出自白居易《昼寝》："坐整白单衣，起穿黄草屦。朝餐盥漱毕，徐下阶前步。暑风微变候，昼刻渐加数。院静地阴阴，鸟鸣新叶树。独行还独卧，夏景殊未暮。不作午时

眠,日长安可度?"

【译文】

坐着稍稍打盹,醒来时更加觉得神清气爽,与枕着枕头躺在床上睡觉相比,对身体更有益。但有的人坐着睡不着,只要让他闭上嘴巴不说话,闭上眼睛,收敛摄持住心神,休息一会儿,完全可以抵得上昼眠,也可以消遣时间。白居易诗说:"不作午时眠,日长安可度?"这真是老年人空闲寂寞的写照。

当昼即寝,既寝而起,入夜复寝,一昼夜间,寝兴分而二之。盖老年气弱,运动久则气道涩,故寝以节之。每日时至午,阳气渐消,少息所以养阳;时至子,阳气渐长,熟睡所以养阴。东坡诗云:"此身正似蚕将老,更尽春光一再眠①。"若少壮阳气方盛,昼寝反令目昏头重,阳亢也。

【注释】

①此身正似蚕将老,更尽春光一再眠:出自苏轼《次韵王定国会饮清虚堂》:"何逊扬州又几年,官梅诗兴故依然。何人可复间季孟,与子不妨中圣贤。卜筑君方淮上郡,归心我已剑南川。此身正似蚕将老,更尽春光一再眠。"

【译文】

白天睡觉,睡醒后起床,进入夜间又睡,一昼夜之间,睡觉起床分为两次。因为老年人气虚,运动时间久了,气道就滞涩,所以用睡觉来调节。每天到了午时,阳气逐渐消退,稍微休息一会儿可以养阳;到了子时,阳气逐渐生长,熟睡可以养阴。苏东坡诗说:"此身正似蚕将老,更尽春光一再眠。"如果少年阳气正是旺盛的时候,白天睡觉反而会使眼睛昏花,头脑困重,这是阳气亢盛的缘故。

夜坐

【题解】

本篇讨论夜坐,即助晚上安寝之法。

黄昏之后,夜晚睡觉之前,作者主张塞聪掩明,屏除杂念夜坐。主要要求是:灯光不能太强;不可谈笑风生;睡前不能进饮食;户外赏月,夏天纳凉,要严格注意防寒。作者还提出了夜坐的操纵二法:凝神静坐与绕室千步。一个是以静求静,一个是以动求静。

"大凡快意处,即是受病处",此句最为精警。现代社会夜生活丰富多彩,似乎很难再做到这种以静求静的夜坐,但所做的事只要不使神气浮动、神明淆乱便可。比如:夜晚打牌、下棋、过度地思考问题、剧烈地运动等都不适宜。文中提到的睡前稍微在屋里走动,以动求静的方法可以一试,但切忌过度劳累。

日未出而既醒,夜方阑而不寐[1],老年恒有之。黄昏时如辄就寝,则愈不能寐,必坐有顷。坐时先调息以定气,塞聪掩明,屏除杂想;或行坐功运动一番_{坐功见二卷《导引》}内。《亢仓子》曰[2]:"体合于心,心合于气,气合于神,神合于无。"夜坐如此,即安睡之妙诀。

【注释】

①阑:将尽。

②《亢仓子》:即《庚桑子》,或称《亢桑子》。唐玄宗于天宝元年（742）诏封庚桑子为洞灵真人,尊《庚桑子》一书为《洞灵真经》,道教奉为"四子"真经之一。本书以论道为中心,多方发挥老子思想。《庄子·庚桑楚》称庚桑子为老聃之弟子,"偏得老聃之道"。

【译文】

太阳还没有升起就已经睡醒,夜已深却睡不着,老年人常有这种情况。黄昏的时候如果立即睡觉,夜晚就会更加不能入睡,必须静坐一会儿。坐的时候先调整呼吸来安定气息,塞住耳朵,遮住眼睛,排除杂念妄想;或者行坐功,运动一番坐功见二卷《导引》内。《亢仓子》说:"身体与心相合,心与气息相合,气息与精神相合,精神与虚无相合。"夜里这样静坐,就是安睡的妙诀。

　　五藏之精气,上注于目。坐时灯光照耀,即闭目亦似红纱罩之,心因目动,遂致淆乱神明。须置隐灯,放翁诗所云"小帏幛灯便细书"是也①,使光不射目,兼养目力。若灭灯而坐更妥。《楞严经》曰②:"开眼见明,名为见外;闭眼见暗,名为见内。"《荀子》曰:"浊明外景,清明内景③。"意同。

【注释】

①小帏幛灯便细书:出自陆游《山墅》:"烟水烟林老结庐,人间用短更谁如。软蒲稳背供危坐,小帏障灯便细书。莫欺衰病归山墅,曾领诸儒上石渠。贞观开元嗟已远,为君试说绍兴初。"细书,写小字。

②《楞严经》:大乘佛教经典。《楞严经》全经名《大佛顶如来密因修证了义诸菩萨万行首楞严经》,是佛教极为重要的经典。在《法灭尽经》上说:末法时代,《楞严经》先灭,其余的经典跟着就灭了。如《楞严经》不灭,正法时代就现前。

③浊明外景,清明内景:出自《荀子·解蔽》。景,光色。

【译文】

五脏的精气都上注于眼睛。夜坐的时候,灯光照射耀眼,即使闭上眼睛，也像红纱罩住了一样，心神随着眼睛的转动而动，于是导致了心神的混淆扰乱。要放置一个隐灯，就是陆游诗"小帷幛灯便细书"中的那种灯，使光线不照射眼睛，还可以养护视力。如果能灭灯而坐，效果更好。《楞严经》说："睁开眼睛看见光明，名为见外；闭上眼睛看见黑暗，名为见内。"《荀子》说："昏暗不明的人只能看到表面的景象，心神澄明的人则能看到内在的智慧。"意思相同。

坐久腹空，似可进食，亦勿辄食，以扰胃气。《内经》曰："胃不和则卧不安。"或略进汤饮以暖之。酒更不可饮，气血入夜而伏，酒性动散，两相妨也。夜不食姜亦此意。

【译文】

坐的时间久了，腹内空虚，似乎可以吃点东西，但也不要马上吃，以免扰动胃气。《黄帝内经》说："胃不调和，睡眠就不安稳。"或者可以稍微喝点汤饮，使胃温暖。酒更不能喝，夜里气血流动减慢，潜伏于内，酒性运动发散，两者相互妨碍。夜里不要吃姜，也是这个道理。

剪烛夜话，此少壮之常。老年若不检束，愈谈笑愈不倦，神气浮动，便觉难以收摄。鲍氏《皇极经世注》曰："人之神，昼在心，夜在肾。"盖肾主纳气，谈笑则气不纳，气不纳则神不藏，所以终夜无寐，谈笑亦足致之。

【译文】

剪去烛头，长夜交谈，这是年轻人经常做的事。老年人如果不约束自己，越谈笑越不感觉疲倦，神气浮动，便会感觉心神难以收摄。鲍氏《皇极经世注》说："人的神，白天在心，夜晚在肾。"因为肾的功能主管纳气,谈笑则使气不收纳,气不收纳则神不潜藏,所以整个夜晚不能入睡,谈笑足以导致这样的后果。

　　夜以更点为候,如更点无闻,何所取准? 拈香一炷^①,或两炷,随其坐之久暂,令每夜同之,则气血之动定有常,入寝始觉安然。四时夜有长短,各酌其宜可也。

【注释】

　　①拈(niān):取。

【译文】

　　夜晚时间以更鼓的声音为标准,如果更鼓声音听不到,又拿什么作为标准呢? 取一炷或两炷香,根据自己静坐时间的长短,让它们每一夜都一样长,这样气血的运行就会有规律,进入睡眠后才会觉得安然。一年四季夜里的时间有长有短,各自斟酌自己的情况就可以了。

　　予尝有《秋夜》诗云:"薄醉倦来禁不得,月光窥牖引人看。"凡值月明时,推窗看月,事所恒有,然呼吸间易感风露,为从暖室中顿受凉气耳。《内经》曰:"因于风露,乃生寒热^①。"秋月弥佳,尤宜戒看。

【注释】

　　①因于风露,乃生寒热:出自《黄帝内经·素问·生气通天论》,原文为:"因于露风,乃生寒热。是以春伤于风,邪气留连,乃为洞泄。"露,此处指触冒。

【译文】

　　我曾经有一首《秋夜》诗:"薄醉倦来禁不得,月光窥牖引人看。"凡是碰到月亮明朗的时候，推开窗户看月亮，这是经常有的事，但是呼吸的时候容易感受风寒露水，因为从暖室里出来，突然感受凉气的缘故。《黄帝内经》说："触冒风邪，会产生恶寒发热。"秋天的月亮最美好，尤其不应当多看。

　　夏夜时刻甚短，即早卧仅及冬夜之半，陈傅良诗所谓"短夜得眠常不足"①。纵未就枕，宜寝室中坐少顷。至若风檐露院，凉爽宜人，非不快意，但夜气暗侵，每为病根所伏。大凡快意处，即是受病处。老年人随事预防，当于快意处发猛省，又不独此夜坐纳凉之一节也。

【注释】

①陈傅良（1137—1203）：字君举，号止斋。温州瑞安（今属浙江）人。南宋著名学者、政治家、思想家、教育家。短夜得眠常不足：出自陈傅良《和张端士初夏》："绿阴四合水迷津，春去虽愁却可人。无数飞萤窥案帙，有时乳燕落梁尘。满塘荷荫将还旧，试火包香又斩新。短夜得眠常不足，僧钟遮莫报昏晨。"

【译文】

　　夏天的晚上时间很短，即使早早睡觉，也仅仅是冬天夜里时间的一半，正如陈傅良诗所说"短夜得眠常不足"。就算没有睡觉，也应当在寝室中稍坐一会儿。至于像微风徐徐的屋檐下，洒满露水的庭院里，凉爽宜人，不是不快意，只是夜晚寒气暗暗侵袭人体，常常潜藏着致病的根源。往往令人快意的事情，就是得病的原因。老年人每件事都要预防，应该在快意的时候猛然醒悟，这又不单单是夜坐纳凉一件事该这样了。

　　夜坐乃凝神于静，所以为寐计耳。按：《紫岩隐书》曰①：

"每夜欲睡时,绕室行千步,始就枕。"其说却与坐相反。盖行则身劳,劳则思息,动极而返于静,亦有其理。首篇论安寐,愚谓有操纵二法,此夜坐是以静求静,行千步是以动求静,与操纵意相参,可以体验得之。

【注释】

①《紫岩隐书》:疑为宋于石著。待考。于石(1247—?),字介翁,号紫岩,晚更号两溪。兰溪(今属浙江)人。有《紫岩诗选》三卷。

【译文】

夜坐是在安静中凝聚精神,是为了能够安眠而实行的。按:《紫岩隐书》说:"每天夜里将要睡觉的时候,环绕屋里走千步,再去睡觉。"这种说法却与夜坐相反。因为行动则身体疲劳,疲劳则想休息,运动到极点却反而安静了,也有道理。第一篇里讨论安寝,我认为有操纵两个方法,这篇夜坐的方法是以静求静,行走千步是以动求静,和操纵两个方法的意思相参照,可以体验一下,看哪个效果更好。

卷二

燕居

【题解】

所谓燕居，指闲居。本篇主要介绍日常生活起居的调养方法，可分为心理调节和饮食起居调养两个方面。

心理调节方面：作者认为，养静为摄生首务。养静就是养阴，是培养一种淡泊宁静的状态。这也是《黄帝内经》中提倡的"恬淡虚无，真气从之，精神内守，病安从来"的养生观。平时要少视听，寡言笑，不见可欲，使心不乱；心不可不用，但用时戒杂，杂则分，分则劳；养静最忌发怒，怒心一发，则气逆不顺，伤我气即伤我身。若事值可怒，当思事与身孰重，一转念间，可以涣然冰释；要求不多事，不要凑热闹，务外游不如务内观；没事时静坐，以目视鼻，鼻对脐，调匀呼吸，以交通心肾。现代医学将"稳""静"的心理状态放在相当重要的位置，只有让自己的心静下来，才能增强身体抵御变化的能力，身体才能有更强的免疫力。

饮食起居方面，作者认为：粥饭合理，饥饱适时，是生精益气之大宝；年老体衰，饮食可以不用离开自己的寝室；寒暖饥饱，随时审量，衣可加即加，勿以薄寒而少耐，食可置即置，勿以悦口而少贪；智者之养生，必顺四时而调寒暑，春冰未消，下体宁可过暖，夏月冰盘，最忌贪凉，心静自然凉。这些方法，虽然琐屑，但却极为有用。

养静为摄生首务。五官之司，俱属阳火，精髓血脉，则阴精也，阴足乃克济阳[①]。《内经》曰："阴精所奉其人寿，阳精所降其人夭[②]。"降者，降伏之降[③]，阴不足而受阳制，立见枯竭矣。养静所以养阴，正为动时挥运之用。

【注释】

①克：能。

②阴精所奉其人寿，阳精所降其人夭：意为阴精上奉，阳气固密，不容外泄，其人长寿；阳精下降，发泄不固密，其人夭折。

③降者，降伏之降：原文"降"是下降，作者理解的"降"是"降服的降"，与《黄帝内经》原意有出入。

【译文】

养静是养生的首要任务。人体五官都属于阳火统管，精髓血脉都属于阴精养护，阴精充足才能调济阳火。《黄帝内经》说："阴精上奉其人长寿，阳精降服其人夭折。"降是降服的降，阴不足而受阳的制约，立刻就会出现枯竭。静养就是养阴，正是为行动时挥舞运动提供帮助。

《显道经》曰[①]："骨涌面白，血涌面赤，髓涌面黄，肌涌面黑，精涌面光，气涌面泽。"光泽必根乎精气，所谓睟然见于面也[②]。按："精气"二字俱从米[③]，是精气又必资乎米。调停粥饭[④]，饥饱适时，生精益气之功孰大焉！

【注释】

①《显道经》：明代张宇初等编，属《正统道藏》洞神部方法类。张

字初（1359—1410），字子璇，别号耆山，为明代正一派道士，历代
天师中最博学者之一。洪武十三年（1380）敕总领天下道教事。
著作有《岘泉集》等。

②晬然：温润貌。晬，通"睟（suì）"。润泽。

③"精气"二字俱从米：因"气"的繁体字为"氣"，所以说"精气"
二字俱从米。

④调停：协调和谐。

【译文】

《显道经》说："骨的精气涌现，面色白；血气外涌，脸色红；骨髓的精
气外涌，脸色黄；肌肉的精气外涌，脸色黑；精气充足外现，面色光滑；正
气充足外现，面色润泽。"脸色有光泽，必定是以精气充足为根本，这就
是所谓的光润之貌现于面部。按："精气"两个字都有偏旁"米"，意思是
精气又必须依靠米的长养。合理安排粥饭，饥饱节制有时，生精益气的
功效才是最大的呵。

　　《记·王制》云①："九十饮食不离寝。"寝谓寝处之所，
乃起居卧室之意。如年未九十，精力衰颓者，起居卧室，似
亦无不可。少视听，寡言笑，俱足宁心养神，即却病良方也。
广成子曰②："无视无听，抱神以静，形将自正。"

【注释】

①《记·王制》：即《礼记》中的《王制》篇。介绍古代君主治理天
下的规章制度，内容涉及封国、职官、爵禄、祭祀、选拔官吏以及学
校教育等方面。

②广成子：传说黄帝时的道家人物，修行于崆峒山。《庄子·在宥》
记载"黄帝问道广成子"之事，展现道家对道的认识和道家特殊

的认知方式及道家以治身为本、治国为末的思想,并将求道方法落实为具体的修炼之术。这些内容对道家向道教演变和道教修炼之术产生深远影响。

【译文】

《礼记·王制》说:"人在九十岁时,吃喝都不离开自己的寝室。"寝是就寝的地方,是起居卧室的意思。如果年龄没到九十岁,精力已经衰退的人,在卧室里起居,似乎也未尝不可。少视听,少说笑,都可以宁心养神,也就是防病去疾的良好方法。广成子说:"不看不听,用安静的心态抱守精神,形体也会自然康健。"

心者神之舍,目者神之牖。目之所至,心亦至焉。《阴符经》曰[1]:"机在目。"《道德经》曰:"不见可欲,使心不乱。"平居无事时,一室默坐,常以目视鼻,以鼻对脐,调匀呼吸,毋间断,毋矜持[2],降心火入于气海[3],自觉遍体和畅。

【注释】

①《阴符经》:全称《黄帝阴符经》,共三百多字,作者无法考证。《阴符经》的名称,根据唐朝李筌的理解:"阴者,暗也;符者,合也。天机暗合于事之机,故称阴符。"

②矜持:约束,拘泥,拘谨。

③气海:人体部位名,宗气所聚处。膻中为上气海,丹田为下气海。此当指下气海。

【译文】

心是神寄寓的处所,眼睛是神显示的窗户。眼睛所看到的地方,心也就到了。《阴符经》说:"人体生命的机关在眼睛。"《道德经》说:"不见可以勾起欲望的东西,使心神不乱。"平时没有事情的时候,在屋子里安静坐着,经常用眼睛看着鼻子,用鼻子对着肚脐,调匀呼吸,不要间断,不要拘谨,心火下降到气海,自然会觉得全身舒适。

《定观经》曰[①]:"勿以涉事无厌[②],故求多事;勿以处喧无恶,强来就喧。"盖无厌无恶,事不累心也;若多事就喧,心即为事累矣。《冲虚经》曰[③]:"务外游,不如务内观。"

【注释】

①《定观经》:全名《洞玄灵宝定观经》。经文假托天尊告左玄真人,言修持定心观慧之道。教人舍弃外事,静心内观。

②厌:满足。

③《冲虚经》:即《列子》。

【译文】

《定观经》说:"不要因为对所做的事不感到满足,就刻意去做更多的事;不要认为处于喧闹中没有什么不好,就刻意去凑热闹。"因为心里没有满足、厌恶的想法,事情就不会劳累身心;如果爱多事好喧闹,心就会被事情所累。《冲虚经》说:"追寻外界事物,还不如内观自身为好。"

心不可无所用,非必如槁木、如死灰,方为养生之道。静时固戒动,动而不妄动,亦静也,道家所谓"不怕念起,惟怕觉迟"。至于用时戒杂,杂则分,分则劳。惟专则虽用不劳,志定神凝故也。

【译文】

心不可以不去思考,不是一定非要像枯槁的树木、熄灭的火灰一样,才算是养生的方法。安静的时候,固然不要动,要动的时候不要妄动,这也是静,正如道家所说:"不怕念头生起,只怕觉悟迟钝。"至于用心思考的时候就不可杂乱,杂乱则使精神分散,精神分散就会疲劳。只有专心一处,则虽然思考,但不疲劳,这是神志安定、精神集中的缘故。

人藉气以充其身,故平日在乎善养。所忌最是怒,怒心一发,则气逆而不顺,窒而不舒,伤我气即足以伤我身。老年人虽事值可怒,当思事与身孰重。一转念间,可以涣然冰释。

【译文】

人体凭借气来充实身体,所以平时要善于养气。养气最忌讳的是发怒,怒心一发生,气机就上逆不通畅,堵塞而不舒服,伤害自己的气就足以伤害整个身体。老年人虽然碰到了令人愤怒的事情,但应当思考一下,事情与身体哪个更重要。念头一转变,怒气就可以完全消除了。

寒暖饥饱,起居之常。惟常也,往往易于疏纵。自当随时审量,衣可加即加,勿以薄寒而少耐;食可置即置,勿以悦口而少贪。《济生编》曰[1]:"衣不嫌过,食不嫌不及。"此虽救偏之言,实为得中之论。

【注释】

[1]《济生编》:玉虚子著。作者生平里居不详。

【译文】

寒、暖、饥、饱,是生活中的常事。因为是最平常的,往往也最容易疏忽放纵。自然应当随时揣度衡量,衣服该加的时候就加上,不要因为不是很冷就稍加忍耐;好吃的东西能不吃就不吃,不要因为好吃就稍微贪吃一点。《济生编》说:"衣服不要嫌穿得过多,饮食不要嫌吃得太少。"这虽然是纠正偏激的话,但确实是非常正确的言论。

春冰未泮①，下体宁过于暖，上体无妨略减，所以养阳之生气；绵不可顿加，少暖又须暂脱。北方语曰："若要安乐，不脱不着。"南方语曰："若要安乐，频脱频着。"

【注释】

①泮（pàn）：融解。

【译文】

春天冰块还没有融化，下身宁可温暖一点，也不要受凉，上身可以略减些衣服也没有妨碍，用这个方法来培养春天阳气的生发；天气寒冷，绵衣不可以一下子穿上；稍微暖和时，又需要暂时脱去。北方谚语说："如果要过得安乐，不勤脱，不勤穿。"南方谚语说："如果要过得安乐，频繁脱，又频繁穿。"

夏月冰盘①，以阴乘阳也，冬月围炉，以阳乘阴也。阴阳俱不可违时。《内经》曰："智者之养生也，必顺四时而调寒暑。"然冬寒犹可近火，火在表也；夏热必戒纳凉，凉入里也。

【注释】

①冰盘：盘内放置碎冰，上面摆列菱藕瓜果等食品，称为冰盘。夏季用以解渴消暑。

【译文】

夏天里使用冰盘，是用阴克阳；冬天里围火炉，是用阳克阴。阴阳都不能违反时令。《黄帝内经》说："有智慧的人养生，一定是顺应四季的时令，以适应气候寒暑变化。"然而冬天寒冷还可以靠近火，因为火在体表；夏天炎热，必须严禁纳凉，因为寒凉邪气会侵入体内。

《济世仁术编》曰①："手心通心窍。大热时，以扇急扇手心，能使遍体俱凉。"愚谓不若谚语云："心定自然凉。""心定"二字可玩味。

【注释】

①《济世仁术编》：作者不详。

【译文】

《济世仁术编》说："手心与心窍相通。非常炎热的时候，用扇子快速扇手心，能使整个身体都觉得凉快。"我认为不如谚语说得好："心神安定自然就凉快。""心定"两个字值得玩味。

省心

【题解】

本篇主要介绍消除烦恼、使心神安定的方法。

现代医学，逐渐重视身心健康，而早在《黄帝内经》中就已提出"怒伤肝，喜伤心，思伤脾，忧伤肺，恐伤肾"的观点。心定则情定，情定则可以防止七情所伤。要想健康长寿，最重要的便是敞开心扉，情绪乐观。对此，作者提出消除不良情绪、稳定心态的具体方法：事值其变，五情发于难遏，定心之法，安于"天命"；对于以往可娱可乐之事，不要再去妄想；世态万般，阅历既久，不必介意别人恶语相向；少年热闹场，非类不亲，不必取憎；即使和老友闲谈，也要平心静气，不去评论是非短长；衣在合体，食在适口，鲜衣华食，于己何用？人至老年，堆金积玉，于己何益？但"节俭"二字，终不可忘；凡事择人代劳，事后核其成即可；年高则齿落目昏，耳重听，步蹇涩，不要怨嗟，徒生烦恼；老年人肝血虚衰，性情急躁，凡事要有耐心。总之，对于老年人，进一步想，终无尽时，退一步想，自有余乐；虽然虚名不可去追，但想想身后之名，还是应该为老自尊，行为检点。

本篇看似散乱，但其目的在于规劝老年人把事情看得通透一些，要学会容忍和自省，这样自然就没有烦恼，心神安定。

六淫之邪，其来自外，务调摄所以却之也。至若七情内动，非调摄能却。其中喜怒二端，犹可解释；倘事值其变，忧、思、悲、恐、惊五者情更发于难遏，要使心定则情乃定，定其心之道何如？曰：安命。

【译文】

六淫邪气来自外界，一定要调节好身体来预防它。至于七情内动，不是调节身体能够预防的。其中喜怒两个方面，还可以解除；如果碰到了大的变故，忧、思、悲、恐、惊五方面的情绪都难以遏制而发生，要使心定，则情绪才安定，安定内心的方法是什么呢？回答是：安于天命。

凡人心有所欲，往往形诸梦寐，此妄想惑乱之确证。老年人多般涉猎过来，其为可娱可乐之事，滋味不过如斯，追忆间，亦同梦境矣。故妄想不可有，并不必有，心逸则日休也[1]。

【注释】

①心逸则日休也：出自《尚书·周书·周官》："作德，心逸日休；作伪，心劳日拙。"休，美。

【译文】

大凡人心中有欲望，往往表现于睡梦之中，这是胡思乱想心智惑乱的确实证据。老年人从那么多是是非非乐乐悲悲中走过来，那些可以使自己高兴快乐的事，知道滋味不过如此，回忆的时候，也如同梦境一样。所以，妄想不能有，也不必有，心情安逸自然每天都会快乐。

世情世态，阅历久，看应烂熟，心衰面改，老更奚求？谚曰："求人不如求己。"呼牛呼马，亦可由人，毋少介意。少介意便生忿，忿便伤肝，于人何损？徒损乎己耳。

【译文】

世上人情世故，阅历久了，早就应该看得通透，心力衰弱，颜面枯槁，老了还想去追求什么呢？谚语说："求人不如求己。"被别人呼牛呼马，也可以随便别人，不要有一点不愉快的情绪。如果有一点不愉快，便会产生愤懑，愤懑就会伤肝，这对于别人又有什么损害呢？只是伤害自己罢了。

少年热闹之场，非其类则弗亲。苟不见几知退，取憎而已。至于二三老友，相对闲谈，偶闻世事，不必论是非，不必较长短，慎尔出话，亦所以定心气。

【译文】

年轻人去的热闹场所，不是他们同类就不会亲近。如果不能早点知趣而退，只会招人厌恨而已。至于和两三位老朋友坐在一起闲聊，偶尔听到了一些事情，不要评论是非，不要计较长短，说话要谨慎，这样也是为了安定心气。

《语》云："及其老也，戒之在得①。"财利一关，似难打破，亦念去日已长，来日已短，虽堆金积玉，将安用之？然使恣意耗费，反致奉身匮乏，有待经营，此又最苦事。故"节俭"二字，始终不可忘。

【注释】

①及其老也,戒之在得:出自《论语·季氏》:"君子有三戒:少之时
　血气未定,戒之在色;及其壮也,血气方刚,戒之在斗;及其老也,
　血气既衰,戒之在得。"

【译文】

《论语》说:"到了老的时候,不要贪求无厌。"钱财利益这一关,似
乎很难看破,但只要考虑自己过去的时间已经很长,而未来的时间很少
了,即使金玉堆积成山,又有什么用呢?然而如果任意地浪费钱财,反而
会使养身的本钱匮乏,老了还去谋生,这又是人生最痛苦的事了。所以
"节俭"两个字,始终不能遗忘。

衣食二端,养生切要事。然必购珍异之物,方谓于体有
益,岂非转多烦扰?食但慊其心所欲①,心欲淡泊,虽肥浓亦
不悦口;衣但安其体所习②,鲜衣华服,与体不相习,举动便
觉乖宜。所以食取称意,衣取适体,即是养生之妙药。

【注释】

①慊(qiè):满足,满意。
②习:习惯。

【译文】

衣食两件事,是养生最为切要的事。但是如果一定要购买珍贵稀罕
之物,才认为对身体有益,岂不是反而增加了许多烦恼?饮食只要满足
心里所想要的,心里想吃味道清淡的食物,即使肥甘厚味,吃起来也不会
舒服;穿衣只要符合自己已经适应的,即使鲜艳华美的衣服,如果和身体
不相适应,一举一动也会觉得别扭。所以饮食要求的是称心如意,穿衣
要求的是适合身体,这就是养生的好方法。

凡事择人代劳，事后核其成可也。或有必亲办者，则毅然办之。亦有可姑置者，则决然置之。办之所以安心，置之亦所以安心。不办又不置，终日往来萦怀①，其劳弥甚。

【注释】

①萦（yíng）怀：牵挂在心上。

【译文】

凡是叫人代劳帮忙的事，事后检查事情有没有办好就可以。如果有必须自己亲自办理的事，就果断地去办。也有暂时可以放在一边不办的，就果断地放在一边不办。办事是为了安心，不去办事也是为了安心。不去办，也不搁置，整天反复萦绕心中，这样心神劳累就更重了。

老年肝血渐衰，未免性生急躁，旁人不及应，每至急躁益甚，究无济于事也。当以一"耐"字处之，自凡自然就理。血气既不妄动，神色亦觉和平，可养身兼养性。

【译文】

老年人肝血渐渐衰少，未免产生急躁的情绪，旁人如果不能及时回应，常常导致更加急躁，但终究对事情没有什么帮助。应该用一个"耐"字对待这些事，所有的事就都会合宜了。血气不妄动之后，神色也会安详平静，既可以养身也可以养性。

年高则齿落目昏，耳重听，步蹇涩①，亦理所必致。乃或因是怨嗟，徒生烦恼。须知人生特不易到此地位耳！到此地位，方且自幸不暇，何怨嗟之有！

【注释】

①蹇（jiǎn）涩：步履艰难。

【译文】

年纪大了牙齿掉落，眼睛昏花，听觉不灵敏，走路迟缓，这都是自然规律所导致的。如果因为这些问题而埋怨感叹，只会白白增添烦恼。应该知道人能活到这样的年纪是非常不容易的啊！到了这个年纪，正应当庆幸都来不及，还有什么功夫埋怨感叹呢！

寿为五福之首①，既得称老，亦可云寿，更复食饱衣暖，优游杖履，其获福亦厚矣。人世间境遇何常？进一步想，终无尽时；退一步想，自有余乐。《道德经》曰："知足不辱，知止不殆，可以长久②。"

【注释】

①五福：五种福气。《尚书·洪范》："五福：一曰寿，二曰富，三曰康宁，四曰攸好德，五曰考终命。"

②"知足不辱"几句：出自《老子·四十四章》："名与身孰亲？身与货孰多？得与亡孰病？是故甚爱必大费，多藏必厚亡。知足不辱，知止不殆，可以长久。"

【译文】

寿在五福中排在首位，既然能称老人，也可以说是长寿了，再加上吃得饱，穿得暖，拄杖外出，悠闲畅游，所得到的福分也算是厚重了。人世间的境遇有什么是一成不变的呢？进一步想，最终也没有完结的时候；退一步想，自然有享不尽的乐趣。《道德经》说："懂得满足不贪心就不会受辱，懂得适可而止就不会遭到危险，可以长久。"

身后之定论,与生前之物议①,已所不及闻,不及知,同也。然一息尚存,必无愿人毁己者,身后亦犹是耳。故"君子疾没世而名不称",非务名也。常把一"名"字着想,则举动自能检饬②,不至毁来。否即年至期颐③,得遂考终,亦与草木同腐。《道德经》曰:"死而不亡者寿。"谓寿不徒在乎年也。

【注释】

①物议:众人的议论。

②检饬(chì):检点,自我约束。

③期颐:一百岁。语本《礼记·曲礼上》:"百年曰期、颐。"郑玄注:"期,犹要也;颐,养也。不知衣服食味,孝子要尽养道而已。"

【译文】

去世后的定论,自己听不到;甚至生前别人的议论,自己有时也不知道。对自己来说,都一样。但是只要有一口气在,必然不愿别人诋毁自己,死后也是这样。因此《论语》说"君子的遗恨是死后名声不被人称颂",这并不是贪图虚名。经常想着"名"这个字,举动自然就能够检点,不至于招来诋毁。否则即使年过百岁,享尽天年,也和草木一样腐烂了。《道德经》说:"死了以后而不从人们心中消失的人称作长寿。"说的是长寿并不仅仅在于年龄。

见客

【题解】

本篇介绍老年人待客之道,其中心在于随性所之,不强己所不欲。老年人可以根据自己的特点改变一些繁文缛节,比如:进茶给客人,不必自己陪饮；穿适宜的便服见客人即可，不必穿戴正式的衣服；和客人闲谈旧事、新闻，稍有倦意就停止，不要勉强；庆吊的礼节也应该一概谢绝。本节谈的看似不近人情，不合常理，但却非常重要。中国是个礼仪之邦、人情之国，但人们常为这些礼仪所苦，而又无可奈何。作者从老年人的实际出发，提出打破陈规陋习，率意随性，不拘俗礼，对现代人而言，真可谓金玉良言。

《记·王制》曰："七十不与宾客之事。"盖以送迎仆仆①，非老年所能胜。若夫来而不往，《记》以为非礼，岂所论于老年！予尝有《扫径》诗云："积闲成懒痼难砭，扫径欣看客迹添；若要往来拘礼法，尔音金玉亦无嫌②。"

【注释】

①仆仆：烦琐劳顿。

②尔音金玉亦无嫌：意谓即使您的话是金玉良言我也不愿意听。金玉，指金玉良言。

【译文】

《礼记·王制》说："七十岁后就不参与迎送宾客的事。"因为送迎宾客烦琐劳顿，不是老年人所能胜任的。至于说来而不往，《礼记》把它视为不遵守礼节，这哪里是说老年人呢！我曾经有一首《扫径》诗说："积闲成懒痼难砭，扫径欣看客迹添；若要往来拘礼法，尔音金玉亦无嫌。"

见客必相揖，礼本不可废，但恐腰易作酸，此礼竟宜捐弃。腰为肾之府，肾属水，水动则生波。又按《蠡海集》云："肺居上，肝居下，一鞠躬则肺俯肝仰矣。"故嵇康言①："礼岂为我辈设②？"愚谓：揖岂为老年设？

【注释】

①嵇康（224—263）：字叔夜。谯郡铚（今安徽濉溪）人。三国时魏文学家、思想家、音乐家。"竹林七贤"之一。有《养生论》。今有《嵇康集》传世。

②礼岂为我辈设：典出《世说新语·任诞》："阮籍嫂尝还家，籍见与别。或讥之，籍曰：'礼岂为我设也？'"

【译文】

见到客人必须相互作揖，从礼法上讲是不可以废除的，但老人腰部恐怕容易酸疼，这种礼还是应该丢弃。腰是肾脏之腑，肾属水，水动就产生波澜。又考察《蠡海集》说："肺在人体上部，肝在人体的下部，一鞠躬就肺下俯、肝上仰了。"所以嵇康说："礼法难道是为我们这些人设的吗？"我说：作揖的礼节难道是为了老年人设置的吗？

客至进茶，通行之礼。茶必主客各一，谓主以陪客也。老年交好来往，定皆习熟，止以佳茗进于客可耳，若必相陪，未免强饮。或谓设而不饮亦可，又安用此虚文？

【译文】

客人来了进茶，是通常实行的礼节。茶必须主客各一杯，意思是主人要陪同客人饮茶。老年人好朋友之间的往来，一定都很熟悉，只要用好茶进献给客人就可以了，如果一定要陪饮，未免勉强饮用。有人说，作为摆设而不喝也可以，但又何必要用这样的虚假形式呢？

老年人着衣戴帽，适体而已，非为客也。热即脱，冷即着，见客不过便服。如必肃衣冠而后相接，不特脱着为烦，寒温亦觉顿易，岂所以适体乎？《南华经》曰①："是适人之适，而不自适其适者也②。"倘有尊客过访,命阍人婉辞也可③。

【注释】

①《南华经》:即《庄子》。

②是适人之适,而不自适其适者也:这是《庄子》中一再阐发的观点。如《庄子·骈拇》曾说:"吾所谓明者,非谓其见彼也,自见而已矣;夫不自见而见彼,不自得而得彼者,是得人之得而不自得其得者也,适人之适而不自适其适者也。夫适人之适而不自适其适,虽盗跖与伯夷,是同为淫僻也。"

③阍(hūn)人:守门人。

【译文】

老年人穿衣戴帽,适合身体就可以,不是为了会客而穿戴。热了就脱,冷了就穿,会见客人也只穿便服。如果一定要整理好衣服帽子后才接待客人,不仅脱衣服、穿衣服麻烦,寒温也感觉猛然变化了,这难道适合身体吗?《南华经》说:"是为了适合别人的需要,而不适合自己的需要。"如果有尊贵的客人来访,让守门人婉言辞谢也可以。

凡客虽盛暑,其来也必具衣冠,鹄立堂中①。俟主人衣冠而出,客已热不能胜。当与知交约,主不衣冠,则客至即可脱冠解衣。本为便于主,却亦便于客。

【注释】

①鹄(hú)立:像鹄一样引颈而立。形容直立。鹄,天鹅。

【译文】

凡是客人,即使是盛暑天气,他来拜访也一定都穿衣戴帽,端正站立在厅堂正中。等着主人穿戴衣帽出来,这时客人已经热得忍受不住了。应该和好朋友相约好,主人不用特别穿戴,客人来了也可以马上脱去帽子、衣服。这样做本来是为了便利主人，却也方便了客人。

　　喜谈旧事，爱听新闻，老人之常态，但不可太烦，亦不可太久，少有倦意而止。客即在座，勿用周旋①，如张潮诗所云"我醉欲眠卿且去"可也②。大呼大笑，耗人元气，对客时亦须检束。

【注释】

①周旋：应酬。

②我醉欲眠卿且去：出自李白《山中与幽人对酌》："两人对酌山花开，一杯一杯复一杯。我醉欲眠卿且去，明朝有意抱琴来。"

【译文】

　　喜欢谈论旧事，爱听新鲜事情，这是老年人通常的心态，但不能太麻烦，也不能太长久，稍微有点倦意就停止。客人即使在座，也不要和他应酬，像张潮的诗所说"我醉欲眠卿且去"，这样就可以了。大声呼笑，损耗人的元气，会客时也应该约束自己。

　　往赴筵宴，周旋揖让，无此精力，亦少此意兴。即家有客至，陪坐陪饮，强以所不欲，便觉烦苦。至值花晨月夕，良友欢聚，偶尔开尊设馔，随兴所之可也，毋太枯寂。

【译文】

　　老人去赴宴会，和人应酬礼让，没有这样的精力，也没有这样的雅兴。即使家里有客人来，陪坐陪饮，勉强自己做不喜欢的事，就会觉得麻烦、苦恼。至于碰到良辰美景，好朋友欢聚一堂，偶尔斟美酒，陈佳肴，随着兴致去做就可以，不要过分死板，讲究诸多礼节。

庆吊之礼，非老年之事，自应概为屏绝。按：礼重居丧^①。《曲礼》犹曰^②："七十惟衰麻在身^③，饮酒食肉处于内。"又《王制》曰："八十齐丧之事弗及也^④。"况其他乎？

【注释】

①居丧：犹守孝。

②《曲礼》：《礼记》的一部分。曲，细小的杂事。礼，行为的准则规范。曲礼是指具体细小的礼仪规范。

③衰（cuī）麻：衰衣麻绖。指丧服。

④齐（zhāi）丧：祭祀和吊丧。齐，同"斋"。指祭祀前清心洁身。此指祭祀。

【译文】

喜事或丧事，不是老年人的事情，自然应当一概拒绝。按：古代礼制重视守孝。《曲礼》还说："七十岁老人只穿麻戴孝就行了，饮酒吃肉都到内屋。"又《礼记·王制》说："八十岁的人不参加祭祀、丧葬之事。"更何况其他的事情呢？

出门

【题解】

本篇介绍一些出门前的准备工作，主要包括：根据目的地的远近准备好茶水、水果、衣服、斗笠、折叠凳、住宿行李等，并且让妇人或细心的童仆陪伴。坐船出游可以在船里设置椅子、褥子、枕头等。登山游览要准备好上山下山穿的两种登山鞋。

显然作者那个时代出门前的准备与今天已经有显著区别，尽管具体的方法已不适合现代，但作者提出的外出养生观却依然适用。外出前，老年人一定要根据自身的情况，充分考虑旅途中可能出现的状况而提前做好相应的准备。

邵子自言四不出：大风、大雨、大寒、大热也。愚谓：非特不可出门，即居家亦当密室静摄，以养天和①。大雷大电，尤当缄口肃容，敬天之怒。如值春秋佳日，扶杖逍遥，尽可一抒沉郁之抱。

【注释】

①天和：此指人体元气。

【译文】

邵雍说自己遇到这四种情况不出门：大风、大雨、大寒、大热。我认为，这四种情况不仅不可以出门，即使在家也应该在隐秘的房间里静心调养，以保养人体的元气。大雷大电的天气，尤其应当闭上嘴巴，仪容严肃庄重，敬畏上天的愤怒。如果碰到春秋季节大气晴朗的日子，扶着手杖，到户外安闲自在地散步，可以尽情舒展一下沉重忧郁的情怀。

偶然近地游览，茶具果饵，必周备以为不时之需。置食篓①，竹编如盒，叠作数层，外以环约之，使一手可提。《记·王制》曰："膳饮从于游。"乃兼具酒食。如近地亦非必备。

【注释】

①篓（lǔ）：用竹篾编的盛零碎东西的小篓。

【译文】

偶尔在近的地方游览，茶具、水果、糕饼一定要准备周全，以备不时之需。把食物放在竹篾编制的小篓里，这种小篓，用竹编制，像个盒子，叠作好几层，外面用环扣住，使一只手就可以提起。《礼记·王制》说："饭食、饮料，游玩时都带上。"兼指酒食而言。如果近地游玩，这些也不一定都要具备。

　　春秋寒暖不时，即近地偶出，绵夹衣必挈以随身。往往顷刻间气候迥异，设未预备，乍暖犹可，乍凉即足为患。

【译文】

　　春天和秋天冷热变化无常，即使在附近的地方偶尔游玩，绵衣和夹衣也一定要随身携带。常常突然之间气候就完全不同，如果没有预先准备，突然暖和倒还可以，突然变冷就容易得病了。

　　乘兴而出，不过迩在村郭间，可泛小舟，舟前后必障蔽，乐天诗所谓"一茎竹篙剔船尾，两幅青幕覆船头"也[①]。舟中不能设椅，屹坐摇杌[②]，殊觉不宁。制环椅无足，平置舟板上，与坐环椅无别。居家时不妨移置便榻，亦堪小坐。

【注释】

①一茎竹篙剔船尾，两幅青幕覆船头：出自白居易《泛小舡》二首其二："船缓进，水平流。一茎竹篙剔船尾，两幅青幕覆船头。亚竹乱藤多照岸，如从凤口向湖州。"

②屹：山势高耸。亦泛指高耸、耸立貌。摇杌（wù）：摇晃。杌，摇动。

【译文】

　　乘着一时高兴外出，如果不超过村庄范围，可以乘小船，小船前后必须遮蔽起来，正如白居易诗说："一茎竹篙剔船尾，两幅青幕覆船头。"船里不能摆设椅子，坐高了椅子摇动，感到特别不安稳。可以制作没有腿的环形椅子,平放在船板上,和坐在环椅上没有区别。在家里的时候不妨移放到便榻上,也可以小坐休息。

　　舟中别置褥,厚而狭者,可坐可卧。另置枕,短而高者,可靠手,可枕首。微觉懒倦,有此则坐卧胥安①。

【注释】

①胥:都。

【译文】

　　在船上可以另外准备褥子,厚实而狭长,可以用来坐,也可以用来睡。另外准备一个枕头,短而高,可以用来垫靠手臂,也可以用来枕头部。微微觉得有些懒倦的时候,有这些东西坐卧都会觉得安详了。

　　足力尚健者,备游山鞋。每制必二緉①,上山则底前薄后厚,下山则底前厚后薄,趁宜而着,命童子携之。古人有登山屐②,去屐前齿,亦此意。

【注释】

①緉(liǎng):古代计算鞋的单位,相当于"双"。

②屐(jī):木头鞋。

【译文】

　　脚力还强健的人,可以准备游山穿的鞋子。每次必须制作两双,上山穿底前薄后跟厚的,下山穿底前厚后跟薄的,根据上下山不同情况来穿,让随行的仆人带好。古人有登山的木鞋,去掉鞋的前齿,也是这个用意。

　　折叠凳,游具也,四足,两两交加,边则但具前后,以木

棉缕绷为面，软而可折，今俗称马踏子。其制仿自前明，见
《三才图会》[1]。予诗有"稳坐看山权当榻，不妨折叠入游
囊"之句。凡出门，命携以相随，足力倦即堪少坐，不必专
为游山也。

【注释】

[1]《三才图会》：又名《三才图说》，明王圻及其子王思义撰写。分天
　文、地理、人物、时令、宫室、器用、身体、衣服、人事、仪制、珍宝、
　文史、鸟兽、草木等十四门，是百科式图录类书。

【译文】

折叠凳，是旅游的用具，四只脚，两两相交叉连接，边沿则只有前后，
用木棉线拉紧做凳面，柔软而可以折叠，现在俗称马踏子。它的制作仿
照明朝的样式，见于《三才图会》。我有"稳坐看山权当榻，不妨折叠入
游囊"的诗句。凡是出门，命令随从跟随携带，脚力疲倦时就可以稍稍
坐会儿，不必专门用来游山。

太白诗："饭颗山头逢杜甫，头戴笠子日卓午[1]。"又东
坡戴笠行雨中，绘笠屐图。笠为古人所恒用，御雨兼障日。
夏秋之初，或倚杖而出，亦可预办。制以棕与藤，俱嫌少重，
竹为骨，帛纱蒙上，似较轻便。另用纱二寸许，垂于笠边，谓
之笠檐，亦堪障日。

【注释】

[1]饭颗山头逢杜甫，头戴笠子日卓午：出自李白《戏赠杜甫》："饭颗
　山头逢杜甫，头戴笠子日卓午。借问别来太瘦生，总为从前作诗
　苦。"饭颗山，相传是唐代长安附近的一座山。笠子，斗笠。卓

午,正午。

【译文】

李白诗说:"饭颗山头逢杜甫,头戴笠子日卓午。"苏东坡也曾戴着斗笠行走在雨中,后人创作出了东坡笠屐图。斗笠是古代人常用的东西,既能防雨淋,又能遮挡太阳。夏秋之初,如果挂着手杖出行,也可以预先置办。用棕和藤制作,都嫌稍微重了点,用竹子做骨架,蒙上黑色的纱,似乎比较轻便些。另外用两寸左右的纱布,垂在斗笠边上,叫做笠檐,也可以用来遮挡阳光。

老年出不远方,无过往来乡里。《曲礼》曰:"行役以妇人①。"谓设有不得已而远行,所以虑之周也。以妇人者,妇人举动柔和,故用之。然此亦古人优体衰赢②,不嫌过于委曲③。苟有勤谨童仆,左右习惯者,未始不可用。

【注释】

①行役:指因服兵役、劳役或公务而出外跋涉。

②优体衰赢:优待衰赢的身体。

③委曲:细微,琐碎。

【译文】

老年人出门不要到太远的地方,只不过是在乡里之间往来。《曲礼》说:"出门让女人随从。"说的是如果有不得已到远的地方去,所以要考虑得周到。用妇人的原因,是因为妇人举动柔和,所以用她。然而这也是古人优待衰弱赢瘦的身体,不嫌过于麻烦。如果有勤劳谨慎的童仆,在身边服侍习惯了,也未尝不可以用。

远道行李,必作信宿计①。各项周备外,其要尤在床帐。办阔大折叠凳二，其制见前，或棕绷之，或皮绷之，两凳相接而排，长广恰如床式。闻军营中多用此。帐用有骨子可以架起者。制详四卷《帐》内。

【注释】

①信宿：连住两夜。

【译文】

出远门准备行李，一定要为晚上住两宿做好准备。各项都准备齐全之后，最重要的是床帐。备置两个前面所说式样的宽大的折叠凳，制作方法见前面所述，或者用棕绷紧，或者用皮绷紧，两凳相连排开，长宽恰好像床一样。听说军营中多用这种凳子。帐子要用有骨架可以架起来的。制作方法详见第四卷《帐》一节。

严冬远出，另备帽，名将军套。皮制边，边开四口，分四块，前边垂下齐眉，后边垂下遮颈，旁边垂下遮耳及颊。偶欲折上，扣以纽，仍如整边。趁寒趁暖①，水陆俱当。

【注释】

①趁：通"称"。适合。

【译文】

寒冷的冬天出远门，另外备置一个帽子，名叫将军套。皮子制帽边，帽边开四个口子，分为四块，前边垂下来与眉毛平齐，后边垂下来遮住颈部，旁边垂下来遮住耳朵和面颊。偶尔想上折，用纽扣扣好，帽子的边缘依然整齐。这种帽子适合寒冷天气，也适合温暖天气，而且水陆都可以使用。

防疾

【题解】

本篇主要介绍了作者自己认为对身体有害的各种行为,以及预防疾病的方法。

首先,耳目长时间关注声色容易耗散精神。大脑要对耳目所接受的外界大量信息进行分析,难免会使大脑疲劳,而闭目塞听,静坐养神,耳目接受外界刺激减少,自然能心神安宁。

其次,导引的各种方法可以保持血脉流行通畅,避免五劳所伤,防止老年人久坐久卧的弊端。老年人夫妻生活也应当遵从自然之道,不要刻意勉强。

再次,老年人卫气虚衰,要时时预防风邪外感,即使炎热的夏天,也不要用扇子扇背部。背部是五脏六腑腧穴汇聚的部位,风寒邪气容易通过背部侵入人体,引发严重的疾病。饱食后不能快走,饥饿时不能大声呼叫。饱食之后,胃部处于充盈状态,此时剧烈运动会使胃部受到震动,从而影响胃肠的消化吸收,造成胃肠道慢性疾病。

此外,作者还指出:冬天人的气血闭藏,不要作劳出汗;酒后不要饮茶;耳冻不要烘火;头昏不要洗浴等等。凡此种种,皆出自作者宝贵的生活经验,这些经验即使放到现代生活中,对老年人甚至青壮年预防疾病和保健养生都有重要的参考价值。

心之神发于目,肾之精发于耳。《道德经》曰:"五色令人目盲,五音令人耳聋①。"谓淆乱其耳目,即耗敝其精神。试于观剧时验之,静默安坐,畅领声色之乐,非不甚适,至歌阑舞罢,未有不身疲力倦者,可恍悟此理。

【注释】

①五色令人目盲,五音令人耳聋:出自《老子·十二章》。

【译文】

心的神气散发于眼睛,肾的精气散发于耳朵。《道德经》说:"五色让人眼睛模糊,五音让人耳朵变聋。"意思是混淆扰乱人的耳目,就耗散人的精神。试着在观看戏剧的时候验证一下,静静地端坐,畅快地领略声音和色彩的乐趣,没有什么不舒适,等到歌唱完、舞跳完的时候,没有不感觉身体疲惫、气力倦乏的,这就可以猛然领悟这个道理了。

久视伤血,久卧伤气,久坐伤肉,久立伤骨,久行伤筋,此《内经》五劳所伤之说也。老年惟久坐久卧不能免,须以导引诸法,随其坐卧行之导引有睡功、坐功,见本卷末,使血脉流通,庶无此患。

【译文】

久视伤血,久卧伤气,久坐伤肉,久立伤骨,久行伤筋,这是《黄帝内经》五劳所伤的学说。老年人只有久坐久卧不能避免,必须用导引的各种方法,可以根据坐卧的情况施行导引有睡功、坐功,见本卷末,使血脉流通,或许就没有这种后患了。

男女之欲,乃阴阳自然之道,《易大传》曰"天地纲缊,男女构精"是也①。然《传》引《损》卦爻辞以为言②,损乃损刚益柔之象,故自然之中,非无损焉。老年断欲,亦盛衰自然之道,《损》之爻辞曰"窒欲"是也③。若犹未也,自然反成勉强,则损之又损,必至损年。

【注释】

①《易大传》：《周易》中传的部分称为"易传"，又称为"易大传"，以区别于汉代其他各家易传。《易大传》是最早解释《易经》的著作。易传包括《彖传》上下、《象传》上下、《系辞》上下、《文言》《说卦》《序卦》《杂卦》七部分，共十篇，又称为《十翼》。天地细缊，男女构精：出自《系辞下》，原文作"天地细缊，万物化醇；男女构精，万物化生"。

②《传》引《损》卦爻辞以为言：指《系辞下》引上句后紧接着说的"《易》曰：'三人行，则损一人，一人行，则得其友。'"此句是《损》卦六三爻辞。

③《损》之爻辞曰"窒欲"：《损》卦之《象》曰："山下有泽，损。君子以惩忿窒欲。"

【译文】

　　男女的性欲，是阴阳自然的道理，《周易·系辞下》说："天地阴阳二气交融，男女两性构精。"就是这个意思。但《系辞》又引用《损》卦的爻辞作为言说，损是损害刚强、补充柔弱的征象，所以自然界中，不是没有损害。老年人断绝欲望，也是盛衰发展的自然道理，《损》卦的爻辞说"抑制欲望"就是这个意思。如果还没有断绝欲望，自然反而成为勉强，这样已经虚弱的身体又再损伤，必定发展到损伤寿命。

　　五脏俞穴①，皆会于背。夏热时，有命童仆扇风者，风必及之，则风且入藏，贻患非细，有汗时尤甚。纵不免挥扇，手自挥动，仅及于面，犹之御风而行，俱为可受。静坐则微有风来，便觉难胜。动阳而静阴，面阳而背阴也。

【注释】

①俞（shù）穴：即穴位。俞，通"腧"。人体穴位的总称。

【译文】

五脏的腧穴，都在背部会合。夏天炎热的时候，有人命令童仆扇风，风必定会触犯到这些穴位，进而伤及脏腑，贻害很大，有汗的时候扇风更严重。纵使不能不扇扇子，但自己动手挥动，风仅仅吹到脸，这就好比乘风行走，都可以承受。静坐的时候，如果有一点点风吹来，就会觉得难以承受。这是因为运动属阳而静坐属阴，面部属阳而背部属阴。

时疫流行①，天地不正之气，其感人也，大抵由口鼻入，吴又可论曰"呼吸之间，外邪因而乘之，入于膜原"是也②。彼此传染，皆气感召。原其始③，莫不因风而来，《内经》所谓"风者，善行而数变"。居常出入，少觉有风，即以衣袖掩口鼻，亦堪避疫。

【注释】

②时疫：即瘟疫。一时流行的传染病。一般疬气疫毒从口鼻传入所致，有强烈传染性。

②吴又可（1582—1652）：名有性，字又可，号淡斋。吴县（今江苏苏州）人。一生从事中医传染病学研究，著有《温疫论》一书，系统阐发了传染病病因学说及传染病的治疗和预防。呼吸之间，外邪因而乘之，入于膜原：出自《温疫论·原病》，这几句并非引用原文，而是综合后的概括。膜原，又名募原。胸膜与膈肌之间的部位。温病辨证指邪在半表半里的位置。

③原：推究。

【译文】

瘟疫流行，是天地间不正之气形成的，它感染到人，大都是从口鼻部位进入，正如吴又可《温疫论》所说："呼吸的时候，外邪趁机而入，进入到膜原。"人与人彼此传染，都是呼吸之气感染招致。推求疫病发生的开始，没有不是因风而感染的，正如《黄帝内经》所说："风，善于运行，而且变化多端。"平时出入，稍微感觉有风，就用衣袖遮掩住口鼻，也可以避免瘟疫。

　　窗隙门隙之风，其来甚微，然逼于隙而出，另有一种冷气，分外尖利，譬之暗箭焉，中人于不及备，则所伤更甚。慎毋以风微而少耐之。

【译文】

　　门窗隙缝里的风，虽然吹进来很小，但是它受隙缝挤压而吹进来，是不一样的冷气，特别尖锐锋利，譬如暗箭，常在人来不及防备的时候伤人，这样造成的伤害就更严重。千万不要因为风小就暂且忍耐。

　　酷热之候，俄然大雨时行，院中热气逼入于室，鼻观中或觉有腥气者，此暑之郁毒，最易伤人。《内经》曰："夏伤于暑，秋为痎疟①。"须速闭窗牖，毋使得入，雨歇又即洞开，以散室中之热。再如冷水泼地，亦有暑气上腾，勿近之。

【注释】

　　①夏伤于暑，秋为痎（jiē）疟：出自《黄帝内经·素问·生气通天论》。《黄帝内经·素问·阴阳应象大论》作"夏伤于暑，秋必痎疟"。痎疟，即疟疾，以间歇性寒战、高热、出汗为特征的一种传染病。多因风寒暑湿之邪，客于营卫所致。因体质强弱、所感病邪及流行特点不同，表现为不同证候。

【译文】

　　炎热的天气，突然大雨降临，院子里热气侵入室内，鼻子里觉着有腥味儿，这是暑气的郁毒，最容易伤人。《黄帝内经》说："夏天被暑邪所伤，秋天就要得痎疟的病。"这时必须立刻关闭窗户,不要使暑气进来,雨停后又要把窗户敞开,以散发室内的热气。又比如用冷水泼地,也有暑气上腾,不要靠近它。

　　饱食后不得急行,急行则气逆,不但食物难化,且致壅塞,《内经》所谓"浊气在上,则生䐜胀"①。饥不得大呼大叫,腹空则气既怯,而复竭之,必伤肺胃。五藏皆禀气于胃,诸气皆属于肺也。

【注释】

①浊气在上,则生䐜(chēn)胀:出自《黄帝内经·素问·阴阳应象大论》。䐜胀,胸膈胀满。

【译文】

吃饱饭后不能急忙行走,急忙行走则气机上逆,不但食物不容易消化,而且会导致气机壅塞,正如《黄帝内经》所说:"秽浊之气在上,则会发生䐜胀。"饥饿时不能大声呼叫,腹内空虚胃气就虚弱,而又再次使它耗损,这就必然损伤肺胃。五脏都禀受胃部所输送的气血,诸气又都统属于肺。

　　凡风从所居之方来,为正风①,如春东风,秋西风,其中人也浅②。从冲后来为虚风③,如夏北风、冬南风,温凉因之顿异,伤人最深,当加意调养,以补救天时。凉即添衣,温毋遽脱,退避密室,勿犯其侵。

【注释】

①正风:风吹的方向五行归属和季节的五行归属相同,称为正风,比

　如东方属木，春天也归属木，所以春天吹东风为正风。反之两者
　相克则属虚风，比如北方属水，夏天属火，水火相克，所以夏天吹
　北风为虚风。
②中人：伤人。
③冲后来：相反的方向来。冲，冒着，顶着。

【译文】

一年四季中，凡风从所属的方位吹来，为正风，比如春天吹东风，秋
天吹西风，即使伤人也轻浅。从相冲方向吹来的风为虚风，比如夏天吹
北风，冬天吹南风，这样的风让人的温凉感觉顿时改变，伤害人最为严
重，应该注意调养，以补救天时的不足。觉得寒冷，立即加上衣服；觉得
闷热，不要马上脱掉衣服，可以退避到隐秘的房间里，不要触犯风邪。

　三冬天地闭①，血气伏，如作劳出汗，阳气渗泄，无以为
来春发生之本，此乃致病之原也。春秋时大汗，勿遽脱衣。
汗止又须即易，湿气侵肤，亦足为累。

【注释】

①三冬：冬季三个月。

【译文】

冬季天地之气闭藏，血气潜伏，如果劳动出汗，阳气渗透外泄，不能
作为来年春天生发的根本，这是导致疾病的原因。春天、秋天时出大汗，
不要马上脱衣服。汗止了又必须马上更换，湿气侵袭皮肤，也足以伤害
人体。

　石上日色晒热，不可坐，恐发臀疮，坐冷石恐患疝气①。
汗衣勿日曝，恐身长汗斑。酒后忌饮茶，恐脾成酒积②。耳

冻勿火烘，烘即生疮。目昏勿洗浴，浴必添障。凡此日用小节，未易悉数，俱宜留意。

【注释】

①疝气：又名小肠气、膀胱气、奔豚气等。本病多由邪聚阴分而致，发病部位又多是肝经所过，故有"诸疝皆属于肝"的说法。大概可分为两种：一种是体腔内容物向外突出，兼气痛的症状；或腹部剧烈疼痛兼二便不通的症状。另一种指生殖器、睾丸、阴囊部位的病证。

②酒积：病证名。因饮酒过多所致的积滞。常见肚腹胀痛，食少，目黄口干。治宜祛湿消积。

【译文】

被太阳晒热的石头上，不可以坐，坐了恐怕会得臀疮；相反，坐在冰冷的石头上恐怕会得疝气。汗衣不要在日光下曝晒，曝晒后穿上恐怕会长汗斑。酒后不要喝茶，酒后喝茶恐怕脾里会形成酒积。耳朵冻了不要用火烘烤，烘烤了以后就会起冻疮。眼睛昏花时不要洗澡，洗澡会导致目障。凡是这些日常生活的小细节，不能全部细数出来，但都应该留意。

慎药

【题解】

本篇中心在于告诫人们要谨慎服药："不服药为中医"，于老年尤当；以方药治未病，不若以起居饮食调摄于未病。具体方法是：得病后要先自己检查，把全身的症状及早晚起居情况搞清楚，这样才容易施治；初受风寒时外邪轻浅，可以增加衣服，喝些热饮，微微汗出而愈；用药尽量选用平和之品，勿用毒性大的药物，人参不能滥用，攻补应当分清；老年人调养之品无过于人的乳汁；病中食粥，可以安和五脏，调理脾胃，脾胃乃后天之本,老年人更以调脾胃为切要;"安心是药更无方",得了疾病,最重要的是保持良好的心理状态。这些都是作者的养生经验之谈。

同时作者还指出,即使同一种药,产地不同,疗效各异;同一种病,因人的禀气不同,表现症状各异,疗效自然不尽相同。因此医方不可轻信,医药不可轻试。这也是非常符合医疗实际的。

特别值得注意的是,作者对自古以来标榜可以延年益寿、成仙不死的术家,提出了尖锐的批评,认为"术家有延年丹药之方,最易惑人。服之不但无验,必得暴疾"。在科学还不彰明的古代,这种正确见解是非常难能可贵的。

老年偶患微疾,加意调停饮食,就食物中之当病者食之。食亦宜少,使腹常空虚,则络脉易于转运,元气渐复,微邪自退,乃第一要诀。

【译文】

老年人偶尔得了小病,要特别注意调节饮食,选择食物中可以抵抗疾病的吃。但也应该少吃一点,让腹部经常处于空虚状态,经络就容易通行,元气就会慢慢恢复,轻微的病邪自然就会消除,这是老年养生的第一要诀。

药不当病,服之每未见害,所以言医易,而医者日益多。殊不知既不当病,便隐然受其累。病家不觉,医者亦不自省。愚谓微疾自可勿药有喜,重病则寒凉攻补,又不敢轻试。谚云:"不服药为中医①。"于老年尤当。

【注释】

①中医:中等水平的医生。

【译文】

药不对症,服了也常常看不出什么危害,所以谈论医道容易,因而做医生的人就越来越多了。却不知道既然药物不能治疗疾病,就会在不知不觉中被药物危害。病人不能察觉,当医生的也不自我反省。我认为轻微的疾病自然可以不用药就能好,严重的疾病用药去寒凉攻补,又不可轻易尝试。谚语说:"病人不服药,相当于中等水平的医生。"对于老年人来说特别恰当。

病有必欲服药者,和平之品甚多,尽可施治。俗见以为气血衰弱,攻与补皆必用人参。愚谓人参不过药中一味耳,非得之则生,弗得则死者,且未必全利而无害,故可已即已。苟审病确切,必不可已,宁谓人参必戒用哉!

【译文】

病了必须要服用药物的,性味平和的药很多,都可以运用于治疗。一般人以为气血虚弱,攻伐和补益都必须用人参。我认为人参只不过是药的一种,并不是吃了就能生还、不吃就死亡的药,而且未必只有益处而没有害处,所以能不用就尽量别用。如果审查病机正确,必须要用人参的话,就一定不能少,哪里是说人参必须戒用呢!

凡病必先自己体察,因其所现之证,原其致病之由。自顶至踵,寒热痛痒何如?自朝至暮,起居食息何如?则病情已得,施治亦易。至切脉,又后一层事。所以医者在乎问之详,更在病者告之周也。

【译文】

无论得了什么病,必须自己先体察清楚,根据病所出现的症状,推求导致疾病的原因。从头到脚,寒热痛痒各是什么情况? 从早到晚,饮食起居怎么样? 疾病的情况搞清楚了,施行治疗也就容易多了。至于诊脉,则是最后该做的事情。所以当医生的,在于询问病情要详细,更在于病人告诉医生要详细周到。

方药之书,多可充栋①,大抵各有所偏,无不自以为是。窃考方书最者,莫如《内经》,其中所载方药,本属无多,如不寐用半夏秫米汤②,鼓胀用鸡矢醴③,试之竟无效,他书可知。总之,同一药,而地之所产各殊;同一病,而人之禀气又异;更有同一人,同一病,同一药,而前后施治,有效有不效。乃欲于揣摹仿佛中求其必当,良非易事,方药之所以难于轻信也。

【注释】

①充栋:形容藏书之富,可以堆满屋子。

②半夏秫(shú)米汤:由半夏、秫米二药组成,记载于《黄帝内经·灵枢·邪客》,为《黄帝内经》中仅有的十方之一,治疗不寐。

③鸡矢醴:鸡矢八合,炒香,加入无灰好酒三碗,共煎。记载于《黄帝内经·素问·腹中论》,治疗鼓胀、心腹满、旦食而不能暮食。矢,通"屎"。

【译文】

记载方剂药物的书籍,多得可以堆满屋子,大都有其片面的地方,没有不自以为是的。我考察最古老的方书,没有比得上《黄帝内经》的,里面记载的方药,本来就没有多少,比如不寐证用半夏秫米汤,鼓胀用鸡矢醴,我试用过这些药方竟然没有效果,其他方书可想而知。总之,即使同一味中药,而产地不一样,疗效也就不一样;同一种病,而人的禀赋又不一样；更有同一个人，得了同一种病，用同一中药，而前后治疗，有的有效，有的无效。竟然想要从模糊揣测之中推求一定正确的治法，确实不是容易的事，这是方药之书所以难以轻信的原因。

《本草》所载药品，每日服之延年，服之长生，不过极言其效而已，以身一试可乎？虽扶衰补弱，固药之能事，故有谓治已病，不若治未病。愚谓：以方药治未病，不若以起居饮食调摄于未病。

【译文】

《本草》所记载的药品，常常说吃了之后延年益寿，长生不老，这些不过是极大地夸张它的疗效而已，用自己的身体尝试这些药，长生不老可以做到吗？虽然辅助衰弱、补益虚损，本来就是药物擅长的，所以有人说治疗已经得了的病，不如没病的时候服药预防。而我认为：用方药来预防疾病，不如从饮食起居入手，在没有生病的时候保养。

凡感风感寒暑，当时非必遽病。《内经》所谓邪之中人也，不知于其身，然身之受风受寒暑，未有不自知。病虽未现，即衣暖饮热，令有微汗，邪亦可从汗解。《道德经》曰："夫惟病病，是以不病①。"

【注释】

①夫惟病病，是以不病：出自《老子·七十一章》："夫惟病病，是以不病。圣人不病，以其病病，是以不病。"

【译文】

凡是感染了风、寒、暑邪，当时不一定马上就发病。《黄帝内经》所谓外邪侵袭人体,常在不知不觉中,然而身体感受风、寒、暑邪,没有自己感觉不到的。病的症状虽然没有出现,就马上增加衣服使身体温暖,饮用热汤使身体微微汗出,外邪也可以从汗出而解。《道德经》说:"只有担心疾病出现,所以才不患病。"

病中食粥,宜淡食,清火利水,能使五藏安和,确有明验,患泄泻者尤验。《内经》曰:"胃阳弱而百病生,脾阴足而万邪息。"脾胃乃后天之本,老年更以调脾胃为切要。

【译文】

得病之后喝粥,应该淡食,可以清火利水,能使五脏安和,我经过试验,确实有明显效果,患泄泻的病尤其应验。《黄帝内经》说:"胃阳衰弱就会发生各种疾病,脾阴充足所有邪气都会停息。"脾胃是人体后天的根本,老年人更应该把调养脾胃作为首备。

人乳汁,方家谓之为白朱砂①,又曰仙人酒。服食法:以瓷碗浸滚水内,候热,挤乳入碗,一吸尽之,勿少冷。又法:以银锅入乳,烘干成粉,和以人参末,丸如枣核大,腹空时噙化两三丸②。老人调养之品,无以过此。此则全利而无害,然非大有力者不能办。

【注释】

① 方家:医生。

② 噙(qín):此指含在嘴里。

【译文】

人的乳汁,医家叫白朱砂,又叫仙人酒。服食的方法:把瓷碗浸在滚水里，等碗热了，把乳汁挤到碗中，一口气喝完，不要让它有一点冷却。另一种方法：把乳汁挤到银锅里，烘干成奶粉，加入人参粉末调和好，制成枣核大的丸状，空腹时含化两三丸。老年人调养身体的食品，没有比这更好的了。这种补品完全有益而无害，然而不是很有经济实力的人很难办到。

　　程子曰[1]："我尝夏葛而冬裘，饥食而渴饮，节嗜欲、定心气，如斯而已矣。"盖谓养生却病，不待他求。然定心气，实是最难事，亦是至要事。东坡诗云："安心是药更无方[2]。"

【注释】

①程子：指程颢（1032—1085）、程颐（1033—1107），北宋思想家。二人为亲兄弟，洛阳（今属河南）人。程颢，字伯淳，世称明道先生。程颐，字正叔，世称伊川先生。二人同为宋明理学的奠基者，世称二程。书中程子语，据本书《引用书目》，见于《程子外书》，但非引用原文，而是以己意概括而言。

②安心是药更无方：出自苏轼《病中游祖塔院》："紫李黄瓜村路香，乌纱白葛道衣凉。闭门野寺松阴转，欹枕风轩客梦长。因病得闲殊不恶，安心是药更无方。道人不惜阶前水，借与匏樽自在尝。"

【译文】

　　程子说："我曾经夏天穿葛布衣，冬天穿裘皮大衣，饥饿了吃东西，口渴了喝水，节制欲望，安定心气，如此而已。"这大概是说养生防病，不需要求取别的奇方异法。然而安定心气，其实是最难做到的事情，也是最重要的事。苏东坡的诗说："安心是药更无方。"

　　术家有延年丹药之方，最易惑人。服之不但无验，必得暴疾。其药大抵锻炼金石，故峻厉弥甚。《列子》曰："禀生受形，既有制之者矣，药石其如汝乎①？"或有以长生之说问程子，程子曰："譬如一炉火，置之风中则易过，置之密室则难过。故知人但可以久生，而不能长生。"老年人惟当谨守烬余，勿置之风中可耳。

【注释】

①"禀生受形"几句：出自《列子·力命》："汝疾不由天，亦不由人，亦不由鬼。禀生受形，既有制之者矣，亦有知之者矣。药石其如汝何？"

【译文】

方术家有延年益寿的丹药处方，最容易迷惑人。吃了不但没有什么效验，而且必定会得严重的急性病。这些药大都是金石烧制而成，所以药力非常峻猛。《列子》说："人在形成生命形体的时候，已经就有定数了，药石怎么可以治疗你的疾病呢？"有人向程子请教长生的道理，程子说："人体就像一炉火，把它放在风中就容易燃烧完，把它放在密闭的房间里就燃烧得慢。所以可知，人只可以活得长寿些，不可能永远不死。"老年人只应当谨慎地守住自己剩余的生命之火，不要放在风中快速地燃烧完就可以了。

消遣

【题解】

本篇介绍老年人平时消遣的一些娱乐活动：赋小诗，写草书，画兰竹，观人对弈或弹琴，赏析法书名画，庭院种植花木，养鹤陶冶性情，养鱼乐鱼之乐。总之要使身体动静结合，起居有常，不妄作劳，自然心气可定，颐养天年。消遣作为养生的重要内容，无论哪一种方式，都是在帮助老人养心，使老年人有事可做，无暇顾虑烦恼的事情，使心神能够安宁。

笔墨挥洒，最是乐事。素善书画者，兴到时，不妨偶一为之。书必草书，画必兰竹，乃能纵横任意，发抒性灵，而无拘束之嫌。饱食后不可捉笔，俯首倚案，有碍胃气。若因应酬促逼，转成魔障①。

【注释】

①魔障：障碍。

【译文】

写字作画，是最快乐的事。平时就善于写书法绘画的，有兴致的时候，不妨偶尔提笔创作。书法一定要写草书，绘画一定要画兰花、竹子，才能纵横挥洒，率性随意，抒发自己的性情灵感，而没有拘束的弊端。刚刚吃饱不可以提笔，因为低着头靠在桌案上，会阻碍胃气的运行。如果因为应酬不得已饭后提笔，反而会影响健康。

棋可遣闲，易动心火；琴能养性，嫌磨指甲。素即擅长，不必自为之。幽窗邃室，观弈听琴，亦足以消永昼。

【译文】

下棋可以消遣休闲，但容易扰动心火；弹琴能修养性情，但容易磨损指甲。如果平时就擅长，就不必亲自去做。在幽静而深邃的房间里，看别人下棋，听别人弹琴，也足以打发漫长的白天。

能诗者偶尔得句，伸纸而书，与一二老友共赏之，不计工拙，自适其兴可也。若拈题或和韵①，未免一番着意。至于题照②，及寿言挽章，概难徇情③。

【注释】

①拈题：旧时文人集会作诗的一种方式，各人自认或拈阄定题目。

　和韵：指依照别人诗作的原韵作诗。

②题照：在画像上题诗。

③徇情：无原则地曲从私情。

【译文】

　　会写诗的老年人偶尔想到了好的诗句，展开纸来书写，和一两位老朋友共同欣赏，不计较好坏，自得其乐就行。如果拈阄定题作诗，或按别人诗作的原韵作诗，未免还得动一番脑筋。至于在画像上题诗，或撰写祝寿语或挽联，一概都不能曲从私情。

　　法书名画①，古人手迹所存，即古人精神所寄。窗明几净，展玩一过，不啻晤对古人②。谛审其佳妙，到心领神会处，尽有默然自得之趣味在。

【注释】

①法书：名家的书法范本。

②不啻（chì）：如同。晤：面对面。

【译文】

　　至于字帖、名画，是古人手迹的遗存，也是古人精神的寄寓。房间明亮，桌案洁净，展开书画欣赏一遍，就如同跟古人面对面交流。仔细观察书画中的奥妙，到心领神会的地方，自然有一番默默自得的趣味在里面。

　　院中植花木数十本，不求名种异卉，四时不绝便佳。呼童灌溉，可为日课。玩其生意，伺其开落①，悦目赏心，无过于是。

【注释】

①伺：观察。

【译文】

在院子里种植几十株花草树木，不要求名花异草，一年四季都有最好。叫童仆浇灌，可以作为每天必做的功课。观赏其欣欣向荣的生意，欣赏其花开花落的风景，令人赏心悦目，没有能超过这种乐趣的。

鹤，野鸟也，性却闲静，园圃宽阔之所即可畜。去来饮啄，任其自如，对之可使躁气顿蠲①。若笼画眉，架鹦鹉，不特近俗，并烦调护，岂非转多一累？

【注释】

①蠲（juān）：消除。

【译文】

鹤，是一种野鸟，性情却闲散安静，园地里宽阔的地方就可以畜养。来去饮水啄食，让它自由自在，面对它们可以让烦躁的情绪顿时消除。如果用笼子关住画眉鸟，把鹦鹉拴在架子上，不仅特别庸俗，而且调护起来麻烦，岂不是反而又多了一个负担？

阶前大缸贮水，养金鱼数尾，浮沉旋绕于中，非必池沼，然后可观。闲仁时观鱼之乐，即乐鱼之乐。既足怡情，兼堪清目。

【译文】

台阶前放一口大缸，贮满水，养几条金鱼，让金鱼在水缸里自由自在地沉浮环游，不一定要很大的池塘，然后才可以观赏。闲暇的时候仁立在水缸旁边,观看鱼儿自由、快乐地游动,自己也会感受到鱼儿的快乐。既能够陶冶性情,也能够清静眼目。

拂尘涤砚,焚香烹茶,插瓶花,上帘钩,事事不妨身亲之,使时有小劳,筋骸血脉,乃不凝滞。所谓流水不腐,户枢不蠹也①。

【注释】

①流水不腐,户枢不蠹(dù):比喻经常运动,才有旺盛的活力。蠹,蛀蚀。

【译文】

掸去灰尘,洗涤砚台,焚香烹茶,插瓶花,挂帘钩,这些小事不妨亲自去做,使身体时常有小的劳动,筋骨血脉,才不会凝滞。正所谓流动的水不会腐朽,门户的枢纽时常转动就不会有虫蛀。

导引

【题解】

导引,即导气引体,古医家、道家的养生术,实为呼吸和躯体运动相结合的体育疗法。本篇作者主要介绍了卧功、立功、坐功三种功法,这些功法动作简单,易于掌握。老年人不妨学习一两个动作,闲暇坐、卧、立时都可以随时练习,长久坚持必定有所获益。如果有多余精力,可以学习一些传统养生功法,如八段锦、易筋经、五禽戏、太极拳、养生桩等。其目的均在于宣畅气血,舒展筋骨,对老年人养生长寿不无裨益。

导引之法甚多,如八段锦、华佗五禽戏、婆罗门十二法、天竺按摩诀之类①，不过宣畅气血，展舒筋骸，有益无损。兹择老年易行者附于下，分卧功、立功、坐功三项。至于叩齿咽津，任意为之可也。修炼家有纳气通三关、结胎成丹之说②，乃属左道，毋惑。

【注释】

①八段锦：中国古代流传下来的一种气功动功功法。八段锦由八节组成，体势动作古朴高雅，故名。八段锦形成于十二世纪，后在历代流传中形成许多练法和风格各具特色的流派。八段锦的体势有坐势和站势两种。坐势练法恬静，运动量小，适于起床前或睡觉前锻炼。站势运动量大，适于各种年龄、各种身体状况的人锻炼。华佗五禽戏：相传为汉末名医华佗首创的一种健身术，是模仿虎、鹿、熊、猿、鸟五种禽兽的动作和姿态，以保健强身的导引方法。五禽戏又称"五禽操""五禽气功""百步汗戏"等。禽戏是中国民间流传时间最长的健身方法之一，其健身效果被历代养生家称赞，据传华佗的徒弟吴普因常年习练此法而达到百岁高龄。婆罗门十二法：即婆罗门导引十二法，是收录在明代《遵生八笺》中的一套导引术，据说是在宋代从印度传到中国来的。本导引术虽冠以印度古代的僧侣贵族婆罗门之名，但从十二套动作和用龙、凤、麟等命名来看，很有可能是我国古人自己创编的。天竺按摩诀：一套由十八节动功组成的保健功法。主要通过一系列导引动作，达到理气活血、疏通经络、祛病强身之效。本功法较早见于唐代孙思邈的《备急千金要方》，名为"天竺国按摩"。以后宋代《云笈七签》《圣济总录》和明代《遵生八笺》等均收录本法，但名称与基本内容略有出入。其各节操练动作与中国古代导引法似同出一源，并无明显异国色彩，冠以"天竺"，恐系托名。

②三关：特指下丹田。一般认为脐下三寸为关元，亦称三关。

【译文】

导引的方法很多,比如八段锦、华佗五禽戏、婆罗门十二法、天竺按摩诀之类,不过都是用来宣畅气血、舒展筋骨的,有好处,没坏处。这里选择老年人容易实行的导引方法附录于下,分卧功、立功、坐功三项。至于叩齿咽津,任意去做就行。修炼家有纳气通三关、结胎成丹的说法,都属于旁门左道,不要被它们迷惑。

仰卧,伸两足,竖足趾,伸两臂,伸十指,俱着力向下,左右连身牵动数遍。

【译文】

仰卧,伸开两脚,竖起足趾,伸开两臂,伸开十指,都向下用力,左右连带身体牵动数遍。

仰卧,伸左足,以右足屈向前,两手用力攀至左,及胁。攀左足同。轮流行。

【译文】

仰卧,伸开左脚,右脚屈向前方,两手用力将右脚攀拉到左边,到胁部。牵引左脚的动作和右脚相同。轮流进行。

仰卧,竖两膝,膝头相并,两足向外,以左右手各攀左右足,着力向外数遍。

【译文】

仰卧,竖起两个膝盖,膝盖并列,两脚向外张开,用左右手各攀拉左右脚,用力向外数遍。

仰卧，伸左足，竖右膝，两手兜住右足底，用力向上，膝头至胸。兜左足同。轮流行。

【译文】

仰卧，伸开左脚，竖起右膝，用两手兜住右脚底，用力向上牵引，膝盖碰到胸。兜住左脚底向上牵引的动作和上面相同。轮流进行。

仰卧，伸两足，两手握大拇指，首着枕，两肘着席，微举腰摇动数遍。

【译文】

仰卧，伸开两脚，两手握大拇指，头枕在枕头上，两肘支立在席子上，把腰微微举起，摇动数遍。

正立，两手叉向后，举左足空掉数遍。掉右足同。轮流行。

【译文】

正立，两手交叉向后，抬起左脚蹈空数遍。抬起右脚动作一样。轮流进行。

正立，仰面昂胸，伸直两臂，向前，开掌相并，抬起，如抬重物，高及首。数遍。

【译文】

正立，仰面昂胸，伸直两臂，向前，手掌打开，手指相互并拢，抬起，如抬重物，高举到头顶。做数遍。

正立，横伸两臂，左右托开，手握大拇指，宛转顺逆摇动。不计遍。

【译文】

正立，横伸两臂，左右伸展开，手握大拇指，顺时针逆时针旋转运动。不计遍数。

正立，两臂垂向前，近腹，手握大拇指，如提百钧重物，左右肩俱耸动。数遍。

【译文】

正立，两臂垂向前，接近腹部，手握大拇指，好像提起百钧重物，左右肩都耸动。做数遍。

正立，开掌，一臂挺直向上，如托重物，一臂挺直向下，如压重物。左右手轮流行。

【译文】

正立，伸开手掌，一只手臂挺直向上，好像托起重物，一只手臂笔直向下，好像压着重物。左右手轮流做。

趺坐①，擦热两掌，作洗面状，眼眶、鼻梁、耳根，各处周到，面觉微热为度。

【注释】

①趺坐：全称结跏趺坐，佛教徒盘腿端坐入定的姿势。将右脚盘放

于左腿上,左脚盘放于右腿上。

【译文】

跌坐,擦热两掌,就像洗脸一样抚摸眼眶、鼻梁、耳根各处,以面部觉得微热为限度。

跌坐,伸腰,两手置膝,以目随头左右瞻顾,如摇头状。数十遍。

【译文】

跌坐,伸展腰部,两手放在膝盖上,使眼睛随头左右转动瞻视,好像摇头一样。做数十遍。

跌坐,伸腰,两臂用力,作挽硬弓势。左右臂轮流互行之。

【译文】

跌坐,伸展腰部,两臂用力,作拉开硬弓的姿势。左右臂轮流交换做。

跌坐,伸腰,两手仰掌,挺肘用力齐向上,如托百钧重物。数遍。

【译文】

跌坐,伸腰,两手掌掌心向上,挺起肘部用力一起向上,好像托百钧重物。做数遍。

跌坐,伸腰,两手握大拇指作拳,向前用力,作捶物状。数遍。

【译文】

跌坐，伸腰，两手握大拇指作拳，向前用力，作捶打物体的姿势。做数遍。

跌坐，两手握大拇指，向后托实坐处，微举臀，以腰摆摇数遍。

【译文】

跌坐，两手握大拇指，向后依托实在的地方，微微地抬起臀部，腰部摆摇数遍。

跌坐，伸腰，两手置膝，以腰前扭后扭，复左侧右侧，全身着力，互行之。不计遍。

【译文】

跌坐，伸腰，两手放在膝盖上，腰部前后扭动，又左右扭动，全身用力，轮流进行。不计遍数。

跌坐，伸腰，两手开掌，十指相叉，两肘拱起，掌按胸前，反掌推出，正掌挽来。数遍。

【译文】

跌坐，伸腰，伸开手掌，十指相互交叉，两肘耸起，掌按胸前，反掌推出，正掌拉回来。数遍。

跌坐，两手握大拇指作拳，反后捶背及腰，又向前左右交捶臂及腿,取快而止。

【译文】

　　趺坐,两手握大拇指作拳,反到背后捶背部和腰部,又向前左右交叉捶手臂和大腿,直到捶得舒适为止。

　　　趺坐,两手按膝,左右肩前后交扭,如转辘轳^①,令骨节俱响,背觉微热为度。

【注释】

　　①辘轳(lù lu):利用轮轴原理制成在井上汲水的起重装置。

【译文】

　　趺坐,两手按膝,左右肩前后交替扭动,好像转动辘轳,使骨节都能听到响声,以背部觉得微微发热为限度。

卷三

书室

【题解】

本篇介绍书室的布置。

书室是看书学习的地方，取向以乘阳向南、光线充足为宜；窗门须垂挂幕布或帘子，以挡风遮阳；南北设窗，北向常关，上下两扇，时时预防风邪；若室内潮湿可以铺板或毡以吸收湿气；每天清晨要打开窗门，打扫一遍，以流通空气；庭院要开阔，东西墙可略低，树荫疏布，明暗适宜；长夏可住高楼之下阴凉之处，但切勿居住于卑湿之地。全篇宗旨在于处书室之中，内使心情舒畅、无拘无束，外以预防风寒暑湿之邪。

现代人的书室布置已与古人有很大差别，从现代养生科学来看，作者的观点也有其科学性，无论是书房还是卧室，如果杂乱无章，往往会让人心情烦闷，而且飘浮在空气中的灰尘也容易引起呼吸系统疾病。所以现代人书室的设计须整洁自然，使静坐观书之时不觉压抑，并能自得其乐，兼以预防风寒暑湿等外邪。

学不因老而废。流览书册，正可借以遣闲，则终日盘桓[①]，不离书室。室取向南，乘阳也。《洞灵经》曰："太明伤魂，太暗伤魄。"愚按：魂为阳气之英也，魄为阴体之精也。所谓伤者，即目光可验。如太明就暗，则目转昏，伤其阳也；太暗就明，则目转眯，伤其阴也。又《吕氏春秋》曰②："室大多阴，多阴则痿。"痿者，喻言肢体懈弛、心神涣散之意。

【注释】

①盘桓：徘徊，逗留。

②《吕氏春秋》：又称《吕览》，吕不韦及其门人集体编纂而成。包含八览、六论、十二纪。其内容涉及甚广，以儒家思想为主，兼收名、法、墨、农和阴阳各派言论，是杂家的代表作。吕不韦，卫国濮阳（今河南滑县）人。战国末年商人、政治家、思想家，秦国丞相。

【译文】

不能因为年老而放弃学习。浏览书籍，正是可以借以打发闲暇的方法，那么就可以整天在书室逗留不离开。书室取向南的方位，可以充分利用阳光。《洞灵经》说："光线太亮了伤魂，太暗了伤魄。"我认为：魂是阳气的精华，魄是阴体的真精。这里所说的"伤"，目光就可以验证。比如从特别明亮的地方到黑暗的地方，眼睛就变得昏花，这就是伤害了阳；从特别阴暗的地方到明亮的地方，眼睛就会眯起来，这就是伤害了阴。又《吕氏春秋》说："房间大，阴就多，阴多就会得痿证。"痿，说的是肢体懈惰松弛、心神涣散的意思。

室中当户，秋冬垂幕，春夏垂帘，总为障风而设。晴暖时，仍可钩帘卷幕，以挹阳光①。《内经》曰："风者，百病之始也②。"又曰："古人避风，如辟矢石焉③。"其危词相儆如此④，当随时随地，留意避之。

【注释】

①挹（yì）：舀取。此指迎接。

②风者，百病之始也：出自《黄帝内经·素问·生气通天论》。

③古人避风，如辟矢石焉：出自《黄帝内经·灵枢·九宫八风》：
　　"谨候虚风而避之，故圣人曰：避虚邪之道，如避矢石然。"辟，同
　　"避"。避开。

④儆（jǐng）：警告。

【译文】

　　室对门户，秋冬垂下幕布，春夏垂下帘子，都是为了挡风而设置。天
气晴朗温暖的时候，依然可以勾起帘子，卷起幕布，以迎阳光。《黄帝内
经》说："风邪是百病的起源。"又说："古代人避风，好像避开箭石一样。"
这些骇人之言如此警告人们，应该随时随地留意躲避风邪。

　　三秋凉气尚微，垂幕或嫌其密，酌疏密之中，以帘作里，
蓝色轻纱作面，夹层制之。日光掩映，葱翠照入几榻间，许
丁卯诗所谓"翠帘凝晚香"也①。可以养天和，可以清心目。

【注释】

①许丁卯：指唐代诗人许浑，字用晦，唐文宗太和六年（832）进士，
　　原居丹阳，后在镇江丁卯桥住下来，人称"许丁卯"。其诗集名
　　《丁卯集》。翠帘凝晚香：许浑诗《雪上》作"翠帘凝晓香"。原诗
　　为："山断水茫茫，洛人西路长。笙歌留远棹，风雨寄华堂。红壁
　　耿耿烛，翠帘凝晓香。谁堪从此去，云树满陵阳。"

【译文】

　　秋天凉气还很微弱，垂下幕布似乎有点儿过于严密，可以考虑在疏
密之间，用帘作里层，蓝色轻纱作面，制成两层。日光从帘中射入，时隐
时现，窗外草木青翠茂盛，映照在床榻几案上，正如许丁卯的诗说"翠帘

凝晚香"。可以培养人体的元气，也可以消除心中的尘俗气。

　　每日清晨，室中洞开窗户，扫除一遍。虽室本洁净，勿暂辍，否则渐生故气，故气即同郁蒸之气，入于口鼻，有损脾肺。脾开窍于口，肺开窍于鼻也。古人扫必先洒水，湿日积，似亦非宜。严冬取干雪洒地而扫，至佳。常时用木屑微润以水，亦能粘拌尘灰，不使飞扬，则倍加洁净。

【译文】

　　每天早上，把屋里的窗门敞开，打扫一遍屋子。即使屋里本来就很整洁干净，不要停止这项工作，否则房间里就会渐渐地积生陈旧的空气，陈旧的空气和郁蒸的湿气一样，从口鼻进入，损伤脾肺。因为脾开窍于口，肺开窍于鼻。古人打扫屋子一定要先洒水，但洒水产生的湿气会日积月累，似乎也不妥当。寒冷的冬天可以取干雪洒在地上再扫地，这样效果非常好。平时也可以用水微微湿润过的木屑撒在地上，也能吸附住地上的灰尘，不使灰尘在空中飞扬，就特别干净了。

　　卑湿之地不可居。《内经》曰："地之湿气，感则害皮肉筋脉①。"砖铺年久，即有湿气上侵，必易新砖。铺以板，则湿气较微，板上亦可铺毡②，不但举步和软，兼且毡能收湿。《春秋左氏传》：晋平公疾，秦伯使医和视之，有"雨淫腹疾"之语③，谓雨湿之气，感而为泄泻。故梅雨时④，尤宜远湿。

【注释】

　　①地之湿气，感则害皮肉筋脉：出自《黄帝内经·素问·阴阳应象大论》。

②毡：毛毡。

③"晋平公疾"几句：典出《春秋左传·昭公元年》。

④梅雨：指长江中下游地区，每年六月中旬至七月上旬之间持续阴
　雨天的自然气候。由于发生的时间正是梅子成熟的时候，故称
　"梅雨"，也被称为"梅雨季节"。

【译文】

低洼潮湿的地方不可以居住。《黄帝内经》说："地上的湿气，感受了
就会损伤皮肉筋脉。"铺地的砖时间久了，就会有湿气上侵，一定要换新
的砖。铺上木板，湿气就会减轻一些，板上还可以铺上毡子，不但行走柔
软，而且毡子还能吸收湿气。《春秋左氏传》里记载，晋平公患病，秦伯派
医和给他看病，有"雨淫腹疾"之类的话，说的是下雨时潮湿的空气，感
受后会造成泄泻。所以梅雨季节，特别应该远离湿气。

南北皆宜设窗。北则虽设常关，盛暑偶开，通气而已。
渊明常言，五六月中，北窗下卧，遇凉风暂至，自谓是羲皇上
人①。此特其文辞佳耳，果如此，入秋未有不病者，毋为古人
所愚。

【注释】

①"渊明常言"几句：陶渊明《与子俨等疏》："五六月中，北窗下卧，
　遇凉风暂至，自谓是羲皇上人。"常，通"尝"。曾经。羲皇，指伏
　羲氏。古人想象上古时代的人民都恬静闲适，所以隐士自称羲皇
　上人。

【译文】

房间的南北方向都应该设置窗户。北向的窗户虽然设置，但应常年
关闭，只是大热天的时候偶尔打开，为了流通空气而已。陶渊明曾说，五

六月中,躺在北向的窗户下,碰到凉风偶尔吹进窗户,感觉如羲皇上人一般闲适。这只是他的文辞优美而已,如果真的这样,进入秋天后没有不生病的,不要被古人所蒙蔽。

　　窗作左右开阖者,槛必低^①,低则受风多。宜上下两扇,俗谓之和合窗。晴明时挂起上扇,仍有下扇作障,虽坐窗下,风不得侵。窗须棂疏则明^②,糊必以纸则密。

【注释】

①槛(jiàn):栏杆。

②棂(líng):旧式房屋的窗格。

【译文】

　　窗户做成左右开关的,窗槛一定会低,低了受风就多。应该做成上下两扇,世俗称作和合窗。天气晴朗时挂起上扇,仍然有下扇作为屏障,即使坐在窗下,风也不能侵入。窗户的窗格要稀疏一些才会明亮,用纸把窗户糊上才严密。

　　三冬日行南陆^①,光入窗牖,最为可爱。如院中东西墙峻,日已出而窗未明,日方斜而窗顿暗。惟两旁空阔,则红日满窗,可以永昼。予尝作《园居》诗,有“好是东西墙放短,白驹挽得驻疏棂”之句^②。

【注释】

①南陆:南方。

②白驹:比喻流逝的时间。语出《庄子·知北游》:“人生天地之间,若白驹之过隙,忽然而已。”

【译文】

　　冬天太阳的轨道偏向南面，阳光照入窗户，最为可爱。如果庭院里东西方向的墙过高，太阳已经出来了而窗户还没有明亮，太阳刚刚西斜而窗户顿时就变暗了。只有窗户两旁空阔，太阳就会长时间照到窗户，可以使白天变长。我曾经写《园居》诗，有"好是东西墙放短，白驹挽得驻疏棂"的诗句。

　　室前庭院宽大，则举目开朗，怀抱亦畅。更须树阴疏布，明暗适宜。如太逼窒，阳光少而阴气多，易滋湿蒸入室之弊。北向院小，湿蒸弥甚，坐榻勿近之。

【译文】

　　房前的庭院宽大，眼界就会开阔，心胸也会舒畅。还要使庭院里树荫稀疏分布，明暗适宜。如果庭院过于窄小，阳光少而阴气多，容易有滋生湿气蒸腾入室的弊端。北向的院子小，湿气蒸腾更加严重，坐榻不要靠近北院。

　　长夏院中，阳光照灼，蓝色布为幄以障之，妥矣。微嫌光犹瞿目①，不若荻帘漏影②，兼得通风。或剪松枝带叶作棚，时觉香自风来，更妙。如以席篷遮蔽，非不幽邃，然久居于中，偶见日色，反易受暑。

【注释】

①瞿（jù）目：刺眼。瞿，惊视。
②荻（dí）：草本植物，生在水边，叶子长形，似芦苇，茎可以编席箔。

【译文】

　　长夏的时候，庭院中阳光照射灼热，用蓝色布做成帐幕，用来遮挡阳光，这样就妥当了。如果有点嫌光线刺眼，不如用荻草做窗帘，阳光微微透入，而且还能通风。或者剪一些带叶的松枝做棚子，时常会觉得香味从风中飘来，更是妙不可言。如果用席篷遮蔽，并不是说这样不幽深阴凉，但是长时间住在里面，偶尔见到阳光，反而容易中暑。

　　高楼下，日不上逼；其西偏者①，日过午即影移向东。三伏时可以暂迁书室于此，兼令檐下垂帘，院中障日，南窗向明而时启，北牖虽设而常关，起居其中，尽堪销夏。

【注释】

①西偏：房屋西侧。

【译文】

　　住高楼下，没有太阳逼迫照晒的感觉；房屋西侧，过了中午，太阳的影子即向东移动。三伏天的时候，可以暂时把书室迁到这里，同时可以在屋檐下垂下帘子，院子里有遮蔽阳光的树木，向南的窗户向着阳光而时常开启，向北的窗户虽然设置，但经常关闭，在这里起居，完全能够安然度过炎热的夏天。

书几

【题解】

　　本篇介绍书几的制作和使用。

　　书几材料以香楠木最佳，冬天可铺毛毡，使着手柔和不冷；几面可用大理石、肇庆石，坚洁光润，用玻璃则下可以锡作池，养金鱼及荇藻于其中，静对忘暑；书几长宽任意，备两三个抽屉，杂放各种文具，也可以制作多陈盘；书几要向着明亮的地方摆放，桌下可置矮脚凳，按摩涌泉。

本篇从细节入手,无一不是作者日常生活的缩影,现代书几的设置可以根据个人的喜好,借鉴一二。

几^①,犹案也、桌也^②,其式非一。书几乃陈书册、设笔砚,终日坐对之,长广任意。而适于用者,必具抽替二三^③,以便杂置文房之物。抽替不可深,深不过二寸许,太深未免占下地位,坐必碍膝。或左右作抽替而空其坐处,则深浅俱可。

【注释】

①几:小或矮的桌子。

②案:长形的桌子。

③抽替:即抽屉。

【译文】

几,与案、桌差不多,样式有种种样样。书几是用作陈设书册、摆设笔砚的,整天对着它坐,长度和宽度任凭己意。而要适合使用,一定要有两三个抽屉,以便放置一些文具。抽屉不能过深,深度不过两寸左右,太深了未免占去下面的空间,坐的时候一定会妨碍到膝盖。也可以在左右两边做抽屉而空开坐的位置,那么抽屉深浅就都可以了。

檀木瘿木^①,作几极佳,但质坚不能收湿,梅雨时往往蒸若汗出,惟香楠无此弊。或以漆微揩之,其弊仍不免矣。有黑漆退光者^②,杜少陵诗所谓"拂拭乌皮几"是也^③,口鼻呼吸,几面即浮水气,着手有迹,粘纸污书,不堪书几之用。

【注释】

①瘿木:指楠树树根。可制器具。

②退光：即退光漆。一种生漆，初漆时光泽较暗，后逐渐发亮，故名。

③拂拭乌皮几：出自杜甫《阻雨不得归瀼西甘林》："三伏适已过，骄阳化为霖。欲归瀼西宅，阻此江浦深。坏舟百板坼，峻岸复万寻。篙工初一弃，恐泥劳寸心。伫立东城隅，怅望高飞禽。草堂乱悬圃，不隔昆仑岑。昏浑衣裳外，旷绝同层阴。园甘长成时，三寸如黄金。诸侯旧上计，厥贡倾千林。邦人不足重，所迫豪吏侵。客居暂封殖，日夜偶瑶琴。虚徐五株态，侧塞烦胸襟。安得辍两足，杖藜出岖嵌。条流数翠实，偃息归碧浔。拂拭乌皮几，喜闻樵牧音。令儿快搔背，脱我头上簪。"

【译文】

檀木、楠树根用来做书几极好，但是质地坚硬不能吸收湿气，到了梅雨季节，往往湿气蒸发，好像出汗一样，只有香楠木没有这个弊端。有人给书几微微涂上一层漆，但是它的弊端仍然存在。有黑色退光漆书几，就是杜甫诗所谓"拂拭乌皮几"的乌皮几，口鼻呼吸时，书几上就浮散着水气，手接触后留下痕迹，湿气既粘纸又污染书籍，所以它不适合用来制作书几。

几上文具罗列，另以盘陈之，俗称多陈盘。或即于几边上作矮栏，勿雕饰，高不过寸，前与两旁，三面相同，其两旁栏少短，仅及几之半，则手无障碍。以此杂陈文具，得有遮拦，较胜于盘。

【译文】

书几上陈列文具，要另外用盘子陈放，俗称多陈盘。或者在书几边上做矮栏，不要雕饰，高不过一寸，书几的前面与两旁，三面高度都一样，但两旁的栏稍微短一点，仅做到书几宽度的一半那么长，那么手就没有了妨碍。用这个办法杂放文具，能有个遮拦，比多陈盘好。

大理石、肇庆石①，坚洁光润，俱可作几面，暑月宜之。又有以洋玻璃作几面，檀木镶其边，锡作方池承其下，养金鱼及荇藻于其中②，静对可以忘暑。

【注释】

①肇庆：今广东肇庆。

②荇（xìng）藻：多年生草本植物，叶子略呈圆形，浮在水面，根生在水底，花黄色，蒴果椭圆形。根茎可吃，全草可供药用或作饲料或作肥料。

【译文】

大理石、肇庆石，坚固干净而且光滑，都可以用来制作书几的桌面，暑月最适宜使用。又有用西洋玻璃作为书几面的，檀木镶边，再用锡做个方池放在玻璃书几的下面，养一些金鱼和荇藻在里面，静观金鱼可以忘记暑天的炎热。

冬月以毡铺几，非必增暖，但使着手不冷，即觉和柔适意。苏子由诗①："细毡净几读文史②。"《汉旧仪志》云③："冬月加绨锦于几④，谓之绨几。"则铺毡便可谓之毡几。夏月铺以竹席，《书·顾命》曰⑤："敷重笋席⑥。"注："竹席也。"古设以坐，今铺于几，取其凉滑。缘以边，边下垂檐数寸，乃不移动，亦可为几饰。

【注释】

①苏子由：即苏辙（1039—1112），字子由，一字同叔，晚号颍滨遗老，宋孝宗时追谥"文定"。眉州眉山（今属四川）人。北宋文学家，"唐宋八大家"之一。苏辙与父亲苏洵、兄长苏轼齐名，合

称"三苏"。其生平学问深受其父兄影响，以散文著称，擅长政论和史论。苏轼称其散文"汪洋澹泊，有一唱三叹之声，而其秀杰之气，终不可没"。其诗力图追步苏轼，风格淳朴无华，文采稍逊。苏辙亦善书，其书法潇洒自如，工整有序。有《栾城集》等行于世。

②细毡净几读文史：出自苏辙《题王诜都尉画山水横卷》三首其一："摩诘本词客，亦自名画师。平生出入辋川上，鸟飞鱼泳嫌人知。山光盎盎着眉睫，水声活活流肝脾。行吟坐咏皆自见，飘然不作世俗词。高情不尽落缣素，连峰绝涧开重帷。百年流落存一二，锦囊玉轴酬不訾。谁令食肉贵公子，不学父祖驱熊黑。细毡净几读文史，落笔璀璨传新诗。青山长江岂君事，一挥水墨光淋漓。手中五尺小横卷，天末万里分毫厘。谪官南出止均颍，此心通达无不之。归来缠裹任纨绮，天马性在终难羁。人言摩诘是前世，欲比顾老疑不痴。桓公崔公不可与，但可与我宽衰迟。"

③《汉旧仪志》：疑指东汉卫宏撰《汉旧仪》，又名《汉官旧仪》。该书原有注，即《汉仪注》。原为四卷，主要记述皇帝起居、官制、名号职掌、中官及太子制度、二十等爵等内容。今本《汉官旧仪》二卷，系残本。卫宏，字敬仲。

④绨（tí）锦：光滑厚实有彩色花纹的丝织品。绨，厚实平滑而有光泽的丝织物。

⑤《书·顾命》：《尚书》的《顾命》篇，记载周成王临崩时嘱咐大臣召公、毕公眷顾嗣主的命令与周康王即位的仪式等。

⑥敷：铺上。笋席：嫩竹编成的席子。

【译文】

冬天用毡子铺在书几上，不一定增暖，只是让手放在上面不觉得冷，就觉得柔软舒服。苏辙诗说："细毡净几读文史。"《汉旧仪志》说："冬天在书几上铺上绨锦，叫绨几。"那么铺上毡子就可以叫毡几。夏天铺上竹席，《尚书·顾命》说："铺上几层笋席。"注："笋席即是竹席。"竹席古代用在座位上,现在铺在书几上,取它凉滑的优点。竹席镶上边,边上垂下檐几寸,就不会移动了,也可以作为书几的装饰。

《记·玉藻》曰:"君子居恒当户。"谓向明而坐也。凡设书几,向南,偏着东壁为当。每有向南之室,设书几向西者,取其作字手迎天光,此又随乎人事之便。位置之宜,非必泥古。予旧有《自题书室》诗:"萝薜缘墙松倚天[1],园居爱此最幽偏。面西一几南窗下,三十年来坐榻穿。"忆予春秋二十有八,始起居此室,自今计之,几五十年,几榻未尝少更也。

【注释】

①萝:指女萝,植物名,即松萝,多附生在松树上,成丝状下垂。薜(bì):指薜荔,植物名,又称木莲。

【译文】

《礼记·玉藻》说:"君子坐时总是对着门户。"意思是对着明亮的地方就座。凡是摆设书几,面向南,偏靠在东面墙壁为当。常常有向南的屋子,摆设书几向西,这样摆设的优点是写字时手对着阳光,使光线充足,这些又随个人做事的方便。只要位置适宜,不一定要拘泥古法。我曾经有一首《自题书室》的诗:"萝薜缘墙松倚天,园居爱此最幽偏。面西一几南窗下,三十年来坐榻穿。"回忆我二十八岁时,开始在这间屋子里起居,算到现在,差不多五十年了,书几和坐榻几乎没有更换过。

几下脚踏矮凳,坐时必需。凳之制,大抵面作方棂,仅供脚踏而已。当削而圆之,宽着其两头,如辘轳可以转动。脚心为涌泉穴,俾踏处时时转动,心神为之流畅,名滚脚凳。

或几足下，四周镶作辘轳式，宽如几面，更觉踏处舒展。

【译文】

书几下的脚踏矮凳，是坐时的必需之品。矮凳的制作，大多是以方形的格作为凳面，仅供脚踩踏而已。应该把凳面削圆，两头做得宽一些，像井上汲水的辘轳一样可以转动。脚心是涌泉穴，让脚踏的地方可以时时转动，心神也会因此而舒畅，这种矮凳叫滚脚凳。或者在书几的脚下，四周镶成辘轳样式，宽度和书几的面一样，这样就会觉得脚踏的地方更舒适了。

坐榻

【题解】

本篇介绍坐榻的设置要点。

本篇中的坐榻指宽而长的卧榻和仅能容身的坐榻。常坐必坐坐榻；卧榻亦可坐，背后可作竖垫，旁可作隐枕；坐榻若短，可另备小凳于前以扩大空间；坐榻要靠着墙或身后放置屏风，以防备贼风。另外，本篇还介绍了醉翁椅、飞来椅、暖椅等不同类型的椅子。

现代生活，各种类型的座椅应有尽有，归纳其要点，老年人选择座椅以坐垫厚、背靠软、有扶手为佳，这样有利于腰腿部、背部以及肘臂部放松。座椅最好靠墙，以防风邪从后面侵袭人体。

有卧榻宽而长者，有坐榻仅可容身。服虔《通俗文》曰[1]："榻者，言其塌然近地也。"常坐必坐榻乃适。元微之诗："望山移坐榻[2]。"轻则便于移也。因其后有靠，旁有倚，俗通称为椅子，亦曰环椅。椅面垫贵厚，冬月以小条褥作背靠，下连椅垫铺之，皮者尤妙。

【注释】

①服虔：字子慎，初名重，后更名虔。荥阳（今属河南）人。东汉经
　学家。少有雅才，善文论，其经学尤为当世推重。《通俗文》：我国
　第一部俗语词辞书，在小学史与辞书史上具有重要地位。书中记
　有当时大量的口语、俗语成分。

②望山移坐榻：出自元稹《春病》："病来闲卧久，因见静时心。残月
　晓窗迥，落花幽院深。望山移坐榻，行药步墙阴。车马门前度，遥
　闻哀苦吟。"

【译文】

有的卧榻宽而长，也有的坐榻仅可容纳身体。服虔《通俗文》说：
"榻的意思是说榻塌陷接近地面。"平时就座，一定在坐榻上才会觉得舒
适。元稹诗说："望山移坐榻。"坐榻轻就便于移动。又因为后面有靠背，
旁边有倚靠，世俗都称作椅子，也叫环椅。椅面上的垫子要厚，冬天用小
的被褥作为靠背，下面连接椅垫铺上，皮制的椅垫更好。

　　卧榻亦可坐，盘膝趺跌为宜。背无靠，置竖垫，灯草实
之，则不下坠。旁无倚，置隐囊左右各一①，不殊椅之有靠有
环也。隐囊似枕而高，俗曰靠枕。《颜氏家训》曰②："朝全盛
时，贵游子弟，坐棋子方褥，凭班丝隐囊③。"

【注释】

①隐囊：供人倚凭的软囊。犹今之靠枕、靠褥之类。

②《颜氏家训》：颜之推著。是颜之推告诫子孙之作，全书阐述立身
　治家的方法，强调教育体系应以儒学为核心，注重对孩子的早期
　教育。颜之推（531—约591），字介。琅邪临沂（今属山东）人。
　北齐文学家。博学多洽，一生著述甚丰，所著书多已亡佚。

③"朝全盛时"几句：出自《颜氏家训·勉学》："梁朝全盛之时，贵

游子弟,多无学术,至于谚云:'上车不落则著作,体中何如则秘书。'无不熏衣剃面,傅粉施朱,驾长檐车,跟高齿屐,坐棋子方褥,凭斑丝隐囊,列器玩于左右,从容出入,望若神仙。"贵游子弟,王公之子弟。贵游,指无官职的王公贵族。亦泛指显贵者。棋子方褥,指由棋格图案的罗绮制成的方形坐褥。班丝,同"斑丝"。指杂色丝的织成品。

【译文】

卧榻也可以用来坐,盘膝结跏趺坐最适宜。背部没有倚靠,可以放置一个竖垫,竖垫用灯草填塞起来,就不会下坠。旁边没有倚靠,可以左右各放一个隐囊,这样就和椅子有靠有环没什么差别了。隐囊像枕头一样,但比枕头高,俗称靠枕。《颜氏家训》说:"梁朝全盛时期,王公贵族子弟,坐着有棋格图案的罗绮制成的方形坐褥,靠在杂色丝绸制成的隐囊上。"

环椅之上,有常有倚,跌坐更适。但为地有限,不能容膝。另备小机^①,与椅高低相等者,并于椅之前,上铺以褥,坐极宽平,冬月最宜。偶欲正坐,去机甚便。

【注释】

①机(wù):小凳。

【译文】

环椅的上面,有靠有倚,盘膝结跏趺坐更适合。但空间狭窄,不能放下膝盖。另外准备一个小凳子,高低和椅子相等,并排放在椅子前面,上面用褥子铺好,坐上去特别宽敞平坦,冬天最适合。偶尔想身体坐直了,去掉小凳子就可以,非常方便。

有名醉翁椅者,斜坦背后之靠而加枕,放直左右之环而增长。坐时伸足,分置左右,首卧枕,背着斜坦处,虽坐似眠。偶倦时，可以就此少息。

【译文】

有一种椅子名叫醉翁椅，斜着平放背后靠背，加上枕头，放直左右的
环，即可增长椅子。坐的时候伸开脚，分别放在左右，头放在枕头上，背
靠着倾斜平放的靠背上，虽然是坐着，但跟睡眠差不多。偶尔疲倦的时
候，可以坐这上面稍微休息一会儿。

有名飞来椅者，卧榻上背靠也。木为匡，穿以藤，无面
无足，如镜架式。其端圆似枕，可枕首。后有横杆架起，作
高低数级，惟意所便，似与竖垫相类，用各有宜。

【译文】

有一种椅子名叫飞来椅，就是卧榻上的靠背。用木料做框架，用藤
条编织好，没有面，没有脚，像镜架的样式。最上端圆形像枕头，可以用
来垫放头部。后面设有横木杆架起来，做成高低几级，根据感觉控制高
低，似乎和竖垫相类似，但作用各有各的好处。

安置坐榻，如不着墙壁，风从后来，即为贼风。制屏三
扇，中高旁下，阔不过丈，围于榻后，名山字屏，放翁诗"虚
斋山字屏"是也①。可书座右铭或格言粘于上。

【注释】

①虚斋山字屏：出自陆游《溪园》："跌宕欲忘形，溪园半醉醒。静看
　　猿哺果，闲爱鹤梳翎。短榻水纹簟，虚斋山字屏。更须新月夜，风
　　露对青冥。"

【译文】

放置坐榻，如果不靠着墙壁，风从后面吹来，就成了邪风。制作三扇屏风，中间高两旁低，宽不超过一丈，围在榻后，名叫山字屏，就是陆游诗"虚斋山字屏"的山字屏。可以书写座右铭或者格言，粘在屏风上面。

李氏《一家言》有暖椅式^①，脚下四围镶板，中置炉火。非不温暖，但老年肾水本亏，肾恶燥，何堪终日熏灼？北地苦寒，日坐暖炕，亦只宜于北地。又有凉机式，机下锡作方池，以冷水注之，尤属稚气。

【注释】

①李氏《一家言》：指李渔的诗文杂著总集《笠翁一家言全集》。李渔（1610—1680），原名仙侣，后改名渔，字笠鸿、谪凡，号笠翁、别号觉世稗官、笠道人、随庵主人、湖上笠翁等。原籍兰溪（今属浙江），生于雉皋（今江苏如皋），晚年移居杭州西湖。明末清初文学家、戏剧家、美学家。

【译文】

李渔《一家言》里记载有暖椅的样式，椅子脚下四周镶上板，中间放置一个火炉。这样并不是不温暖，但老年人肾水本来就亏虚，肾恶燥，又怎么经得住整天熏灼？北方地区天气寒冷，每天坐在暖炕上，这也只适宜于北方。又记载有一种凉凳的样式，凳子下用锡制作一个方形池子，把冷水注入池子里，这种做法实在是幼稚。

杖

【题解】

本篇介绍手杖与拐杖的制作要点。

　　长度高过头一尺许为杖,长度齐腰的为拐。做手杖的材料可以用竹或藤,但要质地坚硬;手杖顶端可装饰铜、玉等雕刻之鸠鸟,以祈求老人吃饭防噎;杖底端可用铜镶二三寸,微微锐利,使着地不滑;杖头下可用来悬挂物品;杖身可以镌刻铭文,时刻劝诫自己。

　　对于现代老年人来说,杖过于长而沉重,不方便老人出行使用,因此,大多数老年人都选择轻巧方便的拐。但拐的质地要坚硬,拐下要防滑,则是古今一致的要求。

　　杖曰扶老,既可步履借力,且使手足相顾,行不急躁。其长须高过于头一尺许,则出入门户,俾有窒碍,可以留心检点。虽似少便,《荀子》曰:“便者,不便之便也①。”古人制作,盖有深意在。

【注释】

　　①便者,不便之便也:出自《荀子·议兵》:“女所谓便者,不便之便也。吾所谓仁义者,大便之便也。”

【译文】

　　手杖叫作扶老,既可以在步行的时候借力,而且可以使手脚相顾,走起路来不急躁。它的长度要高过头一尺多,则出入门户的时候,有所障碍,这样可以停下来留心检查。看起来虽然不是很方便,但荀子说:“你所说的便利,是不便利的便利。”古人制作手杖,是有深刻含义在里面的。

　　《记·王制》曰:“五十杖于家,六十杖于乡,七十杖于国,八十杖于朝。”礼所常用,用之可也,毋强作少壮,弃置弗问。

【译文】

《礼记·王制》说："五十岁时在家用手杖，六十岁时在乡里用手杖，七十岁时在国都用手杖，八十岁时上朝用手杖。"礼仪规定的场合可用，使用就可以了，不要勉强假装自己年轻力壮，把手杖弃置一旁不使用。

杖用竹，取其轻而易举，故扶杖必曰扶邛，亦曰扶筇。按：邛竹①，产蜀之邛州②，根有三岐为异。又节高如鹤膝者，出蜀之叙州③，为筇竹。竹类不一，质厚始坚，乃当于用。藤亦可为杖，产两广者佳。有谓藤不及竹，其质较重；有谓竹亦不及藤，年久则脆而易折。物无全用，大抵如是。

【译文】

①邛（qióng）竹：邛山所出之竹，中实而节高，可作手杖。

②邛州：治所在今四川邛崃。

③叙州：宋改戎州置叙州，治所在今四川宜宾。

【译文】

制作手杖用竹子作材料，取竹子轻便易拿的优点，所以扶杖叫扶邛，也叫扶筇。按：邛竹产于蜀地的邛州，根部有三个分叉的为佳品。又有竹节像鹤的膝盖一样高的，出自蜀地的叙州，叫筇竹。竹的种类不同，质地厚才坚固，才可以拿来用。藤条也可以用来做手杖，产于两广的藤质量较好。有人说藤不如竹，因为藤比竹重；有的说竹不如藤，因为时间久了竹会脆化而且容易折断。物品总是不能十全十美，大都是这样。

《周礼》①："伊耆氏掌王之齿杖②。"谓赐老者杖也。《后汉书》③："民年七十授杖，其端以鸠鸟为饰④。"鸠者，不噎之鸟也。欲老人饮食不噎，即祝哽祝噎之意⑤。尝见旧铜鸠,朱翠斓斑,的是汉时杖头物⑥,盖古以铜为之。窃意琢以玉,雕以香⑦,俱可,非定用铜也。杖之下,须以铜镶,方耐用,短则镶令长二三寸亦可,下必微锐,着地不滑。

【注释】

①《周礼》:亦称《周官》,与《仪礼》《礼记》合称"三礼"。儒家经典之一,记载周王室官制和战国时代各国制度,涉及社会生活的诸多方面,对历代礼制影响深远。

②伊耆氏掌王之齿杖:《周礼·秋官·伊耆氏》:"掌国之大祭祀,共其杖咸,军旅,授有爵者杖,共王之齿杖。"伊耆氏,周代官名。齿杖,古代帝王授给老年人的手杖。

③《后汉书》:南朝宋范晔撰。范晔(398—445),字蔚宗。南阳顺阳(今河南浙川)人。南朝宋史学家、文学家。《后汉书》是记载东汉光武帝建武元年(25)至汉献帝建安二十五年(220)历史的纪传体史书,与《史记》《汉书》《三国志》并称为"前四史"。

④民年七十授杖,其端以鸠鸟为饰:出自《后汉书·礼仪志中·案户 祠星》:"仲秋之月,县道皆案户比民。年始七十者,授之以王杖,铺之糜粥。八十九十,礼有加赐。王杖长九尺,端以鸠鸟为饰。鸠者,不噎之鸟也。欲老人不噎。是月也,祀老人星于国都南郊老人庙。"

⑤祝哽祝噎:古代帝王敬老、养老的表示,请年老致仕者饮酒吃饭,设置专人祷祝他们不哽不噎。祝,祷祝。哽、噎,均指食物堵住食道。

⑥的是:确实是。

⑦香:此指香木。

【译文】

《周礼》记载:"伊耆氏掌管王的齿杖。"说的是赐给老者手杖。《后汉书》里记载："民七十岁时被授予手杖，杖的顶端用鸠鸟作为装饰。"鸠鸟，吃食不噎的鸟。这样做的目的是想要老人吃东西不噎着，即祈祷老人吃东西不哽噎的意思。我曾经见到过旧的铜鸠鸟，红色绿色，色彩斑斓，确实是汉代手杖顶端的东西，因为古代是用铜做鸠鸟的。我认为用玉雕琢，或用香木雕刻都可以，不一定要用铜。手杖的底端，要用铜镶嵌，才耐用，短的镶上两三寸长就可以，下端一定要微微锐利，着地时才不会滑倒。

　　近时多用短杖，非杖也。其长与腰齐，上施横杆四五寸，以便手执，名曰拐。取梅柘条①，老而坚致、天然有歧出可执者为佳。少壮俱携以游山及行远道，颇借其力。若老年或散步旷野，或闲立庭除，偶一携之。然恒情喜便易而厌委曲②，往往用拐不用杖，制作之本意，恐渐就湮也。

【注释】

①柘（zhè）：落叶灌木或乔木，树皮有长刺，木材质坚而致密，是贵重的木料。

②恒情：人之常情。委曲：周折麻烦。

【译文】

　　现代常用的短杖，不是上面所说的手杖。它的长度只和腰平齐，顶端设置四五寸长的横杆，便于手拿，名叫拐。取用梅树、柘树的枝条，年久坚固致密、天然就有分叉便于手拿的最好。年轻人、壮年人都带着游山和出远门，劳累时很可以帮助省力。如果老年人在旷野中散步，或者在庭院台阶上闲立，偶尔可以带上它。然而人之常情喜欢轻捷便利而厌恶麻烦，往往用拐而不用杖，原来制作手杖的本意，恐怕就要渐渐消失了。

　　杖头下可悬备用物，如阮修以钱挂杖①，所谓杖头钱是也。其式以铜圈钉于杖头下，相去约五六寸，物即缚于圈。有以小瓶插时花，为杖头瓶。《抱朴子》曰："杖悬葫芦，可贮丹药。"又《五岳图》^②："入山可辟魈魅^③。"

【注释】

①阮修（270—311）：字宣子。陈留尉氏（今河南尉氏）人。善清言，性简任，不修人事，绝不喜见俗人。常步行，以百钱挂杖头，至酒店，便独自畅饮。

②《五岳图》：即《五岳真形图》，道教符箓，据称为太上道君所传，有免灾致福之效。今河南登封嵩山中岳庙内存有此图的碑刻。

③魈魅（xiāo mèi）：传说中山里的鬼怪。

【译文】

手杖的顶端可以悬挂备用的物品，比如阮修把钱挂在手杖上，就是所谓的杖头钱。它的制作样式是，把铜圈钉到杖头下五枫五六寸中的位置，物品就绑在圈上。有的用小瓶子插上应季鲜花，叫杖头瓶。《抱朴子》说："手杖上悬挂葫芦，可以存放丹药。"又有《五岳图》说："进入山林，可以避除鬼怪邪气。"

　　杖有铭，所以寓劝戒之意，古人恒有之。予尝自铭其竹杖曰：左之左之，毋争先行；去自到兮，某水某山。所谓"左之"者，扶杖当用左手，则右脚先向前，杖与左脚随其后，步履方为稳顺，扶拐亦然。予近得邛竹杖，截为拐，根有三歧，去其一，天然便于手执，恰当邛竹之用，或不与削圆方竹同讥也^①。取《易·履卦》九二之爻辞镌于上曰："履道坦坦，幽人贞吉^②。"

【注释】

①削圆方竹：谓将方形竹杖削成圆形竹杖。方形本自天然，削之则弄巧成拙了。典出冯翊子《桂苑丛谈》记载的"规圆方竹"：唐朝太尉朱崖两次出镇浙右。前任罢日，游甘露寺，因访别于老僧，并赠方竹杖作纪念。第二次出任时，又前往探望这位高僧，问起方竹杖，高僧说已经把它削圆并刷上漆珍藏起来了。朱崖叹息了整整一天，从此不再看重这位高僧。方竹，竹之一种。外形微方，质坚。我国华东和华南地区均有栽培。可供观赏，古人多用以制作手杖。

②履道坦坦，幽人贞吉：意指深思明哲的人走在平坦的道路上，吉利。

【译文】

手杖上刻上铭文，用来寓含劝诫的意思，古人常这样做。我也曾经在竹杖上刻铭文：左之左之，毋争先行；去自到分，某水某山。这里所谓的"左之"，意思是扶杖应该用左手，则右脚先向前迈开，杖和左脚随在后边，这样步伐才稳当舒适，扶拐也是这样。我近来得到一根邛竹杖，把它截成了拐，根部有三个分叉，去掉其中一个，天然便于用手把持，恰好发挥了邛竹的作用，或许不会有削方竹杖为圆竹杖的讥讽吧。选取《周易·履卦》九二的爻辞镌刻在上面："履道坦坦，幽人贞吉。"

衣

【题解】

本篇主要介绍老年人的衣服的种类、制法和穿法。

古代老年人的衣服种类很多，主要有：一箍圆、大袄、夹袄、马褂、罗汉衣、背搭、领衣、两当衫、汗衫。现代的衣服种类繁多，不用再像作者那个时代一样需要自己费尽心机去设计，但老年人选择衣服总以保暖、方便、舒适、不拘束为宗旨，即使炎热的夏天也要注意保暖，不能贪图凉爽而穿得过少。

　　衣服有定制。邵子曰:"为今人,当服今时之衣。"惟长短宽窄,期于适体,不妨任意制之,其厚薄酌乎天时。绵与絮所用各异①,大抵初冬需薄绵,不如絮之薄而匀;严冬需厚絮,不如绵之厚而软。按《急就篇》注曰②:"新者为绵,故者为絮。"今俗以茧丝为绵,木棉为絮。木棉,树也,出岭南,其絮名吉贝,江淮间皆草本。通谓之木棉者,以其为絮同耳。放翁诗:"奇温吉贝裘③。"东坡诗:"江东贾客木棉裘④。"盖不独皮衣为裘,絮衣亦可名裘也。

【注释】

①绵:丝绵,蚕丝结成的片或团,供絮衣被用。絮:棉花的纤维。

②《急就篇》:汉史游撰。学童识字之书。按姓名、衣服、饮食、器物等分类,成三言、四言、七言韵语。首句有"急就"二字,因以名篇。一说如遇难字,缓急可就而求,故名。史游,生卒年不详。汉元帝时任黄门令。注:指颜师古注。颜师古(581—645),名籀,字师古,以字行。雍州万年(今陕西西安)人。唐朝初年经学家、训诂学家、历史学家,名儒颜之推之孙、颜思鲁之子。颜师古少传家业,遵循祖训,博览群书,学问通博,擅长于文字训诂、声韵、校勘之学。他还是研究《汉书》的专家,对两汉以来的经学史也十分熟悉。有《匡谬正俗》《汉书注》等。

③奇温吉贝裘:意思是吉贝做的裘衣非常温暖。出自陆游《天气作雪戏作》:"八十又过二,与人风马牛。深知老当逸,熟谓死方休。细衲兜罗袜,奇温吉贝裘。闭门薪炭足,雪夜可无忧。"

④江东贾客木棉裘:出自苏轼《金山梦中作》:"江东贾客木绵裘,会

散金山月满楼。夜半潮来风又熟,卧吹箫管到扬州。"

【译文】

衣服有一定的尺度规定。邵雍说:"作为现代人,应该穿现代的衣服。"只要长短宽窄符合体型的要求,其他方面不妨任意剪裁,衣服的厚薄要根据天气的冷暖。丝绵和棉絮用途各不相同,大致初冬用薄丝绵,不如用棉絮薄而均匀;严冬时需用厚的棉絮,不如用厚而软的丝绵。按《急就篇》注释说:"新产的是绵,久置的是絮。"现在一般以茧丝为绵,木棉为絮。木棉,是一种树,生长在岭南,它的絮名叫吉贝,长江和淮河之间的地区都是草本的。都称作木棉的原因,是因为作为棉絮是一样的。陆游的诗说:"奇温吉贝裘。"苏东坡的诗说:"江东贾客木棉裘。"大概是不单单皮衣称作裘,棉絮做的衣服也可以叫作裘。

虞、夏、商、周,养老各异其衣,见诸《礼记》。要之,温暖适体则一也。如今制有口衣,出口外服之[①],式同袍子,惟袖平少宽,前后不开胯,两旁约开五六寸,俗名之曰一箍圆[②],老年御寒皮衣,此式最善。极寒时再办长套,表毛于外穿之。古人着裘,必以毛向外。裘之外,加衣曰裼[③]。

【注释】

①口外:泛指长城以北地区。

②箍(gū):紧紧套在东西外面的圈。

③裼(xī):古代加在裘上面的无袖衣。

【译文】

虞、夏、商、周的时代,奉养老人的衣服各不相同,这种说法见于《礼记》。总之,温暖适体是一样的。现在制作有口衣,去长城以北时穿,样式如同袍子,只有袖子平而稍微宽些,前后不开胯,两旁约开五六寸,俗名一箍圆,老年人御寒的皮衣,用这个样式最好。非常寒冷的时候再做长套,衣服上有毛的一面穿在外面。古代人穿裘衣,必定把有毛的一面向外。裘衣的外面加上的衣服叫裼。

皮衣毛表于外,当风则毛先受之,寒气不透里也。如密室静坐,无取此,且多着徒增其重。另置大袄,衬入一箍圆内,其长略相等,绸里绸面,上半厚装绵,下半薄装絮,四边缝联,则暖气不散,温厚同于狐貉①,而轻软过之。晋谢万曰"御寒无复胜绵"者②,洵非虚语③,特非所论于当风耳。

【注释】

①温厚:和暖。狐貉(hé):指狐、貉的毛皮制成的皮衣。

②谢万(320—361):字万石,东晋名臣谢安之弟。器量不及谢安。工言论,善属文。曾受任北征,战败,被废为庶人。

③洵(xún):确实。

【译文】

皮衣的毛层穿在外,遇到风时,毛先承受,寒气不能透到里面。如果在密室里静坐,就不必这么穿,而且穿多了只会增加重量。另外置办一件大袄,穿在一箍圆内,长度大概和一箍圆相等,里外都用绸子,上半身装入厚厚的丝绵,下半身装入薄薄的棉絮,四边缝合连接,暖气就不会外散,温暖与狐貉皮衣相同,却比狐貉皮衣更轻软。晋朝的谢万说"能够御寒的衣服没有能超过丝绵"的,的确不是空话,只不过这不是指其挡风作用而言的。

方春天气和暖,穿夹袄如常式。若衬入袍子内,制半截者,前后两幅,斜裁而倒合之,下阔上狭以就腰,联其半边,系以带如裙,亦似古人下裳之意①。欲长欲短,可随系带之高下。有作半截夏衫,联上截以钮扣。又有以纱葛作一箍圆。此皆应酬所需,不称老年之服。

【注释】

①下裳:即下身穿的裙子。古人上衣下裳。

【译文】

正当春天天气暖和的时候,可以像平常一样穿上夹袄。如果衬入袍子内,做成半截,前后两幅,斜裁后倒合在一起,下边宽上面窄以适合腰部,联住其半边,用带子系住,像裙子一样,也就像古人"下裳"的意思。想要长要短,可以用系带来调节高下。有的制作一种半截子夏衫,用纽扣联上半截。还有的用纱葛作一箍圆。这些都是应酬所需要的,不适合做老年人穿的衣服。

隋制有名貉袖者,袖短身短,围人服之①,盖即今之马褂,取马上便捷。家居之服,亦以便捷为宜。仿其裁制,胸前加短襟,袖少窄,长过肘三四寸,下边缝联,名曰紧身,随寒暖为加外之衣。夹与棉与皮必俱备,为常服之最适。

【注释】

①围(yǔ)人:《周礼·夏官·围人》中官名。掌管养马放牧等事。亦以泛称养马的人。

【译文】

隋朝时有一种叫貉袖的衣服,袖短身短,养马人穿用,大概就是现在的马褂,取其骑马时穿上方便轻捷之意。居家时穿的服饰,也以方便轻捷为好。仿造这种衣服裁制样式,胸前加上短襟,袖子稍稍窄一点,长度超过肘部三四寸,下边缝合连接好,名叫紧身,随气候冷暖变化作为加在身外的衣服。夹衣、棉衣和皮衣都必须有准备,这些是最适合经常穿的衣服。

　　式如被幅①,无两袖,而总折其上以为领,俗名一口总,亦曰罗汉衣。天寒气肃时,出户披之,可御风,静坐亦可披以御寒。《世说》②:"王恭披鹤氅行雪中③。"今制盖本此,故又名氅衣,办皮者为当。

【注释】

①被(pī)幅:即披幅。帽下垂至肩且能盖住肩的披巾。被,同"披"。

②《世说》:即《世说新语》。南朝刘义庆组织门人编写,是记述魏晋人物言谈轶事的笔记小说。刘义庆(403—444),原籍彭城(今江苏徐州),世居京口(今江苏镇江)。南朝宋文学家。爱好文学,广招四方文学之士,聚于门下。

③王恭披鹤氅(chǎng)行雪中:典出《世说新语·企羡》:"孟昶未达时,家在京口。尝见王恭乘高舆,被鹤氅裘。于时微雪,昶于篱间窥之,叹曰:'此真神仙中人!'"王恭(?—398),字孝伯。东晋太原晋阳(今属山西)人。美姿仪,人多爱悦,或目之云"濯濯如春月柳"。鹤氅,鸟羽制成的裘,用作外套。

【译文】

　　有一种衣服,款式如同披幅,没有袖子,而把上面的都折起来作为领子,俗名叫一口总,也叫罗汉衣。天气寒冷的时候,出门时把它披上,可以抵御风寒,静坐时也可以披上御寒。《世说新语》说:"王恭披上鹤氅行走在雪中。"现在这种衣服大概就根据这个,所以又名氅衣,用皮制作的比较好。

肺俞穴在背①。《内经》曰:"肺朝百脉,输精于皮毛②。"不可失寒暖之节。今俗有所谓背搭,护其背也,即古之半臂③,为妇人服,江淮间谓之绰子,老年人可为乍寒乍暖之需。其式同而制小异,短及腰,前后俱整幅,以前整幅作襟,仍扣右肩下。衬襟须窄,仅使肋下可缀扣,则平匀不堆垛,乃适寒暖之宜。

【注释】

①肺俞(shù):人体经穴名。俞,通"腧"。《医宗金鉴·刺灸心法要诀·膀胱经分寸歌》注:"从风门行三椎下,去脊中各二寸,又以手搭背,左取右,右取左,当中指末是穴之处,正坐取之,肺俞穴也。"

②肺朝百脉,输精于皮毛:出自《黄帝内经·素问·经脉别论》。

③半臂:短袖或无袖上衣。

【译文】

肺俞穴在背部。《黄帝内经》说:"百脉会合于肺,肺输送精气到皮肤毛发。"不能违背寒暖变化的规律。现在民间有所谓的背搭,用来保护背部,就是古代的半臂衣,是妇女的服饰,长江淮河之间叫绰子,老年人可用它应付忽寒忽热时的需要。它的款式相同,但制作方法稍有不同,长度到腰部,前后都是整幅,用前面整块做衣襟,仍然扣在右肩下。衬襟要窄一些,仅使肋下可以缀扣子就可以,这样就均匀平整,不会堆积成块,才适应气候寒温变化。

领衣同半臂①,所以缀领,布为之,则涩而不滑,领无上耸之嫌。钮扣仍在前两肋下,前后幅不用缉合②,以带一头缝着后幅,一头缀钮,即扣合前幅,左右同,外加衣。欲脱时,但解扣,即可自衣内取出。

【注释】

①领衣:清代礼服例无衣领,另于袍上加以硬领,连接于硬领之下的
　前后两长片,叫领衣。俗称"牛舌头"。

②缉:缝衣边。此指缝合。

【译文】

领衣的制作和半臂一样,用来连缀衣领,用布做成,这样就滞涩而不
会滑落,领子也没有上耸的毛病。纽扣仍然在前两肋下,前后两幅不用
缝合,可用带子一头缝到后幅,一头缀上纽扣,就扣合前幅,左右相同,外
面加上衣服。想脱掉的时候,只要解开扣子,就可以从衣内取出。

夏虽极热时,必着葛布短半臂①,以护其胸背。古有两
当衫,谓当胸当背,亦此意。须多备数件,有汗即史。晚间
亦可着以就寝,习惯不因增此遂热。

【注释】

①葛布:可做夏装的用葛草纤维织成的布,俗称"夏布",质地细薄。

【译文】

夏天虽然是最热的时候,但必须穿用葛布制作的短半袖,用来保护
胸背。古代有两当衫,说是可以保护胸部和后背,也是这个意思。一定
要多准备几件,一有汗就更换。晚上也可以穿着睡觉,只要习惯了,就不
会因为增加这一件衣服而感觉热。

冬夜入寝,毋脱小袄,恐易着冷。装绵薄则反侧为便,
式如紧身,袖小加长而已。《左传》:"衷其袘服,以戏于朝①。"

注曰："衵音日，近身衣。"《说文》曰②："日日所常服也。"即小袄之类。

【注释】

①衷其衵（rì）服，以戏于朝：见《左传·宣公九年》。陈灵公与孔宁、仪行父同时和夏姬有私情，三人都贴身穿着夏姬的内衣在朝廷上嬉闹戏谑。衷，贴身穿着。衵，贴身的内衣。

②《说文》：即《说文解字》。东汉许慎撰。成书于汉和帝永元十二年（100）到安帝建光元年（121）。本书是中国第一部按部首编排的字典，收小篆9353个。本书系统阐述了"六书"理论，并讲解了这些汉字的构造和本义。许慎（约58—约147），字叔重。汝南召陵（今河南漯河市）人。东汉经学家、文字学家。博通经籍，时人誉之"五经无双许叔重"。

【译文】

冬天夜里睡觉，不要脱掉小袄，脱掉恐怕容易受凉。穿上薄绵制成的衣服，来回翻身就很方便，样式像紧身衣，只是袖子改小加长而已。《左传》里说："陈灵公与孔宁、仪行父都贴身穿着夏姬的内衣在朝廷上嬉闹戏谑。"注："衵读日音，指贴身内衣。"《说文解字》说："每天都穿的衣服。"即属于小袄一类。

衬衣亦曰汗衫，单衣也。制同小袄，着体服之。衫以频浣取洁，必用杵捣。《升庵外集》云①："直春曰捣②。"今易作卧杵捣之，取其便也。既捣微浆③，候半干叠作小方，布裹其外，复用杵捣，使浆性和柔，则着体软滑。有生姜取汁浣衫者，疗风、湿、寒嗽诸疾。

【注释】

①《升庵外集》：明杨慎撰。乃焦竑搜集杨氏著作，并加以校对订正编辑而成，共一百卷。杨慎（1488—1559），字用修，号升庵。祖籍江西庐陵（今江西吉安）。明代文学家。正德六年（1511），殿试第一，授翰林院修撰，预修《武宗实录》。禀性刚直，每事必直书。世宗嘉靖三年（1524），因"大礼议"，违背世宗意愿受廷杖，谪戍云南永昌卫，居云南三十余年，死于戍地。

②春（chōng）：捣。

③浆：用粉浆或米汤浸纱、布、衣服，使其干后变硬变挺括。

【译文】

衬衣也叫汗衫，是单衣。制作方法和小袄一样，贴身穿着。汗衫要经常换洗，保持清洁，洗时一定要用杵捣。《升庵外集》说："垂直春叫捣。"现在换用卧杵来捣衣服，取其方便的优点。捣了以后稍微浆一下，等到半干的时候叠成小方块状，用布裹在外面，再用杵捣，使浆性变得柔和，穿在身上就软滑舒适了。有用生姜取汁来洗汗衫的，可以治疗风、湿、寒导致的咳嗽等疾病。

帽

【题解】

本篇介绍老年人帽子的选择要求。

帽子主要用于头部的保暖，御寒可以戴羊毡帽、夹帽，御风可以戴幅巾。但作者认为头为诸阳之会，不能过热，过热会遏制阳气的宣发，入春后尤其不能戴皮帽。老年人可以仿照空顶帽，制作睡帽，空虚头顶以宣达阳气。

现代医学证明，头部是大脑神经中枢所在，头部皮肤较薄，但血管以及汗腺多而粗，体内热量常从头部大量散发。所以，帽子还有维持人体热平衡的实用功能,在选择帽子保暖的同时,也要注意其透气性。

　　《通典》曰①:"上古衣毛冒皮②。"则帽名之始也。阳气至头而极,宁少冷,毋过热。狐貂以制帽,寒甚方宜。若冬月常戴,恐遏抑阳气,未免眩晕为患。入春为阳气宣达之时,尤不可以皮帽暖之。《内经》谓:"春夏养阳。"过暖则遏抑太甚,如遏抑而致汗,又嫌发泄矣,皆非养阳之道。帽顶红纬,时制也,少为宜,多则嫌重。帽带或可省,老年惟取简便而已。

【注释】

①《通典》:唐杜佑撰。中国历史上第一部体例完备的政书,记述唐天宝以前历代经济、政治、礼法、兵刑等典章制度及地志、民族等。杜佑(735—812),字君卿,谥安简。京兆万年(今陕西西安)人,唐代政治家、史学家。其《通典》二百卷创立史书编纂的新体裁,开创中国史学史的先河。

②上古衣毛冒皮:出自《通典·礼十七　沿革十七　嘉礼二·君臣冠冕巾帻等制度》》:"上古衣毛帽皮,后代圣人见鸟兽冠角,乃作冠缨。"

【译文】

《通典》上说:"上古的时候用毛当衣服穿,用皮做帽子戴。"那么这就是帽子名称的最初来历。阳气到头部最为壮大,宁可使头部稍微感觉冷,也不要过热。用狐皮、貂皮制作的帽子,非常冷的时候才适宜。如果冬天常戴,恐怕会遏制阳气的宣散,免不了得眩晕的毛病。进入春天正是阳气宣达的时候,尤其不可以用皮帽温暖头部。《黄帝内经》说:"春夏要养阳气。"过于温暖对阳气的遏制就非常大,如果遏制阳气导致出汗,又犯了发泄阳气的毛病，这都不是养阳的方法。帽顶上覆盖红色横线，是现在流行的做法，但还是少用为好，多了就会沉重。帽带似乎可以省去，老年人只要简便就可以了。

　　脑后为风门穴[1]，脊梁第三节为肺俞穴，易于受风。办风兜如毡雨帽以遮护之。不必定用毡制，夹层绸制亦可。缀以带二，缚于颔下。或小钮作扣，并得密遮两耳。家常出入，微觉有风，即携以随身，兜于帽外。瞿佑《诗话》云[2]："元废宋故宫为寺，西僧皆戴红兜[3]。"盖亦用以障风者。

【注释】

[1] 脑后：当为风府、风池穴。风府穴位于人体项部，在枕后区，当后发际正中直上一寸，枕外隆凸直下，两侧斜方肌之间凹陷处。风池穴在头额后面大筋的两旁与耳平行处。风门穴·人体经穴名，一名热府，在脊柱第二椎下，两旁去脊各一寸五分。主治伤风、头痛、项强、胸背痛等。

[2] 瞿佑（1347—1433）：字宗吉，号存斋。钱塘（今浙江杭州）人。元末明初文学家。著有传奇小说《剪灯新话》。《诗话》：即《归田诗话》。

[3] 元废宋故宫为寺，西僧皆戴红兜：出自瞿佑《归田诗话·宋故宫》："先叔祖士衡《和杨廉夫宋故宫》诗云：'歌舞楼台拟汴州，可怜蛮触战蜗牛。临书玉枕雕檐静，行酒青衣屦帐愁。卷土自应从亶父，滔天谁复放驩兜。台空树老寒鸦集，落日白波江上秋。'廉夫喜其和'兜'字韵胜。盖廉夫诗用红兜字，元废宋宫为佛寺，西僧皆戴红兜帽也。然结句更遒健。"

【译文】

脑后是风府、风池穴，脊柱第三节是肺俞穴，容易受风。制作像毡雨

帽的风兜用来遮挡保护这些穴位。不一定要用毡来制作,用夹层的绸子
制作也可以。连缀上两条带子,绑在颌下。或者用小的纽扣扣住,还可
以把两个耳朵遮得严实。家居出入时,微微感觉有风,就随身携带,兜在
帽子外面。瞿佑的《归田诗话》里说:"元朝将宋朝宫殿废弃为寺院,西
方僧人都戴着红兜。"大概也是用来挡风的。

　　《周礼·天官·掌皮》:"共毳毛为毡①。"《唐书·黠戛
斯传》②:"诸下皆帽白毡。"《辽史》③:"臣僚戴毡冠④。"今
山左张秋镇所出毡帽,羊毛为之,即本于古。有质甚软者,
乍戴亦似与首相习,初寒最宜,渐寒镶以皮边,极寒添以皮
里。各制而酌用之。御冬之帽,殆无过此。

【注释】

①毳(cuì)毛:鸟兽所生细密之毛。

②《唐书·黠戛斯传》:即《新唐书·回鹘传下》中黠戛斯传,记载
　唐代西北黠戛斯民族状况。黠戛斯,即今柯尔克孜族的先民。

③《辽史》:为元朝脱脱等人所撰的纪传体史书,记载上自辽太祖耶
　律阿保机,下至辽天祚帝耶律延禧的辽代历史(907—1125),兼
　及耶律大石所建立之西辽历史。是中国历代官修正史"二十四
　史"之一。

④臣僚戴毡冠:出自《辽史·仪卫志二·国服》:"臣僚戴毡冠,金花
　为饰,或加珠玉翠毛,额后垂金花,织成夹带,中贮发一总。"

【译文】

　　《周礼·天官·掌皮》里记载:"把鸟兽的细毛聚合起来制成毡。"
《唐书·黠戛斯传》里记载:"各位部下都戴白毡制成的帽子。"《辽史》
里记载:"大臣幕僚都戴毡帽。"现在山东张秋镇所产的毡帽,用羊毛制

作,就是从古代毡帽学来的。有的质地非常软,刚刚戴上去似乎很适合头部,天刚开始冷的时候最适宜,逐渐寒冷后用皮镶边,特别寒冷的时候在里面添加皮里。各种制作方法都可根据情况考虑采用。抵御冬寒的帽子,大概没有超过这几种的。

幅巾能障风[1],亦能御寒。裁制之式,上圆称首,前齐眉贴额,额左右有带,系于脑后,其长覆及其肩背。巾上更戴皮帽亦可。又有截幅巾之半,缀于帽边下,似较简便。唐舆服制有所谓帷帽[2],此仿佛似之。《后汉书》云:"时人以幅巾为雅,用全幅皂而向后,不更着冠,但幅巾束首而已。"按:全幅不裁制,今俗妇人用之,古以为雅,今异宜也。

【注释】

①幅巾:古代男子以全幅细绢裹头的头巾。

②唐舆服制有所谓帷帽:《旧唐书·舆服志》:"永徽之后,皆用帷帽。"舆服制,贵族各阶层按等级使用车上的旗帜和穿戴服饰的制度。帷帽,周围垂网的帽子。唐时妇女通用,至宋代,男子远行亦用之。

【译文】

幅巾能挡风,也能御寒。裁制的样式,上面圆形和头部相称,前面和眉毛平齐,贴住前额,前额左右有带子,绑在脑后,它的长度可以覆盖到肩背部。幅巾外也可以再戴上皮帽。又有的截去幅巾的一半,连缀在帽边下,似乎比较简便。唐朝舆服制里有所谓帷帽,好像与这个相似。《后汉书》里说:"当时的人认为戴幅巾为儒雅,用全幅的黑色头巾向后遮盖,不再戴帽子,只用头巾包住头部就可以。"按:整个幅巾不用裁制,现在的风俗妇人使用它,古代的人认为儒雅,现在不适合了。

乍凉时需夹层小帽，亦必有边者。边须软，令随手可折，则或高或下，方能称意。又有无边小帽，按：《蜀志》："王衍晚年，俗竞为小帽，仅覆其顶，俯首即坠，谓之危脑帽，衍以为不祥，禁之①。"今小帽无边者，盖亦类是。

【注释】

①"王衍晚年"几句：出自《新五代史·前蜀世家》："蜀人富而喜遨，当王氏晚年，俗竞为小帽，仅覆其顶，俯首即堕，谓之'危脑帽'。衍以为不祥，禁之。而衍好戴大帽，每微服出游民间，民间以大帽识之，因令国中皆戴大帽。"王衍（256—311），字夷甫。琅邪临沂（今属山东）人。曾任尚书令等要职，官至太尉。专好玄言，喜谈老庄，崇尚浮华放诞，为当时名士之首。王衍工书法，尤擅行书，《宣和书谱》有其作品《尊夫人帖》。

【译文】

突然变冷的时候需要戴夹层小帽，也是必须有边的。边必须柔软，使随手可以折叠，则或高或低可以任意调节，才可以称心如意。又有没有边的小帽，按：《蜀志》里记载："王衍晚年的时候，世俗竞相制作小帽，仅覆盖住头顶，一低头小帽就坠落，叫危脑帽，王衍认为这样的帽子不吉利，就禁止人们制作。"现在没有边的小帽，大概和它相类似。

梁有空顶帽，隋有半头帻①。今儿童帽箍，大抵似之。虚其顶以达阳气，式最善。每见老年，仿其式以作睡帽，窃意春秋时家常戴之，美观不足，适意有余。

【注释】

①帻（zé）：古代的头巾。

【译文】

梁代有空顶帽，隋朝有半头帻。现在儿童的帽箍，大致和这些相似。把头顶部放空用来宣达阳气，这个样式最好。常常见到老人，仿照这个样式制作睡帽，我认为春秋时在家里常戴着它，虽然不太美观，但非常舒适。

带

【题解】

本篇介绍老年人腰带的制作与使用。

人体腹腔内的脏器时刻都在运动，如果腰带过紧，脏器受挤压，血液循环受到抑制，就会导致消化不良、食欲不振。所以腰带宽窄随意，只要使衣服不散漫、腰部宽松、营卫通行、胸膈舒畅即可。腰带上可以佩戴小囊，平常要用的小东西，如牙签、挖耳勺、擦手巾等都可以放入囊中以备不时之需。

带之设，所以约束其服，有宽有狭，饰以金银犀玉，不一其制，老年但取服不散漫而已。用径寸大圈，玉与铜俱可，以皂色绸半幅，一头缝住圈上，围于腰；一头穿入圈内，宽紧任意勒之，即将带头压定腰旁，既无结束之劳，又得解脱之便。

【译文】

带子的设置，主要用来约束住衣服，有宽有窄，上面用金银、犀角、玉佩装饰，它的形制没有一定之规，老年人只要使衣服不散乱就可以。用直径为一寸大的圆圈形物品，玉和铜都可以，用半幅黑色绸子，一头缝在圈上，围在腰间；一头穿进圈内，宽紧可以随意勒拽，勒好之后把带头压在腰旁，既没有系结的繁琐，解开脱下也很方便。

有用钩子联络者,不劳结束,似亦甚便,《吴书》所谓钩络带类是①;但腰间宽紧,惟意所适,有时而异。钩子虽可作宽紧两三层,终难恰当,未为适意之用。

【注释】

①《吴书》:属于二十四史之一《三国志》中的一部分。《三国志》全书六十五卷,《吴书》二十卷,《魏书》三十卷,《蜀书》十五卷。西晋陈寿撰。陈寿(233—297),字承祚。巴西郡安汉县(今四川南充)人。三国时蜀汉及西晋时著名史学家。陈寿的纪传体史学巨著《三国志》完整地记叙了自汉末至晋初近百年间中国由分裂走向统一的历史全貌,与《史记》《汉书》《后汉书》并称“前四史”。钩络带:出自《三国志·吴书·诸葛恪传》:“先是,童谣曰:‘诸葛恪,芦苇单衣篾钩落,于何相求成子阁。’成子阁者,反语石子冈也。建业南有长陵,名曰石子冈,葬者依焉。钩落者,校饰革带,世谓之钩络带。恪果以苇席裹其身而篾束其腰,投之于此冈。”

【译文】

有的带子用钩子左右两边连接起来,就不用系结,好像也很方便,《吴书》所谓的钩络带和这个类似;但腰间的宽紧,只能根据自己的感觉调节,有时候需要不尽相同。钩子虽然可以做成宽紧两三层,但始终难以恰当,使用起来不能十分适意。

古人轻裘缓带,缓者宽也。若紧紧束缚,未免腰间拘板。少壮整饬仪容,必紧束垂绅①,方为合度。老年家居,宜缓其带,则营卫流行②,胸膈兼能舒畅。《南华经》曰:“忘腰,带之适也③。”又放翁诗云:“宽腰午饷余④。”

【注释】

①垂绅：大带下垂。

②营卫：中医学名词。营，指由饮食中吸收的营养物质，有生化血液、营养周身的作用。卫，指人体抗御病邪侵入的机能。

③忘腰，带之适也：出自《庄子·达生》："忘足，履之适也；忘腰，带之适也；知忘是非，心之适也；不内变，不外从，事会之适也。"

④宽腰午饷余：出自陆游《杂赋》："栉发晨兴后，宽腰午饷余。讲明穷理学，雠校养生书。倚杖听啼鸟，临池看戏鱼。怡然又终日，底事解愁予？"

【译文】

古人穿轻便的皮衣，系松缓的带子，缓是宽的意思。如果紧紧地束缚，未免使腰部拘谨板滞。年轻人装饰自己的仪容，必定紧紧约束，垂下绅带，才符合恭敬有礼的规范。老年人居家时，应该让衣带宽松一点，营卫才能顺利流通，胸膈也能舒畅。《南华经》说："忘记腰，腰带就会舒适。"还有陆游的诗说："宽腰午饷余。"

或制腰束以代带，广约四五寸，作夹层者二，缉其下缝，开其上口，并可代囊。围于服外，密缀钮扣，以约束之。《记·玉藻》曰："大夫大带四寸。"注："谓广之度也。"然则古有带广四寸者。腰束如之，似亦可称大带。

【译文】

有的制作腰束来代替腰带，宽约四五寸，做两个夹层，把下口缝合，打开上口，这种腰带还可以代替囊袋的作用。围在衣服的外面，密密地缝上钮扣，用来约束腰部。《礼记·玉藻》说："大夫的大带宽四寸。"注："这里指宽的尺度。"如此看来，那么古代腰带有四寸宽的。腰束按这个标准做，似乎也可以称为大带了。

带可结佩。古人佩觽佩砺①，咸资于用。老年无须此，可佩小囊，或要事善忘，书而纳于中，以备省览；再则剔齿签与取耳具，一时欲用，等于急需，亦必囊贮；更擦手有巾，用绨及用绸、用皮②，随时异宜，俱佩于带。老年一物不周，遂觉不适，故小节亦必加详。

【注释】

①觽（xī）：古代一种解结的锥子，用骨、玉等制成。砺：磨刀石。

②绨（chī）：细葛布。

【译文】

带子上可以装饰一些佩饰。古人佩戴觽和砺，都是为了使用方便。老年人不需要佩戴这些东西，但可以佩戴一个小囊，如果有重要的事情容易忘记，可以写在纸上，放入囊中，以备及时看到；再则牙签和挖耳勺之类的东西，一时间想要使用，跟急需没什么两样，也应该收藏在囊内；更有擦手用的毛巾，用绨、用绸、用皮制作，随时令的不同更换，这些都装入囊内。老年人一件东西没有备齐，就会感到不适，所以一些小的细节也应该详加注意。

袜

【题解】

本篇介绍袜子的制作。

作者特别指出，足部四时宜暖，肝、脾、肾三阴经起于足，从足走腹，为了温煦阴经经脉，保护足部健康，即使盛夏也要穿袜子。古语说"人老足先衰"，袜子的选择对于老年人养生有着重要意义。袜子以宽长为佳，袜内可以装入一些药材，用以治疗一些脚部的疾病。比如袜内放入木瓜治转筋，放入肉桂、花椒防冻疮，放入樟脑治脚气等。

现代老年人应该选择羊毛或纯棉质地的袜子,且袜口要尽量宽松,以使脚踝部的血液循环通畅,防止袜口影响静脉血向心脏回流而增加心脏负担。

　　袜以细针密行,则絮坚实,虽平匀观美,适足未也。须绸里布面,夹层制就,翻入或绵或絮,方为和软适足。又乐天诗云:"老遣宽裁袜①。"盖不特脱着取便,宽则倍加温暖耳。其长宜过膝寸许,使膝有盖护,可不另办护膝。护膝亦曰蔽膝。《内经》曰:"膝者筋之府②。"不可着冷,以致筋挛筋转之患。

【注释】

①老遣宽裁袜:意思是老人休闲的时候要穿宽大的袜子。出自白居易《自咏》:"细故随缘尽,衰形具体微。斗闲僧尚闹,较瘦鹤犹肥。老遣宽裁袜,寒教厚絮衣。马从衔草骤,鸡任啄笼飞。只要天和在,无令物性违。自余君莫问,何是复何非。"

②膝者筋之府:出自《黄帝内经·素问·脉要精微论》:"膝者,筋之府,屈伸不能,行则偻附,筋将惫矣。"

【译文】

　　袜子用细针缝制,行行紧密,絮就会坚实,虽然外观上匀称美观,但还没有达到让脚舒适的要求。一定要里面用绸子,外面用棉布,制作成双层,翻开在里面放上绵或絮,这样才能柔软舒适。白居易写诗说:"老遣宽裁袜。"因为这样不仅穿、脱方便,袜子宽大还会倍加温暖。它的长度应该超过膝盖一寸左右,使膝盖有遮护,就可以不用再做护膝了。护膝也叫蔽膝。《黄帝内经》说:"膝盖是筋汇聚之处。"膝盖不能受凉,受凉就会导致痉挛筋转的毛病。

绒袜颇暖,出陕西省者佳。择其质极软滑者,但大小未必恰当,岂能与足帖然? 且上口薄,不足护其膝,初冬可着。或购宽大者,缉以皮里,则能增其暖,膝亦可护。

【译文】

绒袜比较暖和,陕西出的最好。选择质地非常软滑的,但是大小不一定恰当,又怎么能刚好适合自己的脚呢? 而且上口单薄,不足以护住膝盖,初冬时可以穿。或者购买宽大的,缝上皮里,这样就能增加温暖,膝盖也可以保护好。

有连裤袜,于裤脚下,照袜式裁制,絮薄装之,既着外仍加袜,不特暖胜于常,袜以内亦无裤脚堆折之弊。

【译义】

有一种连裤袜,在裤脚下,按照袜子的样式裁制,把薄絮装进袜内,穿上连裤袜外再穿上袜子,不仅比平常袜子温暖,袜子里面也没有裤脚堆折的弊端。

《内经》曰:"阴脉集于足下,而聚于足心①。"谓经脉之行,三阴皆起于足②。所以盛夏即穿厚袜,亦非热不可耐,此其验也。故两足四时宜暖。《云笈七签》有"秋宜冻足"之说,不解何义。至夏穿絮袜,自必作热,用麻片捶熟,实之即妥,不必他求也。或天气烦热,单与夹袜,俱可暂穿。按:袜制见商代曰角袜,两幅相承,中心系带。今穿单、夹袜亦需带系乃不下坠。老年只于袜口后,缀一小钮以扣之,可免束缚之痕。

【注释】

①阴脉集于足下,而聚于足心:出自《黄帝内经·素问·厥论》:"岐
　伯曰:阳气起于足五指之表,阴脉者,集于足下,而聚于足心。故
　阳气盛则足下热也。"

②三阴:此指足太阴脾经、足少阴肾经、足厥阴肝经。

【译文】

《黄帝内经》说:"阴经经脉集中于脚下,而聚合在脚心。"说的是经
脉的循行,足三阴经都起于足。所以盛夏时穿上厚的袜子,也不会觉得
热不可耐,这就是足三阴经起于足的验证。所以一年四季,两脚都应该
保持暖和。《云笈七签》里有"秋天应该冻脚"的说法,不知道是什么意
思。到了夏天穿棉絮袜,自然一定会发热,把捶透的麻片放入袜中就可
以,不用再想别的办法。如果天气炎热,单袜或双层夹袜都可以短时穿
上。按:袜子的制作在商代叫角袜,两块布相连,中间系上带子。现在穿
的单、夹袜子也需要系上带子才不会下坠。老年人只要在袜口后面缝上
一个小纽扣用来扣住,可以避免束缚太紧造成的痕迹。

　　袜内将木瓜曝研①,和絮装入,治腿转筋。再则袜底先
铺薄絮,以花椒、肉桂研末渗入,然后缉就,乍寒时即穿之,
可预杜冻疮作患。或用樟脑,可治脚气。陶弘景曰②:"腿患
转筋时,但呼木瓜名,及书土作'木瓜'字皆验。"此类乎祝
由③,存其说可耳。

【注释】

①木瓜:此指皱皮木瓜。归肝、脾经。平肝舒筋,和胃化湿。用于湿
　痹拘挛、腰膝关节酸重疼痛、吐泻转筋、脚气水肿。曝:晒干。研:
　研末。

②陶弘景(456—536):字通明,号华阳隐居,卒谥贞白先生。丹阳

秣陵（今江苏南京）人。南朝梁时著名的医药家、炼丹家、文学家，人称"山中宰相"。道教茅山派代表人物之一。曾整理古代的《神农本草经》，并增收魏晋间名医所用新药，成《本草经集注》七卷。

③祝由：古代以祝祷符咒治病的方术。

【译文】

把木瓜碾成末，混合棉絮一起装入袜子内，治疗腿部肌肉痉挛。还可以在袜底铺上薄的棉絮，再把花椒、肉桂碾成粉末渗入里面，然后缝合，天气突然变冷时马上穿上它，可以预防冻疮发病。或者用樟脑，可以治疗脚气。陶弘景说："腿部肌肉痉挛的时候，只要呼叫木瓜的名称，以及在地上写'木瓜'二字，就可以缓解痉挛。"这和祝由术相类似，可以保留这种说法。

袜外加套，上及于股，所谓套裤。本属马上所用，取其下体紧密。家居办此，亦颇适于体。可单可夹，可绵可皮，随天时之寒暖，作套外之加减。

【译文】

袜子外面加上套，上到大腿部位，这是所谓的套裤。本来属于骑马穿用的，取其使下身紧密的优点。居家时置办这种套裤，也较为适合身体。可以做单层，也可以做夹层，可以用绵，也可以用皮，随天气的冷暖变化，在袜外作增减。

袜以内更衬单袜，其长必与加外袜等，半截者不堪用。冬月有以羊毛捻线编就，铺中现成售者，亦颇称足，而暖如穿皮。里袜则无藉此。

【译文】

袜子内再衬上单袜,它的长度必须和加在外面的袜子的长度相等,半截长度的不要使用。冬天有用羊毛捻线编织成的单袜,店铺里现成出售的,也比较合脚,而且暖和得像穿皮袜一样。里袜就不用这种方法制作了。

鞋

【题解】

本篇介绍了老年人选择鞋的要求。

作者认为老年人的鞋底应该平坦,鞋面可以任意制作,用毡制作的鞋底最好,皮制的鞋底质性坚重,不适合老年人。暑天天气炎热可以暂时穿凉鞋,但鞋底薄而松,湿气容易透入。冬天脚冷,不要用火烘,盘腿端坐是温暖足部的最好方法。

养生先养脚,双脚是人体的末梢,所需要的血液压强大,而且脚部的皮下脂肪较薄,保温作用差,所以鞋子的保暖就至关重要。老年人冬季最好穿保暖的棉鞋;夏季穿通透性较好的鞋子,而不穿凉鞋等使双脚暴露于外的鞋子。

鞋即履也,舄也①。《古今注》曰:"以木置履底,干腊不畏泥湿②。"《辍耕录》曰③:"舄本鹊字,舄象取诸鹊,欲人行步知方也④,今通谓之鞋。"鞋之适足,全系乎底,底必平坦,少弯即碍趾。鞋面则任意为之。乐天尝作飞云履,黑绫为质,素纱作云朵,亦创制也。

【注释】

①舄(xì):指鞋。

②干腊：干燥不湿。

③《辍耕录》：又名《南村辍耕录》，陶宗仪著。是有关元朝历史事件的札记。陶宗仪（1320—?），字九成，号南村。黄岩（今浙江台州）人。元末明初文学家、史学家。自幼刻苦攻读，广览群书，学识渊博，工诗文，善书画。其著作有《南村诗集》《沧浪棹歌》《书史会要》等。

④知方：知道礼法。

【译文】

鞋就是履、舄。《古今注》说："把木头放在鞋底，鞋就干燥不怕湿泥。"《辍耕录》说："舄本来是鹊字，舄的形状取之于鹊，想让人走路知道礼法，现在都称为鞋。"鞋是否适脚，全在于底，底一定要平坦，有小小的弯曲就会妨碍脚趾。鞋面则可以任意制作。白居易曾经制作过飞云履，用黑色的绫子做底子，白色绉纱制作云朵，这也是一种创造。

用毡制底最佳，暑月仍可着，热不到脚底也。铺中所售布底及纸底，俱嫌坚实。家制布底亦佳。制法：底之向外一层，薄铺絮，再加布包，然后针缉①，则着地和软，且步不作声，极为称足。

【注释】

①缉（qī）：指一种针脚细密相连的缝纫法。

【译文】

用毡子做鞋底最好，暑天仍然可以穿，热不会传到脚底。店铺里卖的布底和纸底，都过于坚硬。家里制作的布底也很好。制法：鞋底最下面向外的一层，薄薄地铺一层棉絮，再用布包起来，然后用针密密缝合，这样踩地就柔软了，而且走路不会发出响声，非常适合脚。

底太薄,易透湿气。然薄犹可取,晴燥时穿之,颇轻软。若太厚,则坚重不堪穿。唐释清珙诗所谓"老年脚力不胜鞋"也[1]。底之下,有用皮托者,皮质滑,以大枣肉擦之,即涩滞,总不若不用尤妥。

【注释】

[1]释清珙(1272—1352):字石屋,俗姓温。常熟(今属江苏)人。元代高僧,临济宗第十九世禅师。元顺帝元统时住嘉兴当湖的福源寺,后退居湖州霞雾山。有《石屋山居诗》一卷。本文作者认为释清珙为唐人,或误。

【译文】

鞋底太薄,湿气容易透入。然而鞋底薄也有好处,晴天干燥的时候穿,比较轻松柔软。如果鞋底太厚,就坚硬沉重,不适合穿。唐朝释清珙诗里说的"老年脚力不胜鞋"就是这个意思。鞋底下面有的用皮托住,皮的质地光滑,用大枣肉擦,就会变得涩滞,但总不如不用皮更妥当。

《事物纪原》曰[1]:"草谓之屦,皮谓之履。"今外洋哈剌八,有底面纯以皮制,内地亦多售者,式颇雅,黄梅时潮湿,即居常可穿,非雨具也。然质性坚重,老年非宜。

【注释】

[1]《事物纪原》:宋高承编撰。本书专记事物原始之属,共十卷。高承,开封(今属河南)人。生平事迹不详。

【译文】

《事物纪原》说:"用草做的鞋叫屦,皮做的鞋叫履。"现在外国的哈剌八,有的鞋底和鞋面都用皮制作,国内销售的地方也很多,样式很美观,黄梅雨季时潮湿,则可以平常在家里穿,不是雨具。然而质地坚硬沉重,老年人不适合穿。

　　鞋取宽紧恰当。惟行远道,紧则便而捷。老年家居宜宽,使足与鞋相忘,方能稳适。《南华经》所谓"忘足,履之适"也①。古有履用带者,宽则不妨带系之。按:元舆服制:履有二带。带即所以绾履者②。

【注释】

①忘足,履之适:出自《庄子·达生》:"忘足,履之适也;忘腰,带之适也;知忘是非,心之适也;不内变,不外从,事会之适也。"

②绾(wǎn):长条形的东西盘绕起来打成结。

【译文】

　　鞋子要宽紧恰当。只有走远路时,紧的鞋方便轻捷。老年人居家时穿的鞋应该宽大些,使脚上有鞋却有无鞋的感觉,才能稳当舒适。《南华经》说:"忘了脚,鞋才会舒适。"说的就是这个意思。古代有系鞋带的鞋,如果宽了不妨用带子系住。按:元舆服制:履有二带。带子就是用来系鞋的。

　　冬月足冷,勿火烘,脱鞋跌坐,为暖足第一法。绵鞋亦当办,其式:鞋口上添两耳,可盖足面。又式:如半截靴,皮为里,愈宽大愈暖,鞋面以上不缝联,小钮作扣,则脱着便。

【译文】

　　冬天脚冷,不要烘火,脱掉鞋子,盘腿端坐,这是温暖足部的最好方法。绵鞋也应当置办,它的样式:鞋口上加两个鞋耳,可以覆盖足面。还有一种样式：像半截靴，里子用皮做，越宽大越暖，鞋面以上不缝合，用小纽作为扣子，脱鞋、穿鞋也就方便了。

　　陈桥草编凉鞋①，质甚轻，但底薄而松，湿气易透，暑天可暂着。有棕结者，棕性不受湿，梅雨天最宜。黄山谷诗云②："桐帽棕鞋称老夫③。"又张安国诗云④："编棕织蒲绳作底，轻凉坚密稳称趾⑤。"俱实录也。

【注释】

①陈桥草编凉鞋：陈桥地区生产的一种蒲草编的鞋，明清很有名。陈桥，在今上海。

②黄山谷：即黄庭坚（1045—1105），字鲁直，号山谷道人、涪翁。分宁（今江西修水）人。其诗、书、画号称"三绝"，与苏东坡齐名，人称"苏黄"。又工文章，擅长诗歌，为江西诗派之宗。

③桐帽棕鞋称老夫：意思是桐帽棕鞋最称我这个老人的心意。出自黄庭坚《次韵子瞻以红带寄王宣义》："参军但有四立壁，初无临江千木奴。白头不是折腰具，桐帽棕鞋称老夫。沧江鸥鹭野心性，阴壑虎豹雄牙须。鹔鹴作裘初服在，猩血染带邻翁无。昨来杜鹃劝归去，更待把酒听提壶。当今人材不乏使，天上二老须人扶。儿无饱饭尚勤书，妇无复裈且着襦。社瓮可漉溪可渔，更问黄鸡肥与癯。林间醉着人伐木，犹梦官下闻追呼。万钉围腰莫爱渠，富贵安能润黄垆。"桐帽，以桐木为骨子做成的幞头。幞头，相传始于北周，用软帛垂脚，至隋始以桐木为骨子，使顶高起成形，唐以后沿用之。

④张安国：即张孝祥（1132—1170），字安国，别号于湖居士。历阳乌江（今安徽和县乌江镇）人。南宋著名词人、书法家。张孝祥

善诗文,尤工词,风格宏伟豪放,为"豪放派"代表作家。

⑤编棕织蒲绳作底,轻凉坚密稳称趾:意思是把棕丝和蒲草编织成绳再做成鞋底,轻快、凉爽、坚固、密闭、平稳,很适合足趾。出自张孝祥《黄升卿送棕鞋》:"编棕织蒲绳作底,轻凉坚密稳称趾。帝庭无复梦丝绚,上客还同觊珠履。我家江南山水窟,日日行山劳屐齿。感君投赠欲别时,布袜青鞋从此始。亨衢知子方着脚,直上云霄三万里。泰阶历尽却归来,赤舄一双应几几。"

【译文】

陈桥草编的凉鞋,质地很轻,但是鞋底薄而松,湿气容易透入,暑天可以暂时穿着。有用棕绳编织成的凉鞋,棕性不容易受湿,梅雨天最适宜。黄庭坚诗说:"桐帽棕鞋称老夫。"另外张安国诗说:"编棕织蒲绳作底,轻凉坚密稳称趾。"这些都是实在的记录。

制鞋有纯用绵者,绵捻为条,染以色,面底俱以绵编,式似粗俗,然和软而暖,胜于他制,卧室中穿之最宜,趺坐亦稳帖,东坡诗所谓"便于盘坐作跏趺"也①。又《本草》曰:"以糯稻秆藉靴鞋②,暖足,去寒湿气。"

【注释】

①便于盘坐作跏趺:出自苏轼《谢人惠云巾方舄二首》其二:"胡靴短靿格粗疏,古雅无如此样殊。妙手不劳盘作凤,轻身只欲化为凫。魏风褊俭堪羞葛,楚客豪华可笑珠。拟学梁家名解脱,便于禅坐作跏趺。"盘坐,也作"禅作"。

②糯稻:米粒富于黏性的稻。藉:垫。

【译文】

做鞋有完全用绵的,把绵捻成条状,染上颜色,鞋底鞋面都用绵编,样式好像很粗俗,却柔软而暖和,比其他制作方法更好,在卧室里穿最适合,盘腿端坐时穿上也很妥帖,苏东坡诗里所谓"便于盘坐作跏趺"就是指这种情况。另外《本草》记载:"用糯稻秆垫靴鞋的底,温暖足部,祛除寒湿之气。"

　　暑天方出浴,两足尚余湿气,或办拖鞋,其式有两旁无后跟,鞋尖亦留空隙以通气。着少顷,即宜单袜裹足,毋令太凉。

【译文】

　　暑天洗澡刚刚出浴,两只脚还有湿气,有的人制作拖鞋,它的样式有两旁而没有后跟,鞋尖也留有空隙用来通气。穿一会儿,就应该用单层的袜子裹住脚,不要让脚受凉。

杂器

【题解】

　　本篇介绍了眼镜、太平车、美人拳、搔背爬、唾壶、暖手物、风轮、暖壶、棕拂子等老年人常用的物品。这些常用物品的制作,其中不少现在还能见到,如果有条件也不妨自己动手制作。

　　眼镜为老年必需。《蔗庵漫录》曰[①]:其制前明中叶传自西洋,名叆叇[②]。中微凸,为老花镜。玻璃损目,须用晶者。光分远近,看书作字,各有其宜,以凸之高下别之。晶亦不一,晴明时取茶晶、墨晶,阴雨及灯下,取水晶、银晶。若壮年即用以养目,目光至老不减。中凹者为近视镜。

【注释】

①《蔗庵漫录》：作者不详。

②瞹𬯀（ài dài）：眼镜。

【译文】

眼镜是老年人的必需品。《蔗庵漫录》说：眼镜的制造方法，是明代中期从西洋传来的，名叫瞹𬯀。镜片中间微微凸起的，是老花镜。玻璃镜片损伤眼睛，要用水晶材料制作才好。镜片的光有远近之分，看书写字，各有所宜，以镜片凸出部位的厚薄来区别。水晶的材料也不一样，晴朗明亮的时候用茶晶、墨晶，阴雨天气和灯光下，用水晶、银晶。如果青壮年使用这种眼镜，就可以保护眼睛，视力到老也不会减退。中间凹陷的是近视眼镜。

骨节作酸，有按摩之具曰太平车。或玉石，或檀木，琢为珠，人径寸而匾如算盘珠式①，可五可六，钻小孔贯以铁条，折条两头合之，连以短柄，使手可执。酸痛处，令人执柄挼捺②，珠动如车轮，故曰太平车。闻喇嘛治病，有推拿法，此亦其具也。

【注释】

①匾：同"扁"。

②挼捺（ruó nà）：按揉。

【译文】

关节酸疼，有一种按摩的工具叫太平车。或用玉石，或用檀木，雕琢成圆珠的样式，直径一寸而扁圆如算盘珠一样，可以用五颗，也可以用六颗，中间钻个小孔，用铁条贯穿起来，再把两端折回合拢，用短柄连接起来，使手可以拿住短柄。有酸疼的地方，可以让人拿住短柄按揉痛处，珠子像车轮一样滚动，所以叫太平车。听说喇嘛治病，有推拿法，这也是他们用的工具。

捶背以手，轻重不能调，制小囊，絮实之，如莲房，凡二，缀以柄，微弯，似莲房带柄者，令人执而捶之，轻软称意，名美人拳。或自己手执，反肘可捶，亦便。

【译文】

用手捶背，轻重自己不能控制，可以制作小囊，用棉絮填实，像莲房一样，制作两个，安上柄，柄微微弯曲，整个像带柄的莲房一样，让人拿着捶打酸疼处，轻软适合，名叫美人拳。或者自己拿着，反肘也可以捶打，也很方便。

隐背，俗名搔背爬，唐李泌取松樛枝作隐背是也①。制以象牙或犀角，雕作小兜扇式，边薄如爪，柄长尺余。凡手不能到，持此搔之，最为快意。有以穿山甲制者，可搔癣疥，能解毒。

【注释】

①李泌（722—789）：字长源。京兆（今陕西西安）人。中唐名相。为权贵所嫉，常以智免。樛（jiū）枝：向下弯曲的树枝。

【译文】

隐背，俗名叫搔背爬，唐朝李泌取弯曲的松枝做的隐背就是这个。用象牙或犀角制作，雕成小兜扇的样式，边缘薄得像指甲，柄一尺多长。凡是手不能触到的地方，拿隐背去搔，非常舒服。有用穿山甲做成的，可以搔癣疥，还能解毒。

　　《西京杂记》①："广川王发魏襄王冢，得玉唾壶。"此唾壶之始也。今家常或瓷或锡，可以多备，随处陈设。至寝时，枕旁尤要。偶尔欲唾，非此不可。有谓远唾不如近唾，近唾不如不唾，此养生家之说。《黄氏日抄》曰②："鬼畏唾。"愚谓唾非可畏，盖人之阳气，唾必着力发泄之，阳气所薄，故畏耳。或有此理。养生贵乎不唾，正恐发泄阳气也。

【注释】

①《西京杂记》：据传为汉代刘歆著，东晋葛洪辑抄。古代笔记小说集，杂记西汉史事，也有许多遗闻轶事。

②《黄氏日抄》：又名《东发日抄》。南宋黄震撰。共九十七卷，今本第八十一卷、八十九卷已散佚。是研究经史、诸子的随笔札记，满含睿语哲理，对古书辨伪功力至深。黄震（1213—1280），字东发，学者称於越先生。慈溪（今属浙江）人。南宋思想家。

【译文】

《西京杂记》里说："广川王挖魏襄王坟墓，得到玉唾壶。"这是最早的唾壶。现在家庭里常用的唾壶以瓷或锡制造，可以多准备几个，随处摆设。到了就寝的时候，枕头旁边尤其要放置一个。偶尔想吐痰，非用这个不可。有人说唾得远不如唾得近，唾得近不如不唾，这是养生家的说法。《黄氏日抄》里说："鬼神畏惧唾液。"我认为并不是唾液可怕，而是吐出唾液，必定要用力发泄阳气，阳气逼迫，所以鬼畏惧了。或许有这种道理吧。养生家主张不唾，正是害怕发泄阳气的缘故。

　　冬寒频以炉火烘手，必致十指燥裂。须银制暖手，大如鹅卵，质极薄，开小孔，注水令满，螺旋式为盖，使不渗漏。投滚水内，有顷取出暖手，不离袖则暖可永日。又有玉琢如卵，手握得暖气，即温和不断。

【译文】

冬天寒冷，频频用炉火烘手，必然导致十指燥裂。要用银制品暖手，像鹅卵大小，质地非常薄，开一个小孔，把它注满水，用螺旋式的盖子盖上，使它不渗漏。投入滚水中，一会儿取出来暖手，不拿出袖子就可以温暖一整天。又有把玉雕琢成鸡卵大小，用手握住，得到暖气，终日温和不会间断。

暑天室有热气，非风不驱。办风轮如纺车式，高倍之，中有转轴，四面插木板扇五六片，令人举柄摇动，满室风生，顿除热气，特不可以身当之耳。《三才图会》谓军器中有用此置地窖内扇扬石灰者。

【译文】

暑天室内有热气，不用风不能驱除。做个像纺织车样式的风轮，高度是纺织车的两倍，中间有转动轴，四面插入五六片木板扇，让人举着柄摇动，整个屋子都会有风，顿时除去热气，只是不可以让身体对着风轮吹。《三才图会》里说，军队中有用风轮放在地窖里扇扬石灰的。

冬用暖锅，杂置食物为最便。世俗恒有之，但中间必分四五格，使诸物各得其味。或锡制碗，以铜架架起，下设小碟，盛烧酒燃火暖之。

【译文】

冬天用暖锅，杂放食物最方便。民间常有这种暖锅，但中间必须分成四五格,使各种物品都保持自己的味道。有的用锡制成碗,用铜架架起来,下面放个小碟子,盛些烧酒,用火点燃,给碗加热。

　　深夜偶索汤饮,猝不能办,预备暖壶,制以锡,外作布囊,厚装絮以囊之,纳诸木桶中,暖可竟夜。《博古图》有温酥壶①,如胆瓶式②,入滚水内化酥者。古用铜,今或用锡。借为暖汤之备,亦顷刻可俟。按:《颐生录》曰③:"凡器铜作盖者,气蒸为滴,食之发疮。"则用铜不如用锡,用锡更不如用瓷。

【注释】

①《博古图》:宋徽宗敕撰,王黼编纂。全称《宣和博古图》,宋代金石学著作。著录当时皇室在宣和殿所藏的自商至唐的铜器839件,集中了宋代所藏青铜器的精华。大观初年开始编纂,成于宣和五年(1123)之后。全书共三十卷。细分为鼎、尊等二十类。每类有总说,每器皆摹绘图像,勾勒铭文,并记录器物的尺寸、容量、重量等,或附有考证。王黼(1079—1126),原名王甫,字将明。开封祥符(今属河南)人。北宋末年宰相。按:据本书《引用书目》,作者所引用为黄长睿《博古图》,但黄长睿只有《博古图说》而无《博古图》。陈振孙《书录解题》曰:"《博古图说》十一卷,秘书郎郎昭武黄伯思长睿撰,凡诸器五十九品,其数五百二十七,印章十七品,其数四十五。长睿没于政和八年,其后修《博古图》颇采用之,而亦有删改。"据此,《宣和博古图》系以黄长睿《博古图说》为基础增修而成。故本书《引用书目》说《博古图说》,而正文则称《博古图》。

②胆瓶:颈长腹大,形如悬胆的花瓶。

③《颐生录》:全称《混俗颐生录》,宋刘词撰。全书分述了饮食、饮酒、患劳、患风、户内、禁忌等方面的养生原则与方法。刘词(891—955),

字好谦,谥号忠惠。唐末五代时元城(今河北大名)人。

【译文】

深夜偶尔想喝热水,一时间不能办到,可以预备一个暖壶,用锡制作,外面制作布囊,布囊内装上厚厚的棉絮,放入暖壶,然后把它放进木桶里,可以保暖一整夜。《博古图》里记载有温酥壶,像胆瓶的样式,把滚水倒入,可以化开酥油。古代用铜制作,现在有的用锡。借来保存暖汤,就可顷刻间得到。按《颐生录》说:"凡是器皿用铜做盖子的,水气蒸腾为水滴,喝了以后会发疮。"那么用铜不如用锡,用锡更不如用瓷了。

棕拂子①,以棕榈树叶擘作细丝,下连叶柄,即可手执。夏月把玩,以逐蚊蚋②,兼有清香,转觉雅于麈尾③。少陵有诗云:"不堪代白羽,有足驱苍蝇④。"山野销夏之具,亦不可少此。

【注释】

①拂子:古代用以掸拭尘埃和驱赶蚊蝇的器具。

②蚋(ruì):蚊类害虫。

③麈(zhǔ)尾:即拂尘。古人闲谈时执以驱虫、掸尘的一种工具。麈,指鹿一类的动物,其尾可做拂尘。

④不堪代白羽,有足驱苍蝇:意思是棕拂子不能代替白羽扇,但足以驱赶苍蝇。出自杜甫《棕拂子》:"棕拂且薄陋,岂知身效能。不堪代白羽,有足除苍蝇。荧荧金错刀,濯濯朱丝绳。非独颜色好,亦由顾盼称。"

【译文】

棕拂子,用棕榈树的叶子撕成细丝,下面连接叶柄,就可以用手拿。夏天把玩,用来驱逐蚊子,兼有清香味,反而觉得比麈尾更好。杜甫有诗说:"不堪代白羽,有足驱苍蝇。"在山野里避暑消夏,也少不了这件工具。

卷四

卧房

【题解】

本篇主要介绍卧室的设计要领。

作者认为卧室的设计不用华丽的装饰，简朴自然就行；除了一张床外，再加一张桌子、一个坐榻就足够了；老年人的卧房不要太大，应该住东面具有生气的房间；楼上能防湿气，老年人居住比较妥当；房间不要过于昏暗；冬天门窗上不能留一丝缝隙，不能让户外的寒风吹入室内；房门要尽量狭窄，仅容一个人出入即可；房顶要铺厚木板，这样长夏时可以隔热，严冬时可以御寒；长夏时，只可在早晨将窗户全部打开以流通空气，日出后即关闭，并且放下窗帘遮挡阳光，不让人进入室内以防生热气；北方之炕比较暖和，南方亦可效仿。

在作者生活的那个年代，防寒、防暑、防湿是很实际的问题，即便在物质文明高度发达的今天，这些问题也应该注意。卧室是每天起居的地方，所有的设计都应以获得安眠为目的，因此要做到光线柔和，整洁干净，防风，防潮。

室在旁曰房。《相宅经》曰①："室中央为《洛书》五黄②，

乃九宫尊位③,不敢当尊,故卧须旁室。"老年宜于东偏生
气之方,独房独卧,静则神安也。沈佺期诗云④:"了然究诸
品,弥觉静者安⑤。"房以内,除设床之所,能容一几一榻足矣。
房以外,令人伺候,亦择老年者,不耽酣睡,闻呼即应乃妥。

【注释】

①《相宅经》:风水著作。作者不详。

②《洛书》:传说大禹治水时在洛水神龟背上所得之图,其图为黑白
　　点构成,即戴九履一,左三右七,二四为肩,六八为足,以五居中,
　　五方白圈皆阳数,四隅黑点皆阴数。五黄:河图数中,五居中宫,
　　其性属土,土色黄,故以五黄称之。

③九宫:将天宫以井字划分乾宫、坎宫、艮宫、震宫、中宫、巽宫、离
　　宫、坤宫、兑宫九等分,在晚间从地上观天的七曜与星宿移动,可
　　知方向及季节等咨讯。

④沈佺期:字云卿。相州内黄(今属河南)人。与宋之问齐名,称
　　"沈宋"。明人辑有《沈佺期集》。

⑤了然究诸品,弥觉静者安:出自沈佺期《绍隆寺》:"吾从释迦久,
　　无上师涅槃。探道三十载,得道天南端。非胜适殊方,起喧世归
　　难。放弃乃良缘,世虑不曾干。香界萦北渚,花龛隐南峦。危昂阶
　　下石,演漾窗中澜。云盖看木秀,天空见藤盘。处俗勤宴坐,居贫
　　业行坛。试将有漏躯,聊作无生观。了然究诸品,弥觉静者安。"

【译文】

　　正房旁边的居室叫房。《相宅经》说:"室中央是《洛书》中五黄所在
的位置,是九宫的尊位,人不可住在当尊之位,所以必须选择旁室。"老
年人应当住在东边生发之气的方位,独室独卧,环境安静则心神安宁。
唐朝诗人沈佺期说:"了然究诸品,弥觉静者安。"卧室之内,除放床之
外,能容纳一张书几和一张便榻就足够了。伺候的人应住在外间,须选

择老年人，因为老年人不贪睡，听到叫声立即会应答，这样才妥当。

《易》言："君子洗心，以退藏于密①。"卧房为退藏之地，不可不密，冬月尤当加意。若窗若门，务使勿通风隙，窗阖处必有缝，纸密糊之。《青田秘记》曰②："卧房窗取偶，门取奇，合阴阳也。"故房门宜单扇，极窄，仅容一身出入，更悬毡幕，以隔内外。按《造门经》③："门之高低阔狭，随房大小方向，另制尺量之。"妄断祸福，此假阴阳而神其说，可勿泥。

【注释】

①君子洗心，以退藏于密：语本《周易·系辞》："圣人以此洗心，退藏于密。"洗心，洗涤心胸。比喻除去恶念或杂念。

②《青田秘记》：作者或为明刘基。刘基（1311—1375），字伯温，谥文成。处州青田（今浙江温州）人，故称刘青田。明洪武三年（1370）封诚意伯，人们又称他刘诚意。元末明初军事家、政治家、文学家，明朝开国元勋。刘基精通天文、兵法、数理等，尤以诗文见长。诗文古朴雄放，不乏抨击统治者腐朽、同情民间疾苦之作。著作均收入《诚意伯刘先生文集》。

③《造门经》：作者不详。

【译文】

《周易》说："君子洗涤心灵，而退藏于密室。"卧室是退藏的地方，不可以不密闭，冬天尤其应当注意。比如窗子或门户，务必使其没有透风的间隙，窗户关闭之处必定有缝隙，要用纸严实地糊住。《青田秘记》说："卧室的窗户数应为偶数，门应为奇数，符合阴阳之理。"所以卧室应该用单扇门，特别狭窄，仅容一个人出入即可，还要悬挂毡制门帘，将里外隔开。按：《造门经》说："门的高低宽窄，要依据房子的大小、方向而定，并用尺测定。"此属乱说祸福,借阴阳而神秘其说,不可拘泥这种说法。

卧房暗则能敛神聚气,此亦阴阳家之说。《易·随卦》之《象》辞曰:"君子以向晦入宴息①。"卧房必向晦而后入,本无取乎垲爽②。但老年人有时起居卧房,暗则又非白昼所宜,但勿宽大,宁取垲爽者③? 或窗外加帘,酌明暗而上下之也可。

【注释】

①向晦:傍晚。宴息:安息。

②垲(kǎi)爽:亦作"爽垲"。高爽干燥。垲,地势高而干燥。爽,明亮。

③宁:怎么不。

【译文】

卧室昏暗可以聚敛神气,这也是阴阳家的说法。《周易·随卦》的《象》辞说:"君子在傍晚休息。"卧室一定是傍晚才进去,本来没必要干燥明亮。但老年人有时起居于卧室,昏暗又不适宜白天,所以卧室只要不太宽大,怎么可以不高爽明亮呢? 也可以在窗外加窗帘,斟酌明暗而上下变动窗帘就行了。

房开北牖,疏棂作窗,夏为宜,冬则否,窗内须另制推板一层以塞之①。《诗·豳风》云:"塞向墐户②。"注曰:"向,北出牖也。"北为阴,阴为寒所从生,故塞以御之也。

【注释】

①推板:可以移动的隔板。

②塞向墐（jìn）户：出自《诗经·豳风·七月》。向，北窗。墐，用泥涂塞。户，单扇的门。

【译文】

卧室北面设置窗户，窗棂稀疏一些，适合夏天，冬天就不合适了，窗户内须另制一块隔板来挡住。《诗经·豳风》说："塞住北窗用泥涂塞单扇的门。"郑玄注说："向，是朝北的窗户。"北为阴面，阴面是产生寒气的地方，所以堵塞住以抵御寒气。

冬以板铺地平，诚善。入夏又嫌隔住地气，未免作热。置矮脚凳数张，凳面大三四尺，量房宽窄，铺满于中，即同地平板。夏月去凳，亦属两便。卧户与书室并宜之。

【译文】

冬天用木板把地铺平，这固然好。但入夏后又嫌阻隔地气，未免生热。设置几张矮脚凳，凳面三四尺大，测量卧室的宽窄后，铺满地上，就如同铺平的地板。夏天去掉凳子，冬夏两相方便。卧室与书房都可这样做。

《蠹海集》曰："春之气自下而升，故春色先于旷野；秋之气自上而降，故秋色先于高林。"寒气亦自上而降，故子后霜落时，寒必甚，气随霜下也。椽瓦疏漏①，必厚作顶板以御之。即长夏日色上逼，亦可隔绝热气。如板薄，仅足承尘而已，徒添鼠窟，以扰夜眠。

【注释】

①椽（chuán）：檩上架瓦的木条。

【译文】

《蠹海集》说:"春天的气从下向上升,所以春色先在旷野表现出来;秋天的气从上往下降,所以秋色先在高林表现出来。"寒气也是从上往下降,所以午夜子时后霜降时,必定更加寒冷,因为寒气随霜而下。如果卧室的椽瓦疏漏,必须做厚厚的顶板来抵御寒气。这样一来,即使长夏日光强烈,逼晒屋顶,也可以隔绝热气。如果顶板过薄,仅够承接灰尘而已,那就只会增加鼠洞,扰乱夜间睡眠。

窗户虽极紧密,难免针隙之漏,微风遂得潜入。北地御寒,纸糊遍室,则风始断绝,兼得尘飞不到,洁净爽目。老年卧房,可仿而为之,每岁初冬,必重糊一度。

【译文】

窗户虽然特别严密,也难免有针似的小缝隙,微风于是潜入卧室。北方地区御寒,屋内都糊上纸,风才不会进入屋子,而且灰尘也进不了屋子,使居室干净好看。老年人的卧室,可以效仿这种方法做,每年初冬,必须重新用纸将卧室糊一遍。

长夏日晒酷烈,及晚尚留热气,风即挟热而来,故卧房只宜清晨洞启窗户,以散竟夜之郁闷。日出后俱必密闭,窗外更下重帏遮隔,不透微光,并终日毋令人入,人气即致热也。盖热皆从外至,非内生耳。入寝时,但卷帏,亦勿开窗,枕簟胥含秋意①。

【注释】

①簟(diàn):竹席。

【译文】

长夏日光强烈,到了晚上还留存着热气,风就挟带着热气吹来,所以卧室只宜清晨大开门窗,来消散整夜的郁结浊气。日出后必须把门窗都密闭,窗外还要用多层帷幕遮挡,不让一点光线透入,并且整天不要让人进来,因为人气也可生热。因为热气都是从外而来,不是卧室内产生的。睡觉时,只把帷幕卷起来,也不要开窗户,这样枕头、竹席上就都蕴含着秋天的凉意了。

楼作卧房,能杜湿气。或谓梯级不便老年,华佗《导引论》曰①:"老年筋缩足疲,缓步阶级,以展舒之。"则登楼正可借以展舒。谚又有"寒暑不登楼"之说,天寒所畏者风耳,如风无漏隙,何不宜之有? 即盛夏但令窗外遮蔽深密,便无热气内侵,惟三面板隔者,木能生火也。按:《吴兴掌故》有销暑楼②,颜真卿题额③,则楼亦可销暑也。又韩偓诗云④:"寝楼西畔坐书堂⑤。"则楼宜寝,并可称寝楼。然少觉不适,暂迁楼下,讵曰非宜?

【注释】

① 《导引论》:假托华佗撰。

② 《吴兴掌故》:即《吴兴掌故集》,明徐献忠撰。分宦业、乡贤、游寓、著述、金石刻、艺文、名园、古迹、山墟、水利、风土、物产、杂考等类,但考订尚未详审。

③ 颜真卿(709—784):字清臣。京兆万年(今陕西西安)人。唐代中期杰出书法家。其正楷端庄雄伟,行书气势遒劲,创"颜体"楷书,对后世影响很大。与赵孟頫、柳公权、欧阳询并称为"楷书四大家"。又善诗文。宋人辑有《颜鲁公集》。题额:题写门楣或

匾额。

④韩偓：字致尧，一作致光，号玉山樵人。京兆万年（今陕西西安）
　人。唐代诗人。其诗多写艳情，称为"香奁体"。

⑤寝楼西畔坐书堂：出自韩偓《朝退书怀》："鹤披星冠羽客装，寝楼
　西畔坐书堂。山禽养久知人唤，窗竹芟多漏月光。粉壁不题新拙
　恶，小屏唯录古篇章。孜孜莫患劳心力，富国安民理道长。"

【译文】

　　楼上作卧室，能杜绝湿气。有人说楼梯对老年人不方便，华佗《导
引论》说："老年人筋痿足弱，缓缓地上下楼梯，以便舒展筋骨。"那么老
年人正可以借登楼舒展筋骨。俗语又有"寒暑不登楼"的说法，天寒时
所怕的是风，如果风无缝隙可入，又有什么不适宜的呢？即使盛夏时只
要将窗外遮蔽严实，就没有热气向内侵袭，只有三面都用木板阻隔的有
所不宜，因为木能生火。按：《吴兴掌故》记载有销暑楼，颜真卿题的匾
额，说明楼也可以消暑。韩偓诗又说："寝楼西畔坐书堂。"说明楼也适
宜作卧室，并且可称为寝楼。不过如果稍微觉得不舒适，就暂时迁住楼
下，怎能说不可以呢？

　　卧所一斗室足矣①。如地平铺板，不嫌高过于常，须去
地二尺许，令板下前后气通。入冬仍以板塞，南向微开小隙
而已。纵不及楼居，亦足以远湿气。

【注释】

　　①斗室：狭小的房间。

【译文】

　　卧室小小的就足够。如果在平地铺板，不要嫌其过高，须离地面二
尺左右，让板下前后通气。入冬仍用木板堵塞板下空隙，只向南开个小
缝隙就行了。即使不如在楼房居住，也足可以远离湿气。

北方作地炕^①，铺用大方砖，垫起四角，以通火气。室之北壁，外开火门，熏令少热，其暖已彻昼夜。设床作卧所，冬寒亦似春温，火气甚微，无伤于热。南方似亦可效。

【注释】

①地炕：又称火炕。北方人用土坯、大方砖或石板砌成的床。一般在室内的地上起灶，烧火做饭，烟火由火道通入炕下，利用余热取暖。比较讲究的人家，则在室内或室外掘一长方形的坑，于坑内砌灶，于地下引火至炕中专供取暖。不烧火时，坑上覆之以板。

【译文】

北方地区做地炕，用大方砖砌，垫起四角，中间通火气。卧室的北面墙壁外开火门，用火熏炙让地炕稍热，屋里暖气就可保持一整天。在这里设置床作为睡觉的地方，冬天寒冷时也像春天时一样温暖，火气甚小，不会因过热而损伤身体。南方似乎也可效仿。

床

【题解】

本篇介绍床的设计要点。

作者对床的设计要求主要有：床体要宽大，以防盛夏炎热；上盖顶板隔阻灰尘，下置床垫以防湿气，床靠墙放置时，用杉木板把墙和床隔开，以敛湿气。作者主要的目的在于预防寒、湿、热之邪侵袭人体。

现代生活中如何根据老年人的特点选择一张舒适的床，又有着更高的要求。比如老人脊柱功能常会退化，容易有腰肌劳损、腰椎间盘突出等疾病，这就要选择睡硬板床。如果床垫过软，体重的压迫会使床形成中间低、周围高的情况，腰椎继续承担身体的压力，造成腰部肌肉、韧带的收缩、紧张及痉挛，加重症状。床是生活中主要的卧具，它的适合与否直接关系到睡眠质量和身体的健康,老年人需要特别注意。

　　《记·内则》云:"安其寝处。"安之法,床为要。服虔《通俗文》曰:"八尺曰床。"故床必宽大,则盛夏热气不逼。上盖顶板,以隔尘灰。后与两旁,勿作虚栏,镶板高尺许,可遮护汗体。四脚下周围,板密镶之,旁开小门,隆冬置炉于中,令有微暖,或以物填塞,即冷气勿透。板须可装可卸,夏则卸去。床边上作抽屉一二,便于置物备用。

【译文】

　　《礼记·内则》说:"安卧在寝室。"安卧的准则,以床最为关键。服虔《通俗文》说:"八尺曰床。"所以床必须宽大,那么盛夏时热气就不能逼近。床上搭盖顶板,用来阻隔灰尘。床后边和两旁,不要制作虚栏,镶上人的一尺高的木板,可以遮护出了汗的身体。床的四个脚及周围,用木板紧密地镶上,旁边开个小门,严冬时将炉子放在床下,使床稍暖,或者用东西填塞,就不透冷气。木板必须可装可卸,夏天就卸去。床的旁边做一两个抽屉,便于安放需要的东西。

　　安床着壁,须杉木板隔之。杉质松,能敛湿气,若加油漆,湿气反凝于外。头卧处近壁,亦须板隔,否则壁土湿蒸,验之帐有霉气,人必受于不觉。《竹窗琐语》曰[1]:"黄梅时,以干栎炭置床下[2],堪收湿,晴燥即撤去,卧久令人病喑[3]。"

【注释】

①《竹窗琐语》:作者不详。

②栎(lì):亦称"麻栎",通称"柞树"。

③喑（yīn）：嗓子哑。

【译文】

如果挨着墙壁放床，必须用杉木板隔开。杉木质松，能收敛湿气，如果涂上油漆，湿气反而凝滞在木板外面了。如果头卧的地方靠近墙壁，也必须用木板隔开，否则墙壁湿气熏蒸，查验卧室就能发现帷幕上有因潮湿而致的霉气，这样人一定不知不觉中受到湿气的侵害。《竹窗琐语》说：“黄梅雨时，在床下放置干栎炭，可收敛湿气，晴天干燥时就撤去，因为用久了会使人得喑哑之病。”

床低则卧起俱便，陆放翁诗所谓“绿藤水纹穿矮床”也①。如砖地安床，恐有地风暗吹，及湿气上透，须办床垫，称床大小，高五六寸。其前宽二尺许，以为就寝伫足之所。今俗有所谓踏床者，床前另置矮凳，既有床垫，踏床可省。

【注释】

①绿藤水纹穿矮床：出自陆游《听琴》：“疏帘曲槛蘋风凉，细腰美人藕丝裳。绿藤水纹穿矮床，玉指纤纤弹履霜。高林莺啭日正长，幽涧泉鸣夜未央。哀思不怨和而庄，有齐淑女礼自防。世人但惑青楼倡，琵琶筝篪杂胡羌。试听一曲醒汝狂，文姬指法传中郎。”

【译文】

床低一点就会使起卧都方便，正如陆放翁诗所说的“绿藤水纹穿矮床”。如果在砖地上放床，恐怕有地面的风暗中吹来，以及湿气上透，所以必须置办床垫，床垫符合床的大小，五六寸高。床垫前面大约二尺宽左右的地方，作为就寝前的立足之地。现在民间有种所谓的踏床，是在床前另外放一张矮凳，既然有了床垫，踏床就不必使用了。

暖床之制，上有顶，下有垫，后及两旁，俱实板作门，三面镶密，纸糊其缝，设帐于内，更置幔遮于帐前^①，可谓深暖至矣。入夏则门亦可卸，不碍其为凉爽也。今俗所谓暖床，但作虚栏绕之，于暖之义奚取？

【注释】

①幔：以物蒙其上者曰幔。

【译文】

暖床的制作方法是，上面有顶，下面有垫，后面和两边都用实木板作门，三面都镶嵌严密，用纸糊住缝隙，在里边设置帷帐，再设置床幔遮在帐子的前面，就可以说最暖和了。入夏后就可把床门卸去，不妨碍凉爽。现在民间所谓的暖床，只在床周作虚栏，又哪里有暖的意思呢？

《说文》曰："簟，竹席也。"昌黎诗云"卷送八尺含风漪"是也^①。今以木榬方匡，或棕穿，或藤穿，通谓之簟。窃意温凉异候，床不得屡易，簟则不妨更换。夏宜棕穿者，取其疏；冬宜藤穿者，取其密。陕西有以牛皮绷若鼓，作冬月卧簟，尤能隔绝冷气。

【注释】

①卷送八尺含风漪：出自韩愈《郑群赠簟》："蕲州笛竹天下知，郑君所宝尤瑰奇。携来当昼不得卧，一府传看黄琉璃。体坚色净又藏节，尽眼凝滑无瑕疵。法曹贫贱众所易，腰腹空大何能为？自从五月困暑湿，如坐深甑遭蒸炊。手磨袖拂心语口，慢肤多汗真相宜。日暮归来独惆怅，有卖直欲倾家资。谁谓故人知我意？卷送八尺含风漪，呼奴扫地铺未了，光彩照耀惊童儿。青蝇侧翅蚤虱避，肃肃疑有清飙吹。倒身甘寝百疾愈，却愿天日恒炎曦。明珠

青玉不足报，赠子相好无时衰。"风漪，本指微风吹拂水面形成的波纹。后借指竹席。

【译文】

《说文解字》说："簟，就是竹席。"韩愈诗形容为"卷送八尺含风漪"。如今用木镶成方框，或者用棕丝穿连，或者用藤条穿连，都叫簟。我个人认为，气候温凉变化，床不能屡次更换，但竹席则不妨更换。夏天适用棕丝穿连的竹席，是取其结构稀疏；冬天适用藤条穿连的竹席，是取其结构紧密。陕西有用牛皮穿连的，紧绷如鼓，作为冬天的卧席，尤其能够隔绝冷气。

盛夏暂移床于室中央，四面空虚，即散烦热。楼作卧室者更妥。窗牖不可少开，使微风得入卧所。凡室有里外间者，则开户以通烦闷之气，户之外，又不嫌窗牖洞达矣。

【译文】

盛夏时暂时将床移到卧室中央，四面均有空间，就可散去烦热。用楼房作卧室则更为妥当。窗户不能开得过少，使微风能够进入卧室。凡卧室有里外间的，应开卧室之门消散烦闷之气，卧室的外边，窗户开得越大越好。

帐

【题解】

本篇主要介绍床帐的种类以及设置要点。

床帐主要有夏、冬两季的区别。夏季用轻纱制帐，且帐要高挂，主要用来防备蚊蝇虫蚤。冬月帐要低挂，设在大床之内，四周用布遮护，以增加温暖。除此之外，作者还介绍了纸帐、皂帐、虾须帘、壁帐、暖帐等类型的床帐。古人使用的床帐之丰富多彩可见一斑。

　　文中作者提到在帐中放置荷花,进而影响了睡眠。现代老年人也最好不要在卧室里放置花草,因为花草在夜间也进行呼吸作用,吸收氧气,释放二氧化碳,使屋内空气更糟。另外,花草散发出的浓郁香气也容易刺激神经,使老年人睡不安稳。

　　帐必与床称①。夏月轻纱制之,《齐东野语》云"纱之至轻者曰轻容"②,王建《宫词》云"缣罗不着爱轻容"是也③。又须量床面广狭作帐底如帐顶,布为之。帐下三面缝连,不但可以御蚊,凡诸虫蚤之类,亦无间得入。

【注释】

①称:搭配。

②《齐东野语》:周密撰。书中所记,包括宋元之交的朝廷大事,以及文人逸事、辞章考订、诗词杂话、文物鉴赏、志怪传奇、科学小品等,内容十分丰富,很多可补史籍之不足。周密(1232—1298),字公谨,号草窗,又号霄斋、蘋洲,晚年号弁阳老人、四水潜夫等。祖籍济南(今属山东),先祖因随宋高宗南渡,落籍吴兴(今浙江湖州),置业于弁山南。南宋词人、文学家。著述繁富,编有《绝妙好词》。其笔记体史学著作有《武林旧事》《齐东野语》《癸辛杂识》等,对保存宋代杭州京师风情及文艺、社会等史料贡献很大。

③王建:字仲初。许州颍川(今河南许昌)人。工乐府诗。有《宫词》百首,是研究唐代宫廷生活的重要材料。缣(jiān)罗不着爱轻容:王建《宫词》之九七:"缣罗不着索轻容,对面教人染褪红。衫子成来一遍出,今朝看处满园中。"

【译文】

帐子必须与床相称。夏天用轻纱制作，就是《齐东野语》说的"纱之至轻者曰轻容"、王建《宫词》中说的"缥罗不着爱轻容"中的"轻容"。还必须根据床面的宽窄制作如帐顶一般的帐底，用布做。将帐下的三面与帐底缝连起来，不但可以防御蚊子，而且凡如虫子跳蚤等，也没有缝隙能够进入帐内。

夏帐专在御蚊，其前两幅阖处①，正蚊潜入之径也。须以一幅作夹层五六寸，以一幅单层纳入，再加小纽二三，扣于帐外，则蚊不能曲折以入。《东方朔别传》曰②："蚊喜肉而恶烟。"禁其来，不若驱其去。捞水面浮萍曝干，加雄黄少许，烧烟熏室，可并帐外驱之。刘著诗云"雷声吼夜蚊"亦得免矣③。

【注释】

①幅：指做帐的布帛。

②《东方朔别传》：西汉时人根据东方朔本人或他人以东方朔为主创作的滑稽诙谐的"韵诵体"改编而成。《太平御览》多有征引。

③刘著：字鹏南。舒州皖城（今安徽潜山市）人。北宋政和末进士。善诗。雷声吼夜蚊：意思是夜蚊如雷声之吼。出自《渡辽》："身隔辽东渡，心怀冀北群。会归苏属国，却忆范将军。风阵横秋雁，雷声吼夜蚊。方言莫相笑，唐梵本殊分。"

【译文】

夏帐的作用专在防御蚊子，帐前面两幅合闭的地方，正是蚊子偷偷进入的途径。必须用一幅作五六寸长的夹层，用另一幅单层纳入其中，再加上二三个小纽扣，扣在帐外，那么蚊子就不能蜿蜒地进入帐内。《东方朔别传》说："蚊子喜欢肉味而厌恶烟味。"与其阻止其进来，不如驱赶其离开。捞起水面上的浮萍并将其晒干，添加少许雄黄，焚烧熏炙卧室，可以将帐外的蚊子也一起驱走。刘著诗中说的"雷声吼夜蚊"这种情况也就不会发生了。

　　纱帐须高广，范蔚宗诗所谓"修帐含秋阴"也①。有以细竹短竿，横挂帐中，安置衣帕为便②，冬月颇宜，夏则多一物，则增一物之热。至脚后可设小几，陈茗碗、瓶花、佛手柑等类③。有枕旁置末丽、夜来香者，香浓透脑，且易引虫蚁，须用小棕篮置之，悬于帐顶下。二花香有余，色不足，惟供晚赏。凡物丰此即啬彼，亦造物自然之理。

【注释】

① 范蔚宗：即范晔（398—445），字蔚宗。顺阳（今河南淅川）人。著有《后汉书》。修帐含秋阴：出自范晔《乐游应诏诗》："崇盛归朝阙，虚寂在川岑。山梁协孔性，黄屋非尧心。轩驾时未肃，文圃降照临。流云起行盖，晨风引銮音。原薄信平蔚，台涧备曾深。兰池清夏气，修帐含秋阴。遵渚攀蒙密，随山上岖嵚。睇目有极览，游情无近寻。闻道虽已积，年力互颓侵。探己谢丹黻，感事怀长林。"

② 帕：束发的头巾。

③ 茗碗：茶碗。佛手柑：佛手的果实。色泽金黄，香气浓郁，形状奇特似手。

【译文】

　　纱帐必须做得又高又宽，正如范蔚宗诗说"修帐含秋阴"。有人用细短竹竿横挂在帐中，安放衣服头巾比较方便，冬天比较适宜，夏天则多一件东西就多增加一份热气。至于脚后面，可以设置一张小矮桌，搁置茶碗、花瓶、佛手柑等。有人在枕旁放置茉莉花、夜来香，气味芳香浓郁透脑，而且容易吸引虫子蚂蚁，所以必须放在小棕篮内，悬挂在帐顶下面。这两种花香气有余，颜色不好，只适合晚上观赏。凡是事物这方面丰富则那方面就欠缺，这也是造物的自然规律。

予曾以荷花折置帐中，夜半后，瓣放香吐，辛烈之气，睡梦中触鼻惊醒，其透脑为患可知。因忆茂叔"香远益清"之说^①，真善于体物也。若移置帐外，能使隔帐香来，斯尤独绝，香浓故耳。

【注释】

①茂叔：即周敦颐（1017—1073），字茂叔，号濂溪。营道（今湖南道县）人。北宋著名哲学家，是学术界公认的理学派开山鼻祖。著有《太极图说》《通书》。香远益清：出自周敦颐《爱莲说》："予独爱莲之出淤泥而不染，濯清涟而不妖，中通外直，不蔓不枝，香远益清，亭亭净植，可远观而不可亵玩焉。"

【译文】

我曾经把荷花折来放在帐内，半夜后，花瓣绽放香气吐出，辛香浓烈之气使人在睡梦中触鼻惊醒，其透脑为患由此可见。因此回想起茂叔"香远越清"的说法，他真是一位善于体察物理的人。如果把荷花移放在帐外，就能使香气隔帐而来，这尤为绝妙，这是因为荷花辛香浓烈的缘故。

另有小帐之制，竹为骨，四方同于床，或弯环如弓样，或上方而窄、下方而宽，如覆斗样，《释名》所谓"斗帐"是也。

帐罩于外，大小称乎骨，随处可张，颇为轻便。又有扇帐、荷包帐，俱非居家便用，无取也。

【译文】

另外有小帐的制作方法，竹子做骨架，四四方方，同床的形状，或者弯曲成环像弓的形状，或者上方窄、下方宽，像倒覆的斗的形状，这就是《释名》所说的"斗帐"。帐子罩在骨架外面，大小与骨架相称，随处可以安置，甚为轻便。还有扇帐、荷包帐，都不方便居家之用，这里就不记录了。

冬月帐取低小，则暖气聚。以有骨子，小帐即设诸大床内。床之外，顶板覆其上，四面更以布作围，周匝亦如帐①。床大帐小，得围遮护，乃益其暖。若暖床三面镶板，竟设小帐于中，作围赘矣。

【注释】

①周匝：环绕一周。

【译文】

冬天帐要低小，暖气就会聚拢。因为有骨架，就可把小帐设置在大床之内。床的外面，上面盖上顶板，四面再用布作围，环绕一周也像帐一样。床大帐小，有围遮护，可以使床里更加温暖。如果是暖床三面都镶有木板，又在床中设置小帐，再作遮围就多余了。

纸可作帐，出江右①。大以丈计，名皮纸，密不漏气，冬得奇暖。或布作顶，少令通气。东坡诗："困眠得就纸帐暖②。"刘后村诗③："纸帐铁擎风雪夜④。"又元张昱诗⑤："隔枕不闻巫峡雨，绕床惟走剡溪云⑥。"或绘梅花于上，元陈泰诗⑦：

"梦回蕲竹生清寒，五月幻作梅花看⑧。"盖自宋元以来，前人赏此多矣。如有题咏⑨，并可即书于帐。

【注释】

①江右：指长江下游以西的地区。亦特指江西。

②困眠得就纸帐暖：出自苏轼《自金山放船至焦山》："金山楼观何耽耽，撞钟击鼓闻淮南。焦山何有有修竹，采薪汲水僧两三。云霾浪打人迹绝，时有沙户祈春蚕。我来金山更留宿，而此不到心怀惭。同游兴尽决独往，赋命穷薄轻江潭。清晨无风浪自涌，中流歌啸倚半酣。老僧下山惊客至，迎笑喜作巴人谈。自言久客忘乡井，只有弥勒为同龛。困眠得就纸帐暖，饱食未厌山蔬甘。山林饥饿古亦有，无田不退宁非贪。展禽虽未三见黜，叔夜自知七不堪。行当投劾谢簪组，为我佳处留茅庵。"

③刘后村：即刘克庄（1187—1269），初名灼，字潜夫，号后村。莆田（今属福建）人。词多感慨世事，风格豪放悲壮，近辛弃疾词。有《后村先生大全集》。

④纸帐铁擎风雪夜：出自刘克庄《记梦》："父兄诲我髫髻初，老不成名鬓发疏。纸帐铁檠风雪夜，梦中犹诵少时书。"

⑤张昱：字光弼，号一笑居士，晚号可闲老人。元朝庐陵（今江西吉安）人。

⑥隔枕不闻巫峡雨，绕床惟走剡溪云：出自张昱《演法师惠纸帐》："银灯夜照白纷纷，四面光摇白縠文。隔枕不闻巫峡雨，绕床惟走剡溪云。风和柳絮何因到，月与梅花竟不分。塞北江南风景别，却思毡帐旧从军。"

⑦陈泰：字志同，号所安。茶陵（今属湖南）人。元末进士。

⑧梦回蕲竹生清寒，五月幻作梅花看：出自陈泰《纸帐歌和全初上人韵并柬刘光朝时朝纳宠故戏之耳》："道人于事百不闻，岁晚鹤

骨谁相温。禅床茧光薄如雾，宜月宜霜复宜露。梦回蕲竹生清寒，五月幻得梅花看。初疑脆膜轻无力，一片凝秋剡中色。道人巧手天机深，两杵独伴阶蛩吟。卷舒似听桔叶音，珍重莫遣烟煤侵。百年富贵谁能免，锦幄彤庐语恩怨。可怜老楮岁寒心，用舍在吾难自荐。君不见燕山穹庐毡百幅，狎坐围春醉红玉。道人不学制戎衣，空煮南山卧茅屋。安知幕天席地一希夷，长共青山白云宿。"蕲竹，湖北蕲春所产的竹。可作簟、笛、杖。幻作，一作"幻得"。

⑨题咏：指为歌咏某一景物、书画或某一事件而题写的诗词。

【译文】

纸也可以做帐子，这种做法出长江下游以西的地区。纸大以丈计算，称为皮纸，密不漏气，冬天用它非常暖和。或者用布做帐顶，使帐内稍微通气。东坡诗："因眠得就纸帐暖。"刘后村诗："纸帐铁擎风雪夜。"又元朝张昱诗："隔枕不闻巫峡雨，绕床惟走剡溪云。"有人将梅花给在纸帐上，元朝陈泰诗："梦回蕲竹生清寒，五月幻作梅花看。"自宋元以来，很多人都欣赏纸帐。如果有即兴的诗词之类，可一并写在帐上。

《南史》梁武帝有木棉布皂帐①，名曰"古终"。木棉布质厚于绸，暖即过之。窃意宫帏中所以用此者，乃寓崇俭之意，不然，则帐之暖，又岂独木棉布哉？《晋书·元帝纪》②：帝作布帐、练帷③，皆崇俭也。宫帏中犹有崇俭如此者，士庶之家宜知节矣④！

【注释】

①《南史》：唐李延寿撰。上起宋武帝刘裕永初元年（420），下迄陈后主陈叔宝祯明三年（589），记载南朝宋、齐、梁、陈四国一百七

十年史事。李延寿，字遐龄。相州（今河南安阳）人。唐代史学家，曾参加官修的《隋书》《五代史志》《晋书》及当朝国史的修撰。梁武帝：即萧衍（464—549），字叔达。南朝梁的建立者，在位颇有政绩。晚年爆发"侯景之乱"，都城陷落，他被侯景囚禁，饿死于台城。谥武帝，庙号高祖。皂帐：黑色粗质的帷帐。

②《晋书·元帝纪》：《晋书》中晋元帝司马睿的本纪。《晋书》，唐房玄龄、褚遂良、许敬宗等监修。记载了从司马懿开始到晋恭帝元熙二年（420）为止，包括西晋和东晋的历史，并用"载记"的形式兼述了十六国割据政权的兴亡。

③练帷：洁白的熟绢做的帏帐。

④士庶：士人和普通百姓。亦泛指人民、百姓。

【译文】

《南史》记载梁武帝有一种木棉布皂帐，名叫"古终"。木棉布质地比绸厚，也比绸暖和。我个人认为宫闱中之所以用这种东西，含有崇尚俭朴的意思，如果不是这样，那么难道只有木棉布能使帐内暖和吗？《晋书·元帝纪》说：晋元帝用布帐、练帷，都是崇尚俭朴。宫闱中还这样崇尚俭朴，平民百姓之家也应该懂得节俭啊！

有竹帘极细，名"虾须帘"，见《三湘杂志》[①]。夏制为帐，用骨子弯环如弓样者，帘分四片，前二后一，顶及两旁，弯环合一。布缘其边，多缀以钮，称骨子扣之。前二片中分处，入寝亦扣密，则蚊可御。疏漏生凉，似胜于纱。

【注释】

①《三湘杂志》：作者不详。

【译文】

有一种极细的竹帘，名叫"虾须帘"，见于《三湘杂志》。夏天制作帐子,用竹子骨架制成像弓一样弯曲成环的形状,帘子分成四片,前面两片,后面一片,帐顶和两旁,弯曲成环合在一起。用布给帘子加上饰边,多安纽扣,与骨架相配,扣在一起。前面两片中间分开的地方,就寝前也扣严密,就可防御蚊子。虾须帘疏漏,散热生凉,似乎更胜过纱。

《辍耕录》云:"宫阁制,有银鼠皮壁帐、黑貂皮暖帐。"壁帐岂寻常易办?皮暖帐世俗恒有,非必黑貂耳。但就枕如入暗室,晓夜不能辨,必于帐前开如圆月,纱补之以通光,玻璃尤为爽亮。

【译文】

《辍耕录》说:"宫殿的制度,有银鼠皮壁帐、黑貂皮暖帐。"壁帐岂是普通人家容易制作的?但皮暖帐民间常有,不必只用黑貂皮做。只是就枕后如同进入暗室,白天夜晚都不能分辨,所以必须在帐前开个如圆月的洞口,用薄纱补起来透光,用玻璃则更加明亮。

有名纱橱,夏月可代帐。须楼下一统三间[①],前与后俱有廊者,方得为之。除廊外,以中一间左右前后,依柱为界,四面绷纱作窗,窗不设棍,透漏如帐。前后廊檐下,俱另置窗,俾有掩蔽。于中驱蚊,陈几榻,日可起居,夜可休息,为销夏安适之最。

【注释】

①一统三间:谓相连三间一体,中间没有隔墙,只有柱子。

【译文】

有一种纱橱,夏天可以代替帐子。必须在楼下有三间一体的房子,前面与后面都有走廊，才可以做。除去走廊，在中间房子的左右前后，以柱子为界，四面绷上薄纱作为窗户，窗子不设置窗棂，像帐一样透漏。前后走廊的房檐下，都另外设置窗子，使有遮蔽。在房子内驱除蚊子，陈列矮桌、床榻，白天起居，夜晚休息，是夏天消暑最安适的地方。

　　帐有笼罩床外，床内设搁板如几，脚后横栏，搭衣帕之类，似属妥便。但帐不能作底，又褥不能压帐，仅以带缚床外，冬则暖气不固，夏则不足御蚊，武林僧房有此制。

【译文】

　　还有的帐子笼罩在床的外面，床上设置搁板，跟矮桌一样，脚后的横栏，可以搭衣服头巾等，似乎也很妥当方便。但是这种帐不能做帐底，而且褥子不能压住帐干，仅仅用带子系在床外，所以冬天不足以聚合暖气，夏天不足以防御蚊子，杭州僧房中有这样制作的。

枕

【题解】

　　本篇介绍各种枕头的制作及注意事项。

　　作者认为枕头不可过高或过低，枕头高低的尺寸取侧卧时刚好与肩平即可；枕头可适当加长，这样转身时头就不会停留在一处，而产生烦躁的情绪；枕内可放入通草，以增加枕头的松软度。此外，作者还分别介绍了藤枕、耳枕、木枕、瓷枕等各式枕头的制作及功用。

　　枕头是休息的必备之品，睡眠较差的老年人更应该注意枕头的选择，除了适宜的高度之外，可以选用填充了绿豆壳或荞麦皮的枕头，这种枕头透气散热作用较好，可以促进血液循环，有利于睡眠。

《释名》云①："枕,检也②,所以检项也。"侧曰颈,后曰项。太低则项垂,阳气不达,未免头目昏眩;太高则项屈,或致作酸,不能转动。酌高下尺寸,令侧卧恰与肩平,即仰卧亦觉安舒。《显道经》曰:"枕高肝缩,枕下肺蹇③,以四寸为平枕。"

【注释】

①《释名》:东汉刘熙撰。本书因声求源,探求日常事物得名的原由或含义,是重要的训诂学著作,在后代有很大影响。刘熙,或称刘熹,字成国。北海(今山东昌乐)人。东汉经学家、训诂学家。官至南安太守。

②检:约束,限制。

③蹇(jiǎn):窘迫,不舒展。

【译文】

《释名》说:"枕,约束的意思,是用来约束颈项的。"脖子的侧面叫颈,后面叫项。枕头太低项就会下垂,则阳气不易通达,难免头昏目眩;枕头太高项就会弯曲,也许会导致脖子酸痛,不能转动。所以要斟酌枕头的高低尺寸,侧卧时恰好与肩平,即使仰卧也会觉得舒服。《显道经》说:"枕高会使肝卷缩,枕低会使肺不舒展,所以枕高四寸是比较正常的枕头。"

《唐书》①:明皇为太子时,尝制长枕,与诸王共之。老年独寝,亦需长枕,则反侧不滞一处。头为阳,恶热,即冬月辗转枕上,亦不嫌冷,如枕短,卧得热气,便生烦躁。

【注释】

①《唐书》:此指《旧唐书》。原名《唐书》,宋祁、欧阳修等所编

著《新唐书》问世后,才改称《旧唐书》。成书于后晋开运二年(945)。《旧唐书》的修撰离唐朝灭亡时间不远,资料来源比较丰富。署名后晋刘昫等撰,实为后晋赵莹主持编修。

【译文】

据《唐书》记载:唐明皇做太子时,曾经制作长枕,和诸王共枕。老年人单独睡觉,也需要长枕,那么翻身时就不会局限在一个地方。头为阳,怕热,即使冬天在枕上来回翻转,也不嫌冷,如果枕短,睡觉时产生热气,就会让人烦躁。

囊枕之物,乃制枕之要。绿豆皮可清热,微嫌质重,茶叶可除烦,恐易成末,惟通草为佳妙,轻松和软,不蔽耳聪。《千金方》云[①]:“半醉酒,独自宿,软枕头,暖盖足,能息心,自瞑目。”枕头软者甚多,尽善无弊,殆莫过通草。

【注释】

①《千金方》:唐孙思邈撰。本书集唐代以前诊治经验之大成,被誉为中国最早的临床百科全书,对后世医家影响极大。孙思邈认为生命的价值贵于千金,而一个处方能救人于危殆,价值更当胜于此,因而书名《千金要方》,简称《千金方》。

【译文】

装在枕头内的东西,是制作枕头的关键。绿豆皮可以清热,但是质地嫌稍重,茶叶可以除烦,但是容易变成细末,只有通草是最美妙的,轻松软和,不阻隔听力。《千金方》说:“酒半醉,独自眠,枕要软,足要暖,能静心,能合眼。”软枕头很多,但是完美无缺的,大概就只有通草了。

放翁有“头风便菊枕”之句[①]。菊花香气可清头目,但恐易生蠹虫。元马祖常诗云[②]:“半夜归心三径远,一囊秋色四屏香③。"前人盖往往用之。《清异录》④：卢文杞枕骨高，凡枕之坚实者不用，缝青缯充以柳絮⑤。按：《本草》：柳絮性凉，作枕亦宜，然生虫之弊，尤捷于菊。吴旻《扶寿方》以菊花、艾叶作护膝。

【注释】

①头风便菊枕：意思是头风病适合用菊枕。出自陆游《老态》："破檐愁春近，空囷畏日长。头风便菊枕，足痹倚藜床。冉冉残年逼，悠悠万事忘。有儿堪晤语，无客亦何妨。"

②马祖常（1279—1338）：字伯庸。元代蒙古族诗人。官至礼部尚书，人称马伯庸尚书。

③半夜归心三径远，一囊秋色四屏香：意指半夜忽然想回到久别的故乡，可路途遥遥；只有枕中的菊花使四面墙壁生香，稍稍安慰我的思乡之情。这两句诗出自马祖常《菊枕》："东篱采采数枝霜，包裹西风入梦凉。半夜归心三径远，一囊秋色四屏香。床头未觉黄金尽，镜底难教白发长。几度醉来消不得，卧收清气入诗肠。"三径，赵岐《三辅决录·逃名》："蒋诩归乡里，荆棘塞门，舍中有三径，不出，唯求仲、羊仲从之游。"后因指归隐者的家园。

④《清异录》：宋陶谷撰。最早完成于五代末至北宋初，借鉴类书的形式，分为天文、地理共三十七门，采唐至五代流传的掌故词语总计六百余条，每条下各出事实缘起。反映了当时社会的民俗民情。陶谷（903—970），本姓唐，字秀实。邠州新平（今陕西彬州）人。

⑤缯（zēng）：帛。

【译文】

陆游有"头风便菊枕"的诗句。菊花的香气可以清头面眼睛之热，只是恐怕容易产生蠹虫。元朝马祖常诗说："半夜归心三径远，一囊秋色四屏香。"可见前人大概经常用菊。《清异录》记载，卢文杞枕骨很高，凡是坚实的枕头都不用，他缝制了青缯枕头，并用柳絮填充。按：《本草》记载，柳絮性凉，做枕头也合适，但是比菊花更容易生虫子。吴旻的《扶寿方》记载了用菊花和艾叶作护膝。

藤枕，以藤粗而编疏者，乃得凉爽。若细密，止可饰观。更加以漆，既不通气，又不收汗，无当于用。藤枕中空，两头或作抽替，可藏物，但勿置香花于内，以致透脑。《物类相感志》曰[①]："枕中置麝少许，绝恶梦。"麝能通关镇心安神故也。偶用则可，久则反足为累。

【注释】

①《物类相感志》：旧本题宋苏轼撰，又题僧赞宁编次。不能详究。本书分天、地、人、鬼、鸟、兽、草、木、竹、虫、鱼、宝器等十二部，皆记录疾病疗治及禁忌等生活知识。

【译文】

藤枕，用粗藤条稀疏编成，才能使人感到凉爽。如果藤条编得细密，就只能做装饰观赏了。如果又增加了油漆，既不通气，又不收汗，更没有用处了。藤枕中空，两头做成抽屉，可以放置东西，但是不要将香花放在里边，导致香气透脑。《物类相感志》说："枕中放置少许麝香，可以杜绝噩梦。"这是因为麝香能疏通关窍、镇心安神的缘故。偶尔使用还可以，若久用反而引起毛病。

侧卧耳必着枕。老年气血易滞，或患麻木，甚且作痛。办耳枕，其长广如枕，高不过寸，中开一孔，卧时加于枕，以耳纳入。耳为肾窍，枕此并杜耳鸣、耳塞之患。

【译文】

侧卧时耳朵必然会挨着枕头。老年人气血易滞,有时麻木,甚至疼痛。可以制作耳枕,耳枕的长宽和枕一样,但不高于一寸,中间开一个孔,睡觉时将耳枕放在枕头上,将耳朵放入孔中。耳为肾之孔窍,用耳枕可以一并预防耳鸣、耳塞之病。

《山居清供》曰[①]:"慈石捶末,和入囊枕,能通耳窍,益目光。"又女廉药枕[②],以赤心柏木,制枕如匣,纳以散风养血之剂,枕面密钻小孔,令透药气,外以稀布裹之而卧。又《升庵外集》云:"取黄杨木作枕,必阴晦夜伐之,则不裂。"按:木枕坚实,夏月昼卧或可用。《箴铭汇抄》[③]:苏彦《楠榴枕铭》[④]:"颐神靖魄,须以宁眠[⑤]。"恐未然也。

【注释】

①《山居清供》:即《山家清供》。宋林洪撰。收录以山林所产时蔬、鲜果、动物为食材的饮食,记录名称、用料、烹制方法,辅以掌故、诗文,内容丰富,涉猎广泛,而且阐述了一些饮食养生思想。林洪,字龙发,号可山。泉州(今属福建)人。

②女廉药枕:明高濂撰《遵生八笺》有"女廉药枕神方"。

③《箴铭汇抄》:作者不详。

④楠榴:亦作"楠瘤",楠木的瘿瘤。俗称楠木疙瘩。

⑤颐神靖魄,须以宁眠:意谓楠榴枕保养精神,安定魂魄,可以用来安眠。颐,保养。靖,安定。须,任用,采用。

【译文】

《山居清供》说:"将磁石捣成细末,调匀装入枕内,可以通利耳窍,明目。"又有女廉药枕,用红心的柏木制成像匣子一样的枕头,并放入散风养血的药剂，再在枕面上密密麻麻地钻些小孔，使药气能够透出，外面再裹上稀疏的布后就可枕用。《升庵外集》又说："用黄杨木作枕头，必须在阴暗的夜里砍伐，这样制成的枕头就不会开裂。"按：木枕坚实，夏天白天睡觉时或许可以使用。《箴铭汇抄》说：苏彦的《楠榴枕铭》说："颐神靖魄，须以宁眠。"恐怕未必如此。

　　瓷器作枕，不过便榻陈设之具。《格古论》曰[①]："定窑有瓷枕[②]，制极精巧，但枕首寒凝入骨。"东坡诗："暂借藤床与瓦枕，莫教辜负北窗凉[③]。"北窗凉气，已不宜受，况益之瓦枕乎！石枕亦然。

【注释】

①《格古论》：即《格古要论》，明曹昭撰。本书对古铜器、书画、碑刻、法帖、古砚、古琴、陶瓷、漆器、织锦和各种杂件，论述其源流本末，剖析真赝优劣，古今异同。为现存最早的文物鉴定专著。曹昭，字明仲。松江（今属上海）人。生活于元末明初。

②定窑：古代著名瓷窑之一。窑址在今河北保定曲阳涧磁村、燕山村一带。古代属定州，故名。

③暂借藤床与瓦枕，莫教辜负北窗凉：出自苏轼《归宜兴留题竹西寺三首》之二："道人劝饮鸡苏水，童子能煎莺粟汤。暂借藤床与瓦枕，莫教辜负竹风凉。"

【译文】

　　瓷器做的枕头，不过是便榻上的陈列物品。《格古论》说："定窑产的瓷枕，做工极精巧，但是头枕上后寒气容易侵入骨中。"苏东坡诗说："暂借藤床与瓦枕，莫教辜负北窗凉。"北窗的凉气已经难以承受，何况再加上瓦枕呢！石枕也是这样。

枕底未缉合时，囊实后不用缉合，但以钮联之。凡笔札及紧要物，可潜藏于内，取用甚便。《汉书》曰：淮南王有《枕中鸿宝》《苑秘书》[1]。其制盖类是。

【注释】

①《枕中鸿宝》《苑秘书》：《汉书·刘向传》："淮南有《枕中鸿宝》《苑秘书》。书言神仙使鬼物为金之术，及邹衍重道延命方，世人莫见。"颜师古注："《鸿宝》《苑秘书》，并道术篇名。藏在枕中，言常存录之不漏泄也。"

【译文】

枕底没有缝合的话，枕囊充实后就不用缝合了，只用纽扣连起来即可。凡是纸笔等重要的东西，都可以放在里边，取用很方便。《汉书》说：淮南王有《枕中鸿宝》《苑秘书》。其形制大概与此相似。

一枕可两用，曰折叠枕。先制狭条如枕长，厚径寸，或四或五，再以单层布总包其外，分界处以针缉其边：一缉其左之上，一缉其右之下，可左折右折而叠之。叠之作枕，平铺即作垫，此便榻可备之物。

【译文】

一种枕头两种用途，就叫折叠枕。其做法是：先制作如枕长的狭长条，厚一寸，这样的四个或五个，再用单层布将其一起包住，分界的地方用针缝边：一头缝在左上方，另一头缝在右下方，可以向左折叠或向右折叠。可折叠为枕，也可平铺为垫，这是便榻上可备的物件。

凡仰卧腿舒，侧卧两膝交加，有上压下之嫌。办膝枕，小于枕首者，置诸被侧，或左或右，以一膝任意枕之，最适。

【译文】

仰卧时双腿舒展，侧卧时两膝交加，有上压下的缺点。可以做膝枕，比枕头小，放在被子的左侧或右侧，一个膝盖随意枕上，最为舒适。

竹编如枕，圆长而疏漏者，俗谓之竹夫人，又曰竹几，亦以枕膝。东坡诗："闻道床头惟竹几，夫人应不解卿卿①。"山谷曰："竹夫人，盖凉寝竹器，憩臂休膝，似非夫人之职，名以青奴。"有诗云："我无红袖堪娱夜，只要青奴一味凉②。"老年但宜用于三伏时，入秋则凉便侵人，易为膝患。

【注释】

①闻道床头惟竹几，夫人应不解卿卿：出自苏轼《次韵柳子玉二首》之《地炉》："细声蚯蚓发银瓶，拥褐横眠天未明。衰鬓镊残欹雪领，壮心降尽倒风旌。自称丹灶锱铢火，倦听山城长短更。闻道床头惟竹几，夫人应不解卿卿。"

②我无红袖堪娱夜，只要青奴一味凉：出自黄庭坚《赵子充示竹夫人诗盖凉寝竹器憩臂休膝似非夫人之职予为名曰青奴并以小诗取之二首》其二："秋李四弦风拂席，昭华三弄月侵床。我无红袖堪娱夜，正要青奴一味凉。"只要，一作"正要"。

【译文】

把竹子编制成像枕一样，圆长疏漏，俗称竹夫人，又叫竹几，也可以用来作膝枕。苏东坡诗说："闻道床头惟竹几，夫人应不解卿卿。"黄山谷诗说："竹夫人，是睡觉时乘凉的竹器，主要用来休息肩臂和膝盖，这似乎不是夫人的职责，应该叫青奴。"又有诗说："我无红袖堪娱夜，只要青奴一味凉。"老年人只适宜在三伏时用它,入秋后使用凉气就侵入体内,容易使膝盖患病。

　　有名竹夹膝者,取猫头大竹^①,削而光之,置诸寝,其用同于竹夫人。唐陆龟蒙有诗云^②:"截得篔筜冷似龙,翠光横在暑天中^③。"但嫌实不漏气,着体过凉,老年无取。

【注释】

①猫头大竹:猫头竹之大者。猫头竹,竹名。

②陆龟蒙:字鲁望,自号江湖散人、甫里先生、天随子。吴县(今江苏苏州)人。与皮日休为友,吟诗唱和,诗作编为《松陵集》。另著有《笠泽丛书》。

③截得篔筜(yún dāng)冷似龙,翠光横在暑天中:出自陆龟蒙《以竹夹膝寄赠袭美》:"截得篔筜冷似龙,翠光横在暑天中。堪临蕙簟闲凭月,好向松窗卧跂风。持赠敢齐青玉案,醉吟偏称碧荷筒。添君雅具教多著,为著西斋谱一通。"篔筜,一种皮薄、节长而竿高的大竹子,多生长在水边。

【译文】

　　有名叫竹夹膝的,制法是:将猫头大竹削好,擦拭光润,放置在床上,作用与竹夫人相同。唐朝陆龟蒙诗说:"截得篔筜冷似龙,翠光横在暑天中。"只是嫌它质实不漏气,挨着身体过凉,所以老年人不可使用。

席

【题解】

本篇主要介绍席子的种类及使用。

选择使用席子的目的是为了安寝,可见安寝在老年人养生中的重要性。作者介绍了古代的竹席、蒲席、藤竹席、纸席等各种席子。究其要点，古人使用席子主要是为了柔软舒适和夏季取凉。

　　从全书来看，作者特别重视人体阳气的保养，唯有极热的时候竹席才偶尔使用。而现代生活中的席子，基本上是以夏季取凉的竹席为多，老年人应该慎用。其他如草席、藤席、亚麻席等相对柔和，比较适合老年人。

　　席之类甚多。古人坐必设席，今则以作寝具。如竹席，《尚书》谓之笋席①，今俗每于夏月卧之。但新者耗精血，陈者不收汗，或极热时，以其着体生凉，偶一取用。两广所出藤席亦同②。

【注释】

①笋席：嫩竹青编成的席子。

②两广：清时江西与湖南省之南为两广，大约相当于今广东和广西。

【译文】

　　席子的种类很多。古人坐时必设置席子，现在则用来作为寝具。比如竹席，《尚书》称为笋席，现在民间每在夏天睡卧时使用。但是新竹席耗精血，旧竹席不收汗，或许极热之时，因其着体生凉，可偶尔使用。广东、广西生产的藤席与其相同。

　　蒲席见《周礼》，又《三礼图》曰①："士，蒲席。"今俗亦常用。质颇柔软，适于羸弱之体。其尤佳者，如嘉纹席、龙须席②，即蒲同类，虽不出近地，犹为易购。《显道经》曰："席柔软，其息乃长。"谓卧则能久寐也。

【注释】

①《三礼图》：古代有多种《三礼图》，现存有宋聂崇义根据郑玄、阮
谌、夏侯伏朗、张镒、梁正及隋开皇时期礼部所撰《三礼图》等六
部《三礼图》纂辑而成的《三礼图》，或题《三礼图集注》。还有
明刘绩撰《三礼图》等。此处具体指哪一部不详。

②龙须席：用龙须草编成的席子。

【译文】

蒲席始见于《周礼》，又《三礼图》说："士，蒲席。"现在民间也常用。
质地很柔软，适合瘦弱的人使用。蒲席中特别好的，如嘉纹席、龙须席，
与蒲席同类，虽然近地不生产，还算容易买到。《显道经》说："席柔软，其
息乃长。"是说卧具安适才能睡眠长久。

藤竹席，老年既不宜久卧常卧，柔软者或嫌少热，衬以
藤竹席，能借其凉。深秋时即柔软席，亦微觉冷，辄以布作
褥，衣而卧。又恐太热，布作面，蒲席作里，二者缉合，则温
凉恰当。《诗》云："乃安斯寝①。"庶几得之。

【注释】

①乃安斯寝：意思是：于是可以安睡。出自《诗经·小雅·斯干》：
"下莞上簟，乃安斯寝。乃寝乃兴，乃占我梦。吉梦维何？维熊维
罴，维虺维蛇。"

【译文】

藤竹席，老年人既不适宜久卧常卧，柔软的席子又嫌稍热，如果把藤
竹席衬垫在下面，可以借其凉气。深秋季节，即使用柔软的席子也觉稍
冷，就用布做褥子，和衣而卧。又怕太热，所以用布做面子，蒲席做里子，
将二者缝合，就会温凉适中。《诗经》说："乃安斯寝。"差不多可以做到了。

贵州土产有纸席，客适饷予①。其长广与席等，厚则什倍常纸，质虽细而颇硬，卧不能安，乃为紧卷，以杵槌熟，柔软光滑，竟同绒制，又不嫌热，秋末时需之正宜。

【注释】

①适：正好。饷（xiǎng）：赠送。

【译文】

贵州特产中有一种纸席，正好有客人来赠送给我一领。它的长宽和席子相同，厚度却是普通纸张的十倍，质地虽然很细却很硬，在上面卧睡不太安适，于是将其卷紧，用棒槌捶熟，柔软光滑，竟然同绒做的一般，又不嫌热，秋末时用它正合适。

《周礼·地官》："司几筵掌五席①。"中有熊席。注曰："兽皮为席也。"今有以牛皮作席者，出口外。制极弘：拔去毛极净，香水浸出臊气，染以红色，名香牛皮。晋《东宫旧事》有赤皮席②，今盖仿而为之。皮性暖，此却着身有凉意，质亦软滑，夏月颇宜。《河东备录》云："猪皮去毛作细条，编以为席，滑而且凉，号曰壬癸席。"又《晋书》："羊茂为东郡守，以羊皮为席③。"然则凡皮皆可作席，软滑必胜草织者。

【注释】

①司几筵掌五席：见《周礼·春官·司几筵》："司几筵掌五几五席之名物。"

②《东宫旧事》：该书记录晋太子仪礼风俗之类，久已佚。今有陶元仪、黄奭辑本。

③羊茂为东郡守，以羊皮为席：羊茂，东汉人，曾为东郡太守，冬坐白

羊皮,夏处单版榻。

【译文】

《周礼·地官》有:"司几筵掌五席。"其中有熊席。注说:"席子用兽皮制成。"现在有用牛皮制作席子的,出长城以北地区。其制作方法是:将毛拔得极干净,用香水浸出臊气,再染成红色,名叫香牛皮。晋朝《东宫旧事》记载有赤皮席,现在的大概是模仿而成。皮本性暖,而香牛皮贴在身上却微有凉意,质地也柔软光润,夏天使用也很合适。《河东备录》说:"将猪皮去毛后制成细条,再编成席,光滑而且凉快,名叫壬癸席。"《晋书》又说:"羊茂作东郡太守时,用羊皮作席子。"既然如此,那么,凡是动物的皮都可制作席子,其柔软光滑一定胜过草编的席子。

古人席必有缘。缘者,犹言镶边也。古则缘各不同,所以饰席,今惟取耐用。缘以绸与缎,不若缘以布。

【译文】

古人做席子必加缘饰。缘饰,好比今称的镶边。古代的缘各种各样,为了装饰席子,今天只为席子耐用。用绸缎镶边,不如用布。

盛暑拭席,亦用滚水,方能透发汗湿。有爱凉者,汲井水拭之,阴寒之气,贻患匪小。又有以大木盆盛井水置床下,虽凉不着体,亦非所宜。惟室中几案间,设冰盘,则凉气四散,能清热而无损于人。

【译文】

盛夏擦拭席子,也要用开水,才能彻底发散汗湿之气。有人贪凉,取井水擦拭,阴寒之气,留下的祸患很大。还有人用大木盆盛上井水放置在床下，虽然凉气没有直接接触人体，但也是不合适的。只有在卧室书几桌案上，放置一个冰盘，那么凉气四处扩散，能除热气而且对人体没有损害。

　　席底易为蚤所伏，殊扰安眠。《物类相感志》曰："苦楝花曝干①，铺席底，驱即尽。"《千金月令》曰②："大枣烧烟熏床下，能辟蚤。"其生衣襦间者为虱③。《抱朴子》曰："头虱黑，着身变白，身虱白，着头变黑，所渐然也。"《酉阳杂俎》曰："岭南人病，以虱卜，向身为吉，背身为凶。"又《草木子》曰④："虱行必向北。"窃意虱喜就暗，非果向北也。银朱和茶叶熏衣⑤，可除之。

【注释】

①苦楝花：味苦，性寒。有清热祛湿、杀虫、止痒之功。

②《千金月令》：即《千金月令方》，唐孙思邈著。

③襦（rú）：短衣，短袄。

④《草木子》：叶子奇撰。本书涉及广泛，从天文星躔、律历推步、时政得失、自然现象、动植形态都广泛搜罗，仔细探讨，在明人笔记中，颇为特出。叶子奇，字世杰，号静斋。浙江龙泉（今属浙江）人。元末明初学者。

⑤银朱：即硫化汞。粉末鲜红色，有毒。

【译文】

席子之下容易潜伏跳蚤，特别搅扰睡眠。《物类相感志》说："将苦楝花晒干，铺在席子底下，即可将跳蚤驱除干净。"《千金月令》说："大枣焚烧熏炙床下，能驱除跳蚤。"生长在衣服间的是虱。《抱朴子》说："头虱是黑色的，到身上变成白色；身虱是白色的，到头上变成黑色，这是由于它受到环境染习造成的。"《酉阳杂俎》说:"岭南人患病后,用虱子占卜,朝着身体爬去的话是吉,背着身体爬走的话是凶。"《草木子》又说:"虱子一定是向着北方爬行的。"我个人认为虱子喜欢去昏暗的地方,并非一定向北爬行。用银朱和茶叶熏炙衣服,可以除去虱子。

被

【题解】

本篇主要介绍被子的制作和使用。

首先,被子表里两层要用柔软的绸子制作,内装丝绵或棉絮,也可另外添入一些药材,比如养血行气的玫瑰花等。其次,作者介绍了一些冬天可以用来保暖的用具,如茧子被、皮制被、熏笼、汤婆子等。

现代老年人主要要注意被子不可盖得过厚,过厚的棉被不仅影响呼吸,而且会阻碍全身的血液循环,容易引发各组织血流障碍。所以,冬天要选用一些质轻、保暖性较好的被子。

除此之外,作者还对道家阴阳采补诡异之术、铅汞丹鼎之说进行了一定的批驳。可见,作者完全是从生活实践出发,记录了平时受益的养生方法,而对于虚无缥缈的玄虚之说,则持坚决否定的态度。

被宜里面俱绸,毋用锦与缎,以其柔软不及也。装丝绵者,厚薄各一,随天时之宜,或厚或薄。以其一着体盖之外,多备装絮者数条,酌寒暖加于装绵者之上。絮取其匀薄,取其以渐可加,故必多备。

【译文】

被子适宜里子、面子都用绸子,不要用锦和缎,因为锦和缎不如绸柔软。被内装丝绵的,厚薄各备一床,随气候的变化或用厚的或盖薄的。

用其中一床被子贴身盖以外，另外多准备几床装棉絮的被子，斟酌寒暖覆盖在丝绵被上。用棉絮被加盖，是取棉絮被均匀轻薄，而且可以逐渐添加，所以必须多准备几床。

《身章撮要》曰①："大被曰衾，单被曰裯②。"老年独卧，着身盖者，被亦宜大，乃可折如封套式③，使暖气不散。此外酌寒暖渐加其上者，必狭尺余，两边勿折，则宽平而身之转侧舒。有以单被衬其里，牵缠非所适④，只于夏初需之，亦用狭者，夹被同。

【注释】

①《身章撮要》：作者不详。身章，本指表明贵贱身份的服饰。后泛指衣服的文饰或衣服。

②裯（chóu）：单被。

③封套：指盛文件、书信或钱物的封筒。

④牵缠：纠缠在一起。

【译文】

《身章撮要》说："大被叫衾，单被叫裯。"老年人单独睡觉时，贴身盖的被子应该宽大，这样睡觉可把它折叠成筒子一样，使暖气不散。此外，斟酌寒暖逐渐覆加盖在上的被子，必须是仅一尺多宽的窄被，两边不要折回，这样宽阔平坦，翻身时舒服。有人用单被衬在被子里边，但容易纠结在一起，并不适宜，只在夏初需要之时，也用狭被，与夹被相同。

老年畏寒，有以皮制被。皮衣宜表毛于外，皮被宜着毛于体，面用绸，薄加絮，宽大可折为妥。然较以丝绵装者，究之轻软勿及。

【译文】

老年人怕冷,有人用皮制作被子,皮衣应毛在外边,而皮被应当有毛的一面贴近身体,被面用绸,里面加上薄薄的棉絮,以宽大可以折叠为妥。但是与丝绵做的被子比较,毕竟其轻软度比不上。

被取暖气不漏,故必阔大,使两边可折,但折则卧处不得平匀,被内亦嫌逼窒,拟以两边缉合如筒①,勿太窄,须酌就寝之便,且反侧宽舒,脚后兼缉合之,锡以名曰茧子被②,谓如蚕茧之周密也。

【注释】

①拟:打算。

②锡:通"赐"。

【译文】

被子要使暖气不泄漏,所以必须宽大,使两边可以折叠回来,但折叠后睡觉的地方就不平坦,而且有逼仄的弊端,我打算将被两边缝合得像筒一样,不要太窄,必须斟酌就寝的方便,而且也应使翻身宽敞舒适,脚后也缝合起来,给它取名叫茧子被,是说它像蚕茧一样严密。

《岭南志异》曰①:"邕州人选鹅腹之毳毛装被②,质柔性冷,宜覆婴儿,兼辟惊痫③。"愚谓如果性冷,老年亦有时宜之,特婴儿体属纯阳,利于常用。又《不自弃文》曰④:"食鹅之肉,毛可遗也,峒民缝之以御腊⑤。"柳子厚诗亦云⑥:"鹅毛御腊缝山罽⑦。"然则性冷而兼能御腊,所谓暖不伤热,囊被之物,竟属尽美。

【注释】

①《岭南志异》：即《岭南异物志》，唐孟琯著。记载岭南奇闻异物。孟琯，郴州（今属湖南）人。元和五年（810）进士。

②邕（yōng）州：治所在今广西南宁。

③惊痫（xián）：因受惊而发作的一种病。清吴谦等撰《医宗金鉴·痫证门·惊痫》："惊痫触异惊神气，吐舌急叫面白红，发作如人将捕状。"

④《不自弃文》：宋朱熹作。

⑤峒（dòng）民：旧时对我国贵州、广西少数民族聚居地方的泛称。御腊：即御寒冬。腊，农历十二月。

⑥柳子厚：即柳宗元（773—819），字子厚，世称柳河东或柳柳州。祖籍河东（今山西永济）。与韩愈同为古文运动倡导者，并称"韩柳"，为"唐宋八大家"之一。

⑦鹅毛御腊缝山罽（jì）：意指腊月严寒，山民缝制鹅毛毡子来御寒冬。出自柳宗元《柳州峒氓》："郡城南下接通津，异服殊音不可亲。青箬裹盐归峒客，绿荷包饭趁虚人。鹅毛御腊缝山罽，鸡骨占年拜水神。愁向公庭问重译，欲投章甫作文身。"山罽，山民用毛制作的毡毯一类的织物。

【译文】

《岭南志异》说："邕州人选用鹅腹的细绒毛装在被中，此物柔软性凉，适宜婴儿覆盖，还可预防惊痫。"我认为如果鹅绒性冷，老年人有时也适宜使用，只不过婴儿体属纯阳，适于常用。又《不自弃文》说："吃鹅的肉，毛可以留下，峒民将其缝制起来抵御腊月的寒冷。"柳子厚的诗也说："鹅毛御腊缝山罽。"既然如此，那么鹅绒性冷却兼能抵御腊月的寒冷，正所谓暖不伤热，将其装入被中做被子，真是尽善尽美了。

《江右建昌志》："产纸大而厚，揉软作被，细腻如茧，面里俱可用之，薄装以绵，已极温暖。"唐徐寅诗①："一床明月盖归梦，数尺白云笼冷眠②。"明龚诩诗③："纸衾方幅六七尺，厚软轻温腻而白。霜天雪夜最相宜，不使寒侵独眠客④。"可谓曲尽纸被之妙。龚诗云独眠，纸被正以独眠为宜。

【注释】

①徐寅：字昭梦。莆田（今属福建）人。唐末至五代间文学家，博学多才，尤擅作赋。

②一床明月盖归梦，数尺白云笼冷眠：出自徐寅《纸被》："文采鸳鸯罢合欢，细柔轻缀好鱼笺。一床明月盖归梦，数尺白云笼冷眠。披对劲风温胜酒，拥听寒雨暖于绵。赤眉豪客见皆笑，却问儒生直几钱。"

③龚诩（1382—1469）：字大章，号纯庵。苏州府昆山（今属江苏）人。明代学者。有《野山集》。

④"纸衾方幅六七尺"几句：出自龚诩《咏纸被》："纸衾方幅六七尺，厚软轻温腻而白。霜天雪夜最相宜，不使寒侵独眠客。老夫得此良多年，旧物宝爱同青毡。不论素屭出南海，岂羡文锦来西川。受用将图此生过，争奈义孙要与阿翁相伴卧。卧翁夜夜苦丁宁，莫学恶睡骄儿轻踏破。"

【译文】

《江右建昌志》说："这里生产的纸张大而且厚，将其揉软后做成被子，如茧丝般细腻，被面、被里都可使用，装入薄薄的丝绵，极其温暖。"唐代诗人徐寅说："一床明月盖归梦，数尺白云笼冷眠。"明代诗人龚诩说："纸衾方幅六七尺，厚软轻温腻而白。霜天雪夜最相宜，不使寒侵独眠客。"可以说详尽地写出了纸被的妙处。龚诩说独眠，而纸被独眠盖最合适。

有摘玫瑰花囊被，去蒂晒干，先将丝瓜老存筋者剪开，捶软作片，约需数十，以线联络，花铺其上，纱制被囊之，密针行如麂眼方块式①，乍凉时覆体最佳。玫瑰花能养血疏肺气，得微暖，香弥甚。丝瓜性清寒，可解热毒。二物本不甚贵，寻常犹属能办。

【注释】

①如麂（jǐ）眼方块：谓缝成麂眼似的斜方块。麂，小型的鹿。

【译文】

有人摘玫瑰花装在被中，做法是将玫瑰花去蒂后晒干，先将老而剩筋的丝瓜剪开，捶软成片，大约几十个，用线连在一起，再将花铺在上面，装入纱制的被袋之中，用针密密地缝成如麂眼似的斜方块，天气乍凉时覆盖最合适。玫瑰花能养血，通肺气，得微暖之气，香气更浓。丝瓜性清寒，可解除热毒。这两种东西本来不很贵，一般人也能办到。

冬月子后霜落时，被口每觉加冷，东坡诗所谓"重衾脚冷知霜重"也①。另以薄绵被兜住脚后，斜引被角，置诸枕旁，觉冷时，但伸一手牵被角而直之，即可盖暖。凡春秋天气，夜半后俱觉稍凉，以夹被置床内，趁意加体，亦所以顺天时。《诗·杕杜》篇疏云②："从旦积暖，故日中之后必热；从昏积凉，故夜半之后必凉。"

【注释】

①重衾脚冷知霜重：意指盖了几层被子，脚依然觉得很冷，可知外面的霜越来越厚了。出自苏轼《除夜野宿常州城外二首》其一："行歌野哭两堪悲，远火低星渐向微。病眼不眠非守岁，乡音无伴苦

　　思归。重衾脚冷知霜重,新沐头轻感发稀。多谢残灯不嫌客,孤
　　舟一夜许相依。"

②《诗·杕(dì)杜》:指《诗经·小雅·杕杜》。杕杜,孤生的甘
　　棠。杕,树木孤立的样子。杜,落叶乔木,俗称"杜梨",亦称"甘
　　棠""棠梨"。疏:即注释。此指唐孔颖达作的《毛诗正义》。

【译文】

　　冬天子时后下霜时,被口常觉更冷,正如苏东坡诗所说:"重衾脚冷
知霜重。"所以另用薄薄的丝绵被兜住脚后,并将被角斜拉至枕旁,感觉
冷时,只要伸出一只手牵拉被角,被子就直了,这样盖着被子就暖和了。
凡春天秋天,夜半后都感觉稍冷,将夹被放在床上,根据寒冷加盖在身
上,这也是用来顺应天时。《诗经·杕杜》篇的孔注说:"从早晨开始天积
累暖气,所以中午之后一定很热;从黄昏开始积累凉气,所以夜半之后一
定很寒凉。"

　　《记·王制》曰:"八十非人不暖。"《本草》曰:"老人与二
七以前少阴同寝,藉其熏蒸,最为有益。"少陵诗"暖老须燕
玉"是也①。愚谓老年以独寝为安,或先令童女睡少顷,被暖
则起,随即入寝,既藉熏蒸之益,仍安独寝之常,岂非两得?
倘气血衰微,终宵必资人以暖,则非如《王制》所云不可。

【注释】

①暖老须燕玉:意指温暖老人须燕地美女。出自杜甫《独坐二首》
　　其一:"竟日雨冥冥,双崖洗更青。水花寒落岸,山鸟暮过庭。暖
　　老须燕玉,充饥忆楚萍。胡笳在楼上,哀怨不堪听。"燕玉,如玉
　　的燕地美女。亦泛指美女。

【译文】

《礼记·王制》说:"人到了八十岁,除非借助别人的热力,不然是无

法温暖的。"《本草》说："老年人与十四岁以下的少女同寝，借其热气熏蒸，最为有益。"杜甫诗"暖老须燕玉"正是此意。我认为老年人独寝为好，或者先让童女睡一会儿，被暖后就离开，老年人随即入寝，这样既借其熏蒸的益处，又可遵循独寝的习惯，岂不是一举两得？倘若气血衰微，终宵必须依靠别人才能温暖，那就非按《王制》所说的做不可了。

《法藏碎金》曰①："还元功夫②，全在被中行之。择少女肥白无病者，晚间食以淡粥，擦齿漱口极净，与之同被而寝。至子后令其呼气，吸而咽之，再则令其舌抵上腭，俟舌下生津，接而咽之，真还元之秘也。"愚按：此说近采补诡异之术③，然《易·大过》之爻辞曰："枯杨生稊④。"谓老阳得少阴以滋长也，盖有此理，姑存之。《参同契》有"铅汞丹鼎"之说⑤，惑世滋其。或有以飞升之术问程子⑥，答曰："纵有之，只恐天上无着处。"

【注释】

① 《法藏碎金》：宋晁迥撰。本书融会禅理，随笔记载，属禅宗语录之类。晁迥（951—1034），字明远，谥文元。澶州清丰（今河南濮阳）人。北宋文学家、藏书家。家多藏书，自己购买数千卷，抄书数十部。晁家世有藏书之名，先自迥始。至南宋晁公武时，藏书已达二万四千余卷。

② 还元：指恢复、滋养元气。

③ 采补：即采阴补阳，是一种道教修炼方法。

④ 枯杨生稊（tí）：谓枯槁的杨树长出嫩芽。喻指老人娶少妻。稊，树木再生的嫩芽。

⑤ 《参同契》：即《周易参同契》，东汉魏伯阳著。被视为"万古丹经

之祖",是一部用《周易》理论、道家哲学与炼丹术（炉火）三者参
合而成的炼丹修仙著作。兼有外丹、内丹说。魏伯阳,名翱,字伯
阳,号云牙子。会稽上虞（今浙江绍兴）人。东汉著名黄老道家、
炼丹理论家。铅汞丹鼎:铅汞,指铅和汞,道家炼丹的两种原料。
丹鼎,炼丹用的鼎。内丹则以人体为丹鼎,以精、气、神为铅汞。
⑥飞升之术:得道成仙之术。

【译文】

《法藏碎金》说:"滋补、恢复元气的功夫,全都在被中进行。选择肥
白无病的少女,让其晚上喝淡粥,再擦齿漱口,使之极干净,再与她同被
而寝。至子时后,让她呼气,老年人吸其气,然后咽下,再让她舌抵上腭,
使其舌下产生唾液,老年人接而咽下,这是真正的还元秘诀。"我认为:
这种说法近乎道家采阴补阳的怪异法术,然而《周易·大过》的爻辞说:
"枯槁的杨树长出嫩芽。"是说老人得少女才能滋补,或许有这个道理吧,
姑且存疑。《参同契》有铅汞丹鼎之说,迷惑世人更加严重。有人问程子
得道成仙之术,程子回答说:"纵然有这个法术,只恐怕天上也没有落脚
的地方吧。"

　　熏笼只可熏香,若以暖被,火气太甚,当于欲寝时,先
令人执炉,遍被中移动熨之,但破冷气,入寝已觉温暖如春。
《西京杂记》曰:"长安有巧工作熏炉,名被中香,外体圆,中
为机环,使炉体常平,以此熏被至佳。"近亦有能仿而为之,
名香球。《卫生经》曰[1]:"热炉不得置头卧处,火气入脑,恐
眩晕。"

【注释】

①《卫生经》:三茅著。三茅,为汉代修道成仙的茅盈、茅固、茅衷三

兄弟，是道教茅山派的祖师。

【译文】

熏笼只可以熏香，如果用它暖被子，火气太大，应当在快就寝时，先让人拿着炉子，在整个被中移动熨热，只破除冷气，就寝时就感觉温暖如春了。《西京杂记》说："长安有巧匠做的熏炉，名叫被中香，外部是圆的，中间有环形的机关，可使炉体永远平稳，用这个熏被最好。"近来也有能模仿制作的，名叫香球。《卫生经》说："热炉不能放在头睡的地方，否则火气入脑，恐怕会生眩晕。"

有制大锡罐，热水注满，紧覆其口，彻夜纳诸被中，可以代炉，俗呼汤婆子。然终有湿气透漏，及于被褥则必及于体，暂用较胜于炉。黄山谷名以脚婆，明吴宽诗[①]："穷冬相伴胜房空[②]。"《博古图》：汉有温壶，为汪汤温手足之器。与汤婆子同类。

【注释】

① 吴宽（1436—1504）：字原博，号匏庵。直隶长洲（今江苏苏州）人。明代诗人、散文家、书法家。官至礼部尚书，卒赠太子太保，谥文定。其诗深厚浓郁，自成一家。著有《匏庵集》。

② 穷冬相伴胜房空：意指整个冬天有脚婆相伴，比独守空房要好得多。出自吴宽《咏汤妪》："笑汝蟠然似一公，穷冬相伴胜房空。三缄口不思援上，九转肠应为热中。诗咏怀春同少女，礼云当夕称衰翁。平生知足浑无辱，不恨孙弘布被蒙。"

【译文】

有人制作大锡罐，用热水注满，将罐口覆盖紧，整夜放入被中，可以代替熏炉，民间称为汤婆子。然而终究会有湿气泄漏，沾湿了被褥必然

会沾湿身体,所以短时间使用比熏炉好些。黄山谷把它叫脚婆,明朝吴
宽诗说:"穷冬相伴胜房空。"《博古图》说:汉朝有温壶,是加入热水温暖
手脚的器具。这种东西与汤婆子是同一类。

　　夏月大热时,裸体而卧,本无需被,夜半后汗收凉生,必
备葛布单被覆之。葛布廓索①,不全着体,而仍可遮护,使勿
少受凉,晨起倍觉精神爽健。

【注释】

①廓索:犹挺括。

【译文】

　　夏天大热的时候,裸体而卧,本来不需要被子,但是夜半后收了汗生
了凉气,必须预备葛布单被盖上。葛布较挺括,盖起来不会完全贴合
身体,但又能遮护身体,使身体不含有一点受凉,早晨起床后,倍觉精
神抖擞。

褥

【题解】

　　本篇介绍褥子的制作。

　　作者认为老年人骨瘦体弱,应该多备厚褥,制作褥子的材料可以用
棉絮、芦花、皮革等。久卧容易使褥子变实,要经常在向阳处晾晒。盛夏
时,刮下竹皮晒干,装进褥子,以凉血除热。有疮疡病不能着席而卧者,
可以把性冷质软的麦麸装进褥子,以治疗疮疡。

　　稳卧必得厚褥。老人骨瘦体弱,尤须褥厚,必宜多备,
渐冷渐加。每年以其一另易新絮,紧着身铺之,倍觉松软,

挨次递易，则每年皆新絮褥着身矣。骆驼绒装褥，暖胜于常，但不易购。北地苦寒，有铺褥厚至盈尺者，须实木板床，卧之则软而能平，故往往以卧砖炕为适。

【译文】

　　想要安稳地睡眠必须用厚褥。老年人骨瘦体弱，更需要厚褥，而且必须多预备几床，渐冷渐加。每年将其中一床另换新棉絮，贴身铺用，倍感松软，依次更换，那么每年都有新棉絮褥子贴身了。用骆驼绒装褥，比平常褥子更温暖，但是不容易买到。北方天气非常寒冷，有铺一尺多厚褥子的，所以必须用实木板做床，睡觉才能又软又平，因此往往睡砖炕更舒适。

　　司马温公曰①："刘恕自洛阳归②，无寒具，以貂褥假之。"凡皮皆可制褥，羊士谔《皮褥》诗云③："青毡持与藉，重锦裁为饰④。"谓以毡衬其底，以锦缘其边也。卧时以毛着身，方与絮褥异。有用藏氆氇作褥面⑤，或西绒单铺褥面⑥，被须俱用狭者，不然，褥弗着体，虽暖不觉。

【注释】

①司马温公：即司马光（1019—1086），字君实，号迂夫。陕州夏县（今属山西）涑水乡人，世称涑水先生。北宋政治家、文学家、史学家。主持编纂了《资治通鉴》。

②刘恕（1032—1078）：字道原。筠州高安（今属江西）人。《资治通鉴》副主编之一。

③羊士谔（è）：字谏卿。唐泰山（今山东泰安）人。官至户部郎中。工诗。有《墨池编》等。

④青毡持与藉，重锦裁为饰：出自羊士谔《斋中有兽皮茵偶成咏》：
"逸才岂凡兽，服猛愚人得。山泽生异姿，蒙戎蔚佳色。青毡持与
藉，重锦裁为饰。卧阁幸相宜，温然承宴息。"重锦，指精美的丝
织品。

⑤氆氇（pǔ lu）：藏族人民手工生产的一种毛织品，可以做衣服、床
毯等。

⑥西绒：西洋产绒布。

【译文】

司马光说："刘恕从洛阳回来，没有御寒的用品，我把貂皮褥子借给
他。"凡是皮都可以制作褥子，羊士谔《皮褥》诗说："青毡持与藉，重锦
裁为饰。"是说用毡子衬其底，以重锦缘饰其边。睡觉的时候把有毛的一
面贴着身子，才能与棉絮褥子不同。有人用西藏的氆氇作褥面，或者用
西绒单铺在褥面上，被子必须用窄一点的，不这样，褥子不能贴着身体，
虽然暖和，也感觉不到。

芦花一名蓬蕽①，可代絮作褥。《本草》曰性寒，以其禀
清肃之气多也②。质轻扬，囊入褥，即平实称体，老年人于夏
秋初卧之，颇能取益。亦有用以囊被者，元吴景奎《咏芦花
被》云③："雁声仿佛潇湘夜，起坐俄惊月一床④。"但囊被易
于散乱，若蒙以丝绵，又虑其热，惟极薄装之，极密行之。

【注释】

①蓬蕽（nóng）：芦苇的花。

②清肃之气：谓秋天寒凉之气。

③吴景奎（1292—1355）：字文可。婺州兰溪（今属浙江）人。博
学，尤善为诗，词句清丽，有唐人风。有《药房樵唱》。

④雁声仿佛潇湘夜，起坐俄惊月一床：出自吴景奎《芦花褥》："摇落
　　蒹葭白露霜，冰绡覆护带帱张。琼台积雪和烟凝，银浦流云入梦
　　香。失绤曾怜衣冷落，吐茵空染酒淋浪。雁声仿佛潇湘夜，起坐
　　俄惊月一床。"

【译文】

　　芦花又叫蓬蕽，可以代替棉絮做褥子。《本草》说其性寒，因为它禀
受秋天寒凉之气多的缘故。质地蓬松，装入褥中，就会平实合体，老年人
在夏天秋初使用，颇有益处。也有人用芦花装在被中，元代吴景奎《咏
芦花被》说："雁声仿佛潇湘夜，起坐俄惊月一床。"只是芦花装入被中容
易散乱，如果再蒙上丝绵，又担心会生热，只能装入极薄的一层，用针线
极密地缝住才好。

　　阳光益人，且能发松诸物。褥久卧则实，隔两三宿，即
就向阳处晒之，毋厌其频。被亦然，不特绵絮加松，终宵觉
有余暖，受益确有明验。黄梅时，卧席尤宜频晒。《异苑》云①：
"五月勿晒荐席。"此不足据。范石湖诗云②："候晴先晒席③。"
惟长夏为忌，恐暑气伏于内，侵人不及觉。

【注释】

①《异苑》：志怪小说集。南朝宋刘敬叔撰。刘敬叔，彭城（今江苏徐
　　州）人。生卒年不详。

②范石湖：即范成大（1126—1193），字致能，一字幼元，号石湖居
　　士。吴县（今江苏苏州）人。南宋文学家。累赠少师、崇国公，谥
　　文穆。范成大素有文名，尤工于诗，与杨万里、陆游、尤袤合称南
　　宋"中兴四大诗人"。著有《石湖集》等。

③候晴先晒席：出自范成大《藻侄比课五言诗已有意趣老怀甚喜因

吟病中十二首示之可率昆季赓和胜终日饱闲也》其五："软熟羞盘馔,芳辛实枕帏。候晴先晒席,占湿预烘衣。易粟鸡皮皱,难培鹤骨肥。头颅虽若此,虚白自生辉。"

【译文】

阳光对人有益,而且能使各种东西都蓬松。褥子经久卧后就硬实了,所以隔两三天,就应放在向阳处晒晒,不要嫌频繁。被子也应这样,经晒后不仅绵絮更加蓬松,而且睡觉整夜都觉得温暖,这些好处我有确实体验。黄梅雨季节,睡觉的席子尤其应该多晒。《异苑》说:"五月不要晒垫子和席子。"这不足为凭。范石湖诗说:"候晴先晒席。"只有长夏时切忌晒席,担心暑气潜伏在席内,侵害人体还不易察觉。

赢弱之躯,盛夏不能去褥而卧。或用麻皮捶熟,截作寸断,葛布为褥里面,以此实之,虽质松适体,其性微温,非受益之物。有刮竹皮曝干装褥,则凉血除热,胜于麻皮。又《本草》云:"凡骨节痛,及疮疡不能着席卧者,用麸装褥卧之。"麸,麦皮也,性冷质软,并止汗,较之竹皮,受益均而备办易。且类而推之,用以囊枕,亦无不可。

【译文】

瘦弱的身体,盛夏时也不能撤去褥子睡卧。有人将麻皮捶熟,并截成一寸寸的,再用葛布做褥的里子、面子,用这种麻皮来充填褥子,虽然质地蓬松合体,但其性微温,不是使人受益的东西。有人刮竹皮晒干后装在褥子之中,可以凉血除热,比麻皮好。又《本草》说:"凡是骨节疼痛,以及疮疡患者不能贴在席子上睡觉的,用麸皮装在褥中睡卧。"麸,就是麦皮,其性凉,质地软,并且止汗,与竹皮相较,优点相同而且容易置办。而且以此类推,用它来填充枕头,也不是不可以。

　　《四川邛州志》:"其地产棕甚夥^①,居民编以为荐^②。"《释名》曰:"荐,所以自荐藉也^③。"无里面,无缘饰,蒲苇皆可制,棕荐尤松软而不烦热,夏月用之,不嫌任意加厚,以支瘦骨。曹植《九咏》曰^④:"菌荐兮兰席^⑤。"荐亦古所用者。

【注释】

①夥(huǒ):多。

②荐:垫子。

③荐藉:草席。

④曹植(192—232):字子建。沛国谯(今安徽亳州)人。曹操之子,曹丕之弟,三国时期曹魏诗人、文学家,建安文学的代表人物。南朝宋文学家谢灵运有"天下才有一石,曹子建独占八斗"的评价。后人因其文学上的造诣而将他与曹操、曹丕合称为"三曹"。其诗以笔力雄健和词采华美见长。今存《曹子建集》为宋人所编。

⑤菌荐兮兰席:出自曹植《九咏》:"芙蓉车兮桂衡,结萍盖兮翠旌。驷苍虬兮翼毂,驾陵鱼兮骖鲸。菌荐兮兰席,蕙帱兮荃床。"菌,香草。荐,坐褥。

【译文】

《四川邛州志》说:"这个地方盛产棕树,居民将它编成垫子。"《释名》说:"荐,是用来自垫的东西。"垫子没有里子、面子,没有边饰,蒲草芦苇都可来制作,棕垫尤其松软而且不烦热,夏天用它,可以任意加厚,来支撑老年人瘦弱的骨头。曹植的《九咏》说:"菌荐兮兰席。"可见垫子也是古代人使用的东西。

　　《交广物产录》^①:"高州出纸褥^②,其厚寸许,以杵捶软,竟同囊絮。"老年于夏秋时卧之,可无烦热之弊。亦有以葛布数十层制褥者。

【注释】

①《交广物产录》：作者不详。

②高州：治今广东高州。

【译文】

《交广物产录》说："高州出产纸褥，厚一寸左右，用杵捶软，竟然同装入棉絮一般。"老年人在夏秋时睡卧，没有烦热的缺点。也有人用数十层葛布做褥子。

褥底铺毡，可藉收湿。卧时热气下注，必有微湿，得毡以收之。有用油布单铺褥底，晨起揭褥，单上湿气可证油布不能收湿也。《南华经》曰："民湿寝则腰疾、偏死^①。"此非湿寝，然每夜如是，受湿亦甚，必致疾。

【注释】

①偏死：偏枯，半身不遂。

【译文】

在褥子底下铺上毡子，可以借此收敛湿气。睡卧时热气下注，必有微微的湿气，用毡子可以收敛它。有人用油布单铺在褥下，早晨起床后，将褥揭起，油布单上有湿气，可以证明油布不能收敛湿气。《南华经》说："人在湿地睡卧就会得腰病、半身不遂。"这虽然不是在湿地睡卧，但是每夜都这样，受湿也很严重，必然导致疾病。

便器

【题解】

本篇不仅介绍了便器的选用，而且还论述了根据二便情况判断身体状况以及调养的方法。

古人生活条件简陋，便器难称心意。现代人生活条件发生了极大改善，不必自己费心制作。但老年人身衰体弱，也要时时留意便器的使用。比如便器要轻便，大便时要有倚靠，衰弱至极甚至可在被中小便，这些都是可以借鉴的。

至于观察二便，通调水道，调养肾脾，作者亦提出颇为科学的见解。二便观察之法：小便太清而频，则多寒；太赤而短，则多热；赤而浊，着地少顷，色如米泔者，则热甚矣。大便溏泄，其色或淡白，或深黄，亦寒热之辨；黑如膏者，则脾败矣。通调二便之道：食少化速，则清浊易分，一也；薄滋味，无黏腻，则渗泄不滞，二也；食久然后饮，胃空虚则水不归脾，气达膀胱，三也；且饮必待渴，乘微燥以清化源，则水以济火，下输倍捷，四也。总之，作者认为，调节之道，在于节食少饮，不饮尤妙。

此外，作者还指出，勿食坚硬之物以护齿；尿频可舌抵腭，目视顶，提缩谷道，握肾丸以卧，可以既济心肾。作者还特别指出，养生惟贵自然，二便不能强忍。

现代养生学认为，老年人消化吸收能力弱，所以节食少饮，确为健脾养胃之良方；憋尿会使膀胱内压力增高，影响膀胱黏膜的血供和正常的生理功能，降低黏膜防御能力，容易发生感染。而且尿液滞留膀胱过久，增加了细菌生长繁殖的机会，细菌易于沿输尿管上行引起肾盂肾炎。可见作者所说，多与现代养生学说不谋而合。但作者认为饮必待渴，不饮最妙，似乎又值得商榷。

老年夜少寐，不免频起小便，便壶实为至要。制以瓷与锡，俱嫌取携颇重，惟铜可极薄为之，但质轻又易倾覆。式须边直底平，规圆而匾，即能平稳。

【译文】

老年人夜间睡眠少，不免会频频起来小便，所以便壶实为重要的器具。便壶用瓷或锡制作，取用携带都嫌沉重，只有用铜可以制作得极薄，但是重量轻又容易倾倒。样式必须边直底平，周围圆而呈扁形，就能平稳了。

大便用圊桶[①]，坐略久，即觉腰腿俱酸，坐低而无依倚故也。须将环椅于椅面开一孔，孔大小如桶，铺以絮垫，亦有孔如椅面，桶即承其下，坐既安然，并杜秽气[②]。

【注释】

①圊（qīng）：厕所。

②杜：阻隔。

【译文】

大便时用便桶，坐得稍微久一些，就觉得腰腿都酸，是因为坐得低而且没有倚靠的缘故。所以必须在环椅的椅面上开一孔，孔大小如桶，再铺上棉絮垫子，垫子也有孔洞和椅面大小一样，便桶就承接在下面，坐下既舒适，而且又能阻隔秽气。

《山居清供》曰："截大竹整节，以制便壶。半边微削令平作底，底加以漆，更截小竹作口，提手亦用竹片黏连。又有择葫芦扁瓢，中灌桐油浸透，制同于竹。"此俱质轻而具朴野之意，似亦可取。再，大便用环椅如前式，下密镶板，另构斗室，着壁安置，壁后凿穴，作抽替承之，此非老年所必办。

【译文】

《山居清供》说："截取整节大竹，来制作便壶。做法是将竹半边微削，使其变平作为底，底上再涂上油漆，再截取小竹子作口子，提手也用竹片黏接。还有选择葫芦扁瓢的，里面灌上桐油浸透，制法与做竹子的相同。"这些都具有质轻而简朴的优点，似乎也可用。另外，大便使用的环椅如前面的做法，椅子下边严密地镶上木板，另外构筑一间小房，靠墙壁放置，壁后凿个洞穴，做个抽屉承接住，这不是老年人必须备办的。

《葆元录》曰^①："饱则立小便，饥则坐小便，饱欲其通利，饥欲其收摄也。"愚谓小便惟取通利，坐以收摄之，亦非确论。至于冬夜，宜即于被中侧卧小便，既无起坐之劳，亦免冒寒之虑。

【注释】

①《葆元录》：宋抱一子著。抱一子即道士陈显微，字宗道，号抱一子。淮阳（今属河南）人。好内丹之术。著有《玄圣篇》《显微卮言》《抱一子书》等。

【译文】

《葆元录》说："饱时就站着小便，饥饿时坐着小便，因为饱时需要通利，饥饿时需要收摄。"我认为小便只是为了通利，坐着小便以求收摄，这种说法不太确切。到了冬天，应该就在被中侧卧小便，既没有起坐的劳顿，又免去了感受风寒的担心。

膀胱为肾之府，有下口，无上口，以气渗入而化，入气不化，则水归大肠，为泄泻。东坡《养身杂记》云："要长生，小便清；要长活，小便洁。"又《南华经》曰："道在屎溺^①。"屎溺讵有道乎？良以二便皆由化而出，其为难化、易化、迟化、速化，在可知、不可知之间，所谓藏府不能言^②，故调摄之道，正以此验得失。

【注释】

①溺（niào）：小便。

②藏府：同"脏腑"。中医学名词。人体内脏器官的总称。

【译文】

膀胱为肾之府，下边有口，上边没口，凭气渗入而化成尿液，如进入的气不能生化，那么水就会归到大肠，变成泄泻。苏东坡《养身杂记》说："要长生，小便要清；要长活，小便要洁。"又《南华经》说："道在屎和尿中。"屎尿里怎么能有道呢？这是因为二便皆由变化而出，有难化、易化、迟化、速化各种情况，在可知和不可知之间，正所谓脏腑不会说话，所以养生之道，正是凭此来验证得失的。

《卫生经》曰："欲实脾①，必疏膀胱。"愚谓利水固可实脾，然亦有水利而脾不实者，惟脾实则水无不利。其道维何？不过曰节食少饮，不饮尤妙。

【注释】

①实脾：调补脾脏。

【译文】

《卫生经》说："想要实脾，必须疏通膀胱。"我认为利水固然可以实脾，然而也有水利而脾不实的，只有脾实水才能无所不利。实脾的方法是什么呢？不过是节食少饮，不饮最好。

欲溺即溺，不可忍，亦不可努力，愈努力则愈数而少，肾气窒塞，或致癃闭①。孙思邈曰："忍小便，膝冷成痹②。"

【注释】

①癃（lóng）闭：中医指小便不通利之病。

②痹：中医指风、寒、湿侵袭肌体导致肢节疼痛、麻木、屈伸不利的
　　病证。

【译文】

　　想小便时就小便，不可以忍，也不能用力去小便，越努力小便次数就越多而且量少，以致肾气窒塞，还有可能导致小便不通。孙思邈说："忍小便，会导致膝冷造成麻痹。"

　　《元关真谛》曰①："每卧时，舌抵腭，目视顶，提缩谷道②，即咽津一口，行数次然后卧，可愈频溺。"按：此亦导引一法。偶因频溺行之则可，若每卧时如是，反致涩滞。《内经》曰："通调水道③。"言通必言调者，通而不调，与涩滞等。

【注释】

　　②《元关真谛》：作者不详。

　　②谷道：即肛门。

　　③通调水道：出自《黄帝内经·素问·经脉别论》："饮入于胃，游溢精气，上输于脾，脾气散精，上归于肺，通调水道，下输膀胱。水精四布，五经并行，合于四时五脏阴阳，揆度以为常也。"

【译文】

　　《元关真谛》说："每天睡觉时，舌抵上腭，眼睛仰视头顶，每提缩一次肛门，就吞咽一口津液，这样做几次后睡觉，可以治愈尿频。"按：这也是一种导引的方法。偶然因为尿频做一做还可以，如果每次睡卧时都这样做，反而会导致小便不畅。《内经》说："疏通调理水道。"之所以说到疏通一定要说调理，因为疏通而不知调理，终归还会涩滞。

　　或问通调之道如何？愚谓食少化速，则清浊易分，一

也；薄滋味，无黏腻，则渗泄不滞，二也；食久然后饮，胃空虚则水不归脾，气达膀胱，三也；且饮必待渴，乘微燥以清化源①，则水以济火，下输倍捷，四也。所谓通调之道，如是而已。如是犹不通调，则为病，然病能如是通调，亦以渐可愈。

【注释】

①化源：指脾胃。脾胃为生化之源。

【译文】

有人问通调水道的方法是什么？我认为吃得少，消化快，那么清浊就容易分开，这是其一；饮食清淡，不吃黏腻的食物，那么就容易排泄而不黏滞，这是其二；吃饭很久再饮水，胃就会空虚，水就不会归到脾，气就可以到达膀胱，这是其三；而且必待渴时才饮水，水乘微燥来清除脾胃之热，则水来济火，大小便往下输送就倍加快捷，这是其四。所谓通调之道，就是如此。如果这样仍不通调，就是病了，然而如果病能像这样疏通调理，也可以逐渐痊愈。

《悟真录》曰①："开眼而溺。"眼中黑睛属肾，开眼所以散肾火。又曰："紧咬齿而溺。"齿乃肾之骨，宣泄时俾其收敛，可以固齿。《诗·鲁颂》曰："黄发儿齿②。"谓齿落复生也。此则天禀使然。养生家有固齿之法，无生齿之方，故齿最宜惜，凡坚硬物亦必慎。

【注释】

①《悟真录》：金马钰著。马钰（1123—1183），字玄宝，号丹阳子，世称丹阳真人。宁海（今山东牟平）人。全真七真人之一。著有《洞玄金玉集》等。

②黄发儿齿：出自《诗经·鲁颂·閟宫》："天锡公纯嘏，眉寿保鲁。
　　居常与许，复周公之宇。鲁侯燕喜，令妻寿母。宜大夫庶士，邦国
　　是有。既多受祉，黄发儿齿。"

【译文】

《悟真录》说："小便时应睁开眼睛。"眼中黑睛属肾，睁开眼睛可以
散去肾火。又说："小便时应咬紧牙齿。"齿是肾之骨，宣泄时使肾收敛，
可以固齿。《诗经·鲁颂》说："黄发儿齿。"是说人老牙齿掉了又长出来
了。这是先天禀赋使他们能这样的。养生家有固齿的方法，没有生齿的
方法，所以牙齿最宜珍惜，凡是咬坚硬的东西必须慎重。

　　肾气弱则真火渐衰①，便溏溺少，皆由于此。《菽园杂
记》曰②："回回教门调养法③，惟暖外肾④，夏不着单裤，夜
则手握肾丸而卧。"愚谓手心通心窍，握肾丸以卧，有既济
之功焉。尝畜猴，见其卧必口含外肾。《本草》谓："猴能引
气⑤，故寿。"手握肾丸，亦引气之意。又有以川椒和绵裹肾
丸，可治冷气入肾。

【注释】

①真火：此谓命门之火。

②《菽园杂记》：明陆容撰。为札记之类，于明代朝野故实，叙述颇
　　详，多可与史相参证。陆容（1436—1494），字文量，号式斋。苏
　　州府太仓（今属江苏）人。成化二年（1466）进士。陆容以博学
　　卓识著称于世。

③回回教门：指伊斯兰教。

④外肾：指睾丸。

⑤引气：谓以意领气，使人体血脉和通，精足神完。

【译文】

　　肾气衰弱则命门之火就会渐渐衰弱,便溏少尿,都是由于这个原因。《菽园杂记》说:"伊斯兰教的调养方法,只保暖睾丸,夏天不穿单裤,夜则手握睾丸睡觉。"我认为手心与心窍相通,晚上手握睾丸睡觉,有水火既济的作用。我曾经养过猴,见其睡觉时必口含睾丸。《本草》说:"猴能引气,所以长寿。"手握睾丸,也是引气的意思。又有人用川椒和丝绵包裹睾丸,可以治疗冷气入肾。

　　小便太清而频,则多寒;太赤而短,则多热;赤而浊,着地少顷,色如米泔者,则热甚矣。大便溏泄,其色或淡白,或深黄,亦寒热之辨;黑如膏者,则脾败矣。是当随时体察。

【译文】

　　小便太清而频繁是多寒,太赤而短少是多热,又赤又混浊,落地一会儿,色如米汁的是大热。大便溏稀,颜色或者淡白,或者深黄,也可以辨别寒热;黑色如膏,则是脾气衰败。大便小便,应当随时体会观察。

　　每大便后,进食少许,所以济其气乏也。如饱后即大便,进汤饮以和其气,或就榻暂眠,气定即起。按:《养生汇论》有擦摩脐腹及诸穴者①,若无故频行之,气内动而不循常道,反足致疾。予目见屡矣,概不录。

【注释】

①《养生汇论》:作者不详。

【译文】

　　每次大便后,少量进食,用来补其气乏。如果吃饱后马上大便,可以喝点汤饮来调和其气，或者在榻上短暂睡眠，等气定就起来。按：《养生汇论》有按摩脐腹和各个穴位的方法，如果无缘无故频频使用此法，致使气内动而不遵循常道，反而足以导致疾病。我亲眼多次见到此类事件发生，所以这些方法就不记录了。

　　《六砚斋三笔》曰①："养生须禁大便泄气。值腹中发动，用意坚忍，十日半月，不容走泄，久之气亦定。此气乃谷神所生②，与真气为联属，留之则真气得其协助而日壮。"愚谓频泄诚耗气，强忍则大肠火郁。孙思邈曰："忍大便，成气痔③。"况忍愈久，便愈难，便时必致努力，反足伤气。总之，养生之道，惟贵自然，不可纤毫着意，知此思过半矣④！《黄庭经》曰⑤："物有自然事不烦，垂拱无为心自安⑥。"《道德经》曰："地法天，天法道，道法自然⑦。"

【注释】

①《六砚斋三笔》：砚，应为"研"。明李日华著。文言笔记小说，为《六研斋笔记》之一。李日华（1565—1635），字君实，号竹懒，又号九疑。浙江嘉兴（今属浙江）人。万历二十年（1592）进士，官至太仆少卿。性淡泊，与人无忤，工书画，精善鉴赏，世称博物君子。著作宏富，有《六研斋笔记》《恬致堂诗话》等。

②谷神：谓五脏之神。

③气痔：病名，多因风邪蕴积肠间、情志过激、酒食所伤所致。症见肛门部位肿突，大便难而血出，腹胁胀满，甚或形成脱肛良久而不能入。

④思过半：谓领悟大半。

⑤《黄庭经》：作者及成书年代不详。道教上清派的主要经典，也被

内丹家奉为内丹修炼的主要经典。本书认为人体各处都有神仙，首次提出了三丹田的理论，介绍了许多存思观想的方法。

⑥垂拱：垂衣拱手，形容置身事外。

⑦"地法天"几句：出自《老子·二十五章》："人法地，地法天，天法道，道法自然。"

【译文】

《六研斋三笔》说："养生必须禁止大便泄气。当腹中发作，大便欲泄之时，用意志力坚决忍住，十天半月，不让大便泄泻，时间久了，气就安定了。这种气是五脏之神所生，与元气相关联，留下它可协助元气，使身体逐日健壮。"我认为频繁泄泻诚然耗气，但强忍大便则会导致大肠火郁。孙思邈说："忍大便，会成气痔。"何况忍得越久，大便时越难，大便时必定使劲，反而足以伤气。总之，养生之道，只有贵在顺其自然，不可丝毫刻意造作，懂得这一点，养生之理就明白大半了！《黄庭经》说："万物皆有自然规律，不烦干预造作；垂衣拱手，无为自安。"《道德经》说："地效法天道，天效法大道，大道效法自然。"

附记

　　予著是书于客岁①，病余以此为消遣。时气怯体羸②，加意作调养法。有出诸臆见者，有本诸前人者，有得诸听闻者，酌而录之，即循而行之。迄今秋，精力始渐可支。大抵病后欲冀复元，少年以日计，中年以月计，至老年则以岁计。汲汲求其效，无妙术也。兹书四卷，以次就竣，因以身自体验者，随笔录记。另有《粥谱》，又属冬初续著，附于末，为第五卷。

【注释】

①客岁：去年。

②气怯：病证名，指胆气虚怯出现惊慌诸症，如气短、心烦、失眠、惊悸不安、口苦、恶心等。因中气不足，脾虚生痰，或痰湿挟热，阻碍胆汁疏泄和肝气生发所致。

【译文】

　　我从去年开始编写本书，患病之余，以此作为消遣。当时气虚体弱，着意撰写调养的方法。有的出于臆测之见，有的本于前人之说，有的得于亲耳所闻，斟酌之后，记录下来，随即按照这些方法去做。到今年秋天，精力开始渐渐觉得可支。大致病后想要复原，年轻人以日计算，中年人以月计算，到老年就必须用年计算。急急忙忙寻求速效，是没有什么奇方妙术的。本书共四卷，已陆续写完，于是用自己亲身的体验，随笔记录。另有《粥谱》，是初冬续写的，附在最后，作为第五卷。

卷五

粥谱说

【题解】

本篇主要介绍作者收集及自己试验的一百个粥方的制法及功效。

在列举粥方之前,作者首先讨论了做粥要注意的事项及步骤:

择米第一。作者认为,米用粳,以香稻为最,晚稻性软,亦可取,早稻次之,陈廪米则欠腻滑;秋谷新凿者香气足,脱谷久,渐有故气,须以谷悬通风处,随时凿用;用炒白米、焦锅巴,腻滑不足,香燥之气能去湿开胃。

择水第二。初春雨乃春阳生发之气,最为有益;梅雨湿热熏蒸,人感其气则病;夏秋淫雨为潦,或利热不助湿气,但未必然;腊雪水甘寒解毒,疗时疫;春雪水生虫易败,不堪用;长流水四时俱宜;山泉随地异性;池沼止水有毒;井水清冽,平旦第一汲,为井华水,其色天然微绿,味添香美,亦颇异凡;缸贮水,以朱砂块沉缸底,能解百毒,并令人寿。

火候第三。煮粥以成糜为度,火候未到,气味不足,火候太过,气味遂减;火以桑柴为妙,栎炭火性紧,粥须煮不停沸,则紧火亦得;煮时先煮水,以勺扬之数十次,候沸数十次,然后下米,使性动荡,则输运捷;煮必瓷罐,勿用铜锡。

食候第四。老年人有竟日食粥,不计顿,饥即食,亦能体强健,享大寿,此不常见。就调养而论,粥宜空腹食,或当晚餐亦可,但勿再食他物加于食粥后;食勿过饱,虽无虑停滞,少觉胀,胃即受伤;食宁过热,即致微汗,亦足通利血脉;食时勿以他物佐食,恐不能专收其益;如嫌太淡,可使咸味沾唇,少解其淡即可。

随后作者介绍了一百个粥方的制法及功效。这一百个粥方,主要采自古籍,少部分为作者自己试验之品。其分类,据作者说,"不论调养治疾功力深浅之不同,第取气味轻清、香美适口者为上品,少逊者为中品,重浊者为下品",颇具特点。同时作者还注明出自何书,以为征信,更详兼治。又希望使用者知方有定而治无定,治法亦可变通,足见作者之良苦用心。

古代中医方剂中也有以药和粥一同服用来治疗疾病的,粥能补益脾胃,又不增加肠胃负担,极易消化。现代医学研究表明煮粥时淀粉大分子物质转化为小分子糊精,而且产生许多有助于消化的酶。老年人消化功能弱,牙齿咀嚼无力,喝粥则有助于健脾养胃、生津润燥。虽然喝粥益处甚多,但也不能顿顿喝粥,应当适当配合蔬菜、水果、肉类食用,以维持人体各种营养平衡。"五谷为养,五果为助,五畜为益,五菜为充",古代先贤们早已为我们指明了饮食养生的大方向。

前文所提到的应璩《三叟诗》似乎能概括老年人的养生之道,"古有行道人,陌上见三叟,年各百余岁,相与锄禾莠。住车问三叟,何以得此寿?上叟前致辞:内中妪貌丑。中叟前致辞:量腹节所受。下叟前致辞:夜卧不覆首。要哉三叟言,所以能长久。"读者当细心体会。

粥能益人,老年尤宜,前卷屡及之,皆不过略举其概,未获明析其方。考之轩岐家与养生家书①,煮粥之方甚夥,惟是方不一例,本有轻清重浊之殊。载于书者,未免散见而杂出。窃意粥乃日用常供,借诸方以为调养,专取适口,或偶资治疾,入口违宜,似又未可尽废。不经汇录而分别之,查检既嫌少便，亦老年调治之缺书也。爰撰为谱，先择米，次择水，次火候，次食候。不论调养治疾功力深浅之不同，第取气味轻清、香美适口者为上品，少逊者为中品，重浊者为下品，准以成数，共录百种，削其入口违宜之已甚者而已。方本前人，乃已试之良法。注明出自何书，以为征信，更详兼治。方有定而治无定，治法亦可变通。内有窃据鄙意参入数方，则惟务有益而兼适于口，聊备老年之调治。若夫推而广之，凡食品药品中，堪加入粥者尚多，酌宜而用，胡不可自我作古耶②？ 更有待夫后之明此理者。

【注释】

①轩岐：黄帝轩辕氏与大臣岐伯的并称，他们被视作中国医药的始祖。故用轩岐家指医药家。

②自我作古：谓由我创新，不循旧法。

【译文】

粥能补益人体，老年人特别适合，前面几卷中屡次提到它，都只不过略举其概要而已，没能够清楚地阐明煮粥的方法。参考医学家和养生家的书籍，煮粥的方法很多，只是方法不一致，煮的粥本来就有轻清重浊的区别。记载在书里的，未免分散而且杂乱。我认为粥是日常生活中经常吃的食物，用各种粥方来调养身体，主要是取其适合口味，有的偶尔用来治疗疾病，吃后不顺口，但似乎也不可以完全废弃。如果不经过汇编录入而分门别类，查检既嫌不太方便，也是老年人养生所缺少的书籍。于是撰写成粥谱，先是择米，再是择水，再次是调节火候，最后是服食的时间。不管调养治病功效强弱的区别，只取气味轻清、香美适口的作为上品，稍微差一点的为中品，重浊的为下品，以整数为准，一共记录一百种，只是删削了入口后感觉非常不爽口的而已。这里所选的粥方来自前人，但都是我已经试验过的良方。注明了它出自哪本书,是为了让人们考核证实,也是为了让人更详细地了解它的兼治。粥方有固定的内容,而治疗疾病却没有固定的法式,治法也可以变通。这里面有我根据自己的想法加入的几个粥方,只是为了对身体有益而又适合口味,姑且作为老年人调养的备选。如果推广这种方法,凡是食品和药品中,能够加入粥里的还有很多,选择适宜的使用,为什么不可以从自我开始呢? 更有待于后来明白这些道理的人来做了。

择米第一

米用粳,以香稻为最,晚稻性软,亦可取,早稻次之,陈廪米则欠腻滑矣。秋谷新凿者香气足,脱谷久,渐有故气,须以谷悬通风处,随时凿用;或用炒白米,或用焦锅巴,腻滑不足,香燥之气,能去湿开胃。《本草纲目》云:"粳米、籼术、粟米、粱米粥[①],利小便,止烦渴,养脾胃;糯米、秫米、黍米粥[②],益气,治虚寒泻痢吐逆。"至若所载各方,有米以为之主,峻厉者可缓其力,和平者能倍其功,此粥之所以妙而神与?

【注释】

①粳(jīng)米:粳稻碾出的米。米粒短而粗,米质黏性较强,胀性小。籼(xiān)米:籼稻碾出的米,黏性小。粱米:谷物之一种。

②秫(shú)米:粱米、粟米之黏者。

【译文】

煮粥的米用粳米,以香稻为最好,晚稻较软,也可取用,早稻就更差一点,陈廪米则缺少腻滑感。秋天新春的稻谷香气充足,春完后放置的时间过久,慢慢地就有了陈旧的味道,应该把稻谷悬挂在通风的地方,需要吃的时候去舂；或者用炒白米，或者用焦锅巴，二者腻滑感不足，但香燥之气能去湿开胃。《本草纲目》说："粳米、籼米、粟米、粱米粥，利小便，止烦渴，养脾胃；糯米、秫米、黍米粥，益气，治虚寒泻痢吐逆。"至于书中记载的各种粥方，有了米作为主要成分，药性猛烈的药物可以缓和药力，药性平和的药物可以使其功效加倍，这就是粥之所以奥妙神奇的地方吧？

择水第二

水类不一，取煮失宜，能使粥味俱变。初春值雨，此水乃春阳生发之气，最为有益。梅雨湿热熏蒸，人感其气则病，物感其气则霉，不可用之明验也。夏秋淫雨为潦，水郁深而发骤，昌黎诗："洪潦无根源，朝灌夕已除[①]。"或谓利热不助湿气，窃恐未然。腊雪水甘寒解毒，疗时疫；春雪水生虫易败，不堪用。此外，长流水四时俱宜，山泉随地异性，池沼止水有毒。井水清洌，平旦第一汲，为井华水，天一真气[②]，浮于水面也，以之煮粥，不假他物，其色天然微绿，味添香美，亦颇异凡。缸贮水，以朱砂块沉缸底，能解百毒，并令人寿。

【注释】

①洪潦无根源，朝灌夕已除：出自韩愈《符读书城南》："木之就规矩，在梓匠轮舆。人之能为人，由腹有诗书。诗书勤乃有，不勤腹空虚。欲知学之力，贤愚同一初。由其不能学，所入遂异闾。两家各生子，提孩巧相如。少长聚嬉戏，不殊同队鱼。年至十二三，头角稍相疏。二十渐乖张，清沟映污渠。三十骨骼成，乃一龙一猪。飞黄腾踏去，不能顾蟾蜍。一为马前卒，鞭背生虫蛆。一为公与相，潭潭府中居。问之何因尔，学与不学欤。金璧虽重宝，费

用难贮储。学问藏之身，身在则有余。君子与小人，不系父母且。不见公与相，起身自犁钼。不见三公后，寒饥出无驴。文章岂不贵，经训乃菑畬。潢潦无根源，朝满夕已除。人不通古今，马牛而襟裾。行身陷不义，况望多名誉。时秋积雨霁，新凉入郊墟。灯火稍可亲，简编可卷舒。岂不旦夕念，为尔惜居诸。恩义有相夺，作诗劝踌躇。"

②天一真气：此指化生水的真气。据《周易·系辞传》郑玄注："天一生水于北，地二生火于南，天三生木于东，地四生金于西，天五生土于中。地六成水于北，与天一并；天七成火于南，与地二并；地八成木于东，与天三并；天九成金于西，与地四并；地十成土于中，与天五并也。"一与六共宗居北方，因此说天一生水，地六成之。

【译文】

水的种类不一，选取煮粥的水失当的话，会使粥的味道完全改变。初春的时候碰到了下雨天，这种雨水是春阳生发之气形成的，对人体最为有益。梅雨湿热熏蒸，人体感受了它的湿热之气就会生病，物品感受了它的湿热之气就会霉变，不可用梅雨熬粥，这已经是明确验证的了。夏天秋天的暴雨为潦水，水郁滞深而下得突然，韩愈的诗说："洪潦无根源，朝灌夕已除。"有人说潦水消除热气而不助长湿气，我认为恐怕不是这样。腊月雪水甘寒解毒，治疗一时流行的传染病；春天雪水易生虫子也易腐败，不能使用。此外，一直流动的水四时都可以使用，山泉因不同的地理位置而性质不同，池沼里停滞的水有毒。井水清澈寒冷，早晨井里的第一桶水是井华水，是化生水的真气，浮在水的表面，用它来煮粥，不用借助其他东西，粥的颜色自然微绿，味道更加香美，也和一般水煮的粥不一样。用水缸贮存水，把朱砂块沉到缸底，这样的水能解百毒，而且能令人长寿。

火候第三

　　煮粥以成糜为度,火候未到,气味不足,火候太过,气味遂减。火以桑柴为妙。《抱朴子》曰:"一切药不得桑煎不服。"桑乃箕星之精①,能除风助药力。栎炭火性紧,粥须煮不停沸,则紧火亦得。煮时先煮水,以杓扬之数十次,候沸数十次,然后下米,使性动荡,则输运捷。煮必瓷罐,勿用铜锡。有以瓷瓶入灶内砻糠稻草煨之②,火候必致失度,无取。

【注释】

①箕星:二十八宿之一。东汉蔡邕《独断》:"风伯神,箕星也。其象在天,能兴风。"

②砻(lóng)糠:稻谷碾磨后脱下的外壳。

【译文】

　　煮粥以烂熟为度,火候没到,气味就不足,火候太过,气味就减弱。烧火用桑柴为最好。《抱朴子》说:"所有的药物不用桑柴煎煮,就不服用。"桑树是感受箕星精气形成的,可以除风邪、助药力。栎炭火性紧,煮粥应该滚沸不停,则紧火也可以。煮粥的时候先煮水,用勺子扬水数十次,等候沸腾数十次,然后下米,使水性动荡,则人体消化吸收也容易。煮粥一定要用瓷罐,不要用铜锡制成的罐。有的人用瓷瓶放入灶内,点燃稻糠稻草来煨粥,火候一定不合法度,这种方法不可取。

食候第四

　　老年有竟日食粥,不计顿,饥即食,亦能体强健,享大寿,此又在常格外①。就调养而论,粥宜空心食,或作晚餐亦可,但勿再食他物,加于食粥后。食勿过饱,虽无虑停滞,少觉胀,胃即受伤。食宁过热,即致微汗,亦足通利血脉。食时勿以他物侑食②,恐不能专收其益;不获已③,但使咸味沾唇,少解其淡可也。

【注释】

①常格:常度,常理。

②侑:佐助。

③不获已:犹不得已。

【译文】

有的老年人整天喝粥,不计顿数,饿了就吃,这样也能使体格强健,享尽天年,这又在常理之外。就调养而论,粥应该空腹食用,或者作为晚餐也可以,只是不要在喝过粥之后再吃别的食物。食粥不要过饱,虽然没有停滞的顾虑,但稍微感觉胀满,胃就受伤。宁可喝热粥,即使马上会使身体微微出汗,也足以通利血脉。喝粥时,不要用别的食物佐助,如果搭配别的食物,恐怕就不能完全收到粥的益处;如果不得已,只要使咸味沾到嘴唇,稍微缓解淡味就可以了。

上品三十六

莲肉粥①

《圣惠方》②:"补中强志③。"按:兼养神、益脾、固精,除百疾。去皮心,用鲜者煮粥更佳。干者如经火焙,肉即僵,煮不能烂,或磨粉加入。湘莲胜建莲④,皮薄而肉实。

【注释】

①莲肉:即中药莲子、莲子肉。味甘、涩,性平。归脾、肾、心经。能

补脾止泻,止带,益肾涩精,养心安神。用于脾虚泄泻、带下、遗
精、心悸失眠。

②《圣惠方》:即《太平圣惠方》。宋代官修方书,全书共一千六百
七十门,方一万六千八百三十四首。包括脉法、处方用药、五脏
病证、内、外、骨伤、金创、胎产、妇、儿、丹药、食治、补益、针灸等。
该书所搜集的医方,较能反映北宋前期的医学水平,具有一定的
临床研究参考价值。

③补中强志:谓增强脾胃及肾的功能。中,指中焦脾胃。志,这里指
肾,因为肾藏志。

④建莲:我国莲子的一个品系,一般是指历史上生产于建宁府,即今
福建闽北地区上贡宫廷的优质莲子,与产于湖南的湘莲、浙江的
宣莲共称中国三大历史名莲。

【译文】

《圣惠方》记载:"莲子补益脾、胃、肾。"按:莲子还能养心神,补脾
胃,固精血,治疗许多种疾病。去掉莲子的皮和心,用新鲜的莲肉煮粥效
果更好。干的如果经过微火烘烤,肉质就僵硬,不能煮烂,或者可以把干
的莲肉磨成粉末加入。湘莲比建莲好,湘莲皮薄而肉实。

藕粥①

慈山参入②。治热渴,止泄,开胃消食,散留血,久服令
人心欢。磨粉调食,味极淡,切片煮粥,甘而且香。凡物制
法异,能移其气味,类如此。

【注释】

①藕:味甘,性寒。生用可凉血散瘀,治热病烦渴、吐血、热淋等;熟
用能通便止泻,健脾开胃。

②慈山:作者自号慈山居士,故以慈山自称。

【译文】

我自己创制，录入本书。藕能治疗发热烦渴，止泄泻，开胃消食，散瘀血，久服令人心情愉悦。把藕磨成粉末调入粥里食用，味道非常清淡，切片煮粥，甘甜而且香美。凡是食物烹制的方法不同，就能够改变其气味，大致如此。

荷鼻粥①

慈山参入。荷鼻即叶蒂，生发元气，助脾胃，止渴，止痢，固精。连茎叶用亦可。色青形仰，其中空，得震卦之象②。《珍珠囊》③："煎汤烧饭，和药治脾。"以之煮粥，香清佳绝。

【注释】

①荷鼻：即荷叶的蒂。味苦，性平。归肝、脾、胃经。能清暑化湿，升发清阳，凉血止血。用于暑热烦渴、暑湿泄泻、脾虚泄泻、血热吐衄、便血崩漏。

③震卦之象：震卦是八卦之一，卦象为☳。

③《珍珠囊》：金张元素编著。本书是一部本草类中医著作，对药物的气味、升降浮沉、归经、补泻均有所述。原著已散佚。张元素，字洁古。金之易州（治今河北易县）人。中医易水学派创始人。著有多部医学著作，其中《医学启源》与《脏腑标本寒热虚实用药式》等最能反映其学术观点。

【译文】

我自己创制，录入本书。荷鼻就是荷花叶蒂，生发元气，补益脾胃，止渴，止痢，固精。连同茎叶一起用也可以。青颜色，形态朝上，中间空心，应震卦的卦象。《珍珠囊》载："荷叶可以用来煎汤烧饭，调和诸药，治疗脾胃病。"用它来煮粥，非常香甜可口。

芡实粥^①

《汤液本草》^②："益精强志，聪耳明目。"按：兼治湿痹、腰脊膝痛、小便不禁、遗精白浊^③。有粳、糯二种，性同，入粥俱需烂煮，鲜者佳。扬雄《方言》曰^④："南楚谓之鸡头^⑤。"

【注释】

①芡实：味甘、涩，性平。归脾、肾经。能益肾固精，补脾止泻，除湿止带。用于遗精滑精、遗尿尿频、脾虚久泻、白浊、带下。

②《汤液本草》：元王好古撰。药学著作，共三卷。卷上为药性总论，选辑李杲《药类法象》《用药心法》的部分内容并作了若干补充。卷中、卷下分论药物，分草、木、果、菜、米谷、玉石、禽、兽、虫等九部，共收二百余种药物。王好古，字进之，一作信之，号海藏。赵州（治今河北赵县）人。王好古以儒者而习医，特别喜好经方。其造诣很深，又尽得张元素、李杲二家之传，成为易水学派又一名家。其学术思想，尤以阴证学说为独到，并受到后世医家重视，有较大影响。王好古一生著述较多，可考者达二十余种，其中《医垒元戎》《阴证略例》《汤液本草》《此事难知》乃王氏代表作，备受后世医家推崇。

③白浊：尿液浑浊不清，色白如泔浆，或初尿不浑，留置稍长，沉淀呈积粉样。

④《方言》：全称《輶轩使者绝代语释别国方言》，西汉扬雄著。本书是我国第一部方言比较词汇集，共十三卷，总汇了从先秦到汉代两个时代的方言。

⑤南楚：古地区名。北起淮汉，南至江南，约包括今安徽中部、西南部，河南东南部，湖南、湖北东部及江西等地区。

【译文】

《汤液本草》记载："补益肾精，增强记忆，使人耳聪目明。"按：也可以治疗湿痹、腰部脊柱膝盖的疼痛、小便失禁、遗精白浊。芡实有粳、糯两种，性质相同，加入粥里都需要煮烂，新鲜的更好。扬雄《方言》里说："南楚称芡实为鸡头。"

薏苡粥[1]

《广济方》[2]："治久风湿痹。"又《三福丹书》[3]："补脾益胃。"按：兼治筋急拘挛，理脚气，消水肿。张师正《倦游录》云[4]："辛稼轩患疝，用薏珠东壁土炒服即愈[5]。"乃上品养心药。

【注释】

① 薏苡：即中药薏苡仁。味甘、淡，性凉。归脾、胃、肺经。能利水渗湿，健脾止泻，除痹，排脓，解毒散结。用于水肿、脚气、小便不利、脾虚泄泻、湿痹拘挛、肺痈、肠痈、赘疣、癌肿。

② 《广济方》：医方著作。又名《开元广济方》《玄宗开元广济方》《明皇开元广济方》等。唐李隆基主持编纂，颁行于开元十一年（723）。今佚，其佚文可见于《外台秘要》《医心方》《证类本草》等。

③ 《三福丹书》：明龚居中著。为《福寿丹书》之一。成书于明天启四年（1624）。内容包括：一福安养篇，主要阐述衣、食、住、行、宜忌与长寿之关系；二福延龄篇，载诸仙修炼图势及秘诀；三福服食篇，录有关抗老防衰、益寿延龄之食疗、食养方；四福采补篇，介绍吕祖采补延年秘篆与房中养生至要；五福玄修篇，授气功、炼丹之术，乾坤交媾之法；六寿清乐篇，宣传清乐之乐；脏腑篇，论述脏腑对人体之重要性与保护之方。龚居中，生卒年不详，1630年前后在世，别号如虚子。江西金溪（今属江西）人。明代医家。精医术，擅长内、外、妇、儿诸科。著《痰火点雪》又名《红炉点雪》，详

论肺痨病之证治。

④《倦游录》：又作《倦游杂录》，宋张师正撰。本书是杂记见闻的笔
　记，今已散佚。张师正，字不疑。邢州龙冈（今河北邢台）人。宦
　游四十年不得志，乃推变怪之理，参见闻之异，著《括异志》。又
　有《志怪集》《倦游杂录》。或以为三书均魏泰托名作。

⑤东壁土：古旧房屋东边墙上的土。味甘，性温，无毒。治霍乱烦
　冈、泄痢温疟，疗下部疮、脱肛、小儿脐风等。

【译文】

《广济方》记载："薏苡仁治疗风湿痹痛日久。"又《三福丹书》记载：
"薏苡仁补脾益胃。"按：薏苡仁又能治疗筋急拘挛、脚气病、水肿病。张
师正的《倦游录》里说："辛弃疾得了疝气，用薏苡仁和东壁土一起炒服，
马上痊愈。"薏苡仁是上等养心的药物。

扁豆粥①

《延年秘旨》："和中补五藏。"按：兼消暑、除湿、解毒，
久服发不白。荚有青紫二色，皮有黑、白、赤、斑四色，白者
温，黑者冷，赤、斑者平。入粥去皮，用干者佳，鲜者味少淡。

【注释】

①扁豆：现多用白扁豆。味甘，性微温。归脾、胃经。能健脾化湿、
　和中消暑。用于脾胃虚弱、食欲不振、大便溏泻、白带过多、暑湿
　吐泻、胸闷腹胀。

【译文】

《延年秘旨》记载："扁豆能调和中焦脾胃，补益五脏。"按：扁豆又能
消暑、除湿、解毒，久食头发不白。扁豆荚有青紫两种颜色，皮有黑、白、
赤、斑四种颜色，白皮的性温，黑皮的性凉，红皮、斑皮的性平。扁豆入粥
去皮，用干的更好，鲜扁豆味道稍微淡些。

御米粥①

《开宝本草》②:"治丹石发动,不下饮食。和竹沥入粥。"按:即罂粟子③。《花谱》名丽春花④。兼行风气,逐邪热,治反胃、痰滞、泻痢,润燥固精。水研滤浆入粥,极香滑。

【注释】

①御米:即罂粟的种了。味甘、淡,性寒,无毒。能养胃润肺,利二便,治痢。

②《开宝本草》:北宋开宝年间刘翰、马志等取《新修本草》《蜀本草》加以详校,参以《本草拾遗》撰写而成,共计二十卷,名曰《开宝新详定本草》。本书早已散佚,但其内容还可从《证类本草》《本草纲目》中见到。

③罂粟:可制鸦片,含吗啡和其他生物碱,有镇痛、镇咳和止泻作用,但常用能成瘾。

④《花谱》:宋游九言著。游九言(1142—1206),初名九思,字诚之,号默斋。建阳(今福建南平)人。其著作后人辑为《默斋遗稿》。

【译文】

《开宝本草》记载:"罂粟子可以治疗服用丹砂后发作的疾病、吃不下东西。与竹沥相配做粥。"按:御米就是罂粟子。《花谱》里称作丽春花。御米又能疏散风邪,清泻热邪,治疗反胃、痰饮停滞、泻痢,润燥固精。把加水研磨过滤后的御米浆加入粥里,非常香滑。

姜粥①

《本草纲目》:"温中,辟恶气。"又《手集方》②:"捣汁煮粥,治反胃。"按:兼散风寒,通神明,取效甚多。《朱子语录》

有"秋姜夭人天年"之语③，治疾勿泥。《春秋运斗枢》曰④：
"璇星散而为姜⑤。"

【注释】

①姜：即生姜。味辛，性微温。归肺、脾、胃经。能解表散寒，温中止
　呕，化痰止咳，解鱼蟹毒。用于风寒感冒、胃寒呕吐、寒痰咳嗽、鱼
　蟹中毒等。

②《手集方》：又名《薛弘庆兵部手集方》《李绛兵部手集方》《兵部
　手集》。唐代李绛传方，薛弘庆撰。李绛（764—830），字深之。
　赞皇（今属河北）人。唐朝中期政治家、宰相。

③《朱子语录》：朱熹的语录。其弟子李道传编辑。

④《春秋运斗枢》：纬书。作者不详。

⑤璇星：亦作"璿星"。北斗第二星。

【译文】

《本草纲目》记载："姜能温中焦脾胃，驱除邪气。"又《手集方》载：
"生姜捣汁煮粥，治疗反胃。"按：生姜还能散风寒，通神明，功效非常多。
《朱子语录》里有"秋天的姜危害人体寿命"之类的话，治疗疾病时不要
拘泥于这种说法。《春秋运斗枢》里说："璇星散而为姜。"

香稻叶粥①

慈山参入。按：各方书俱烧灰淋汁用，惟《摘元妙方》：
"糯稻叶煎，露一宿，治白浊。"《纲目》谓"气味辛热"，恐未
然。以之煮粥，味薄而香清，薄能利水，香能开胃。

【注释】

①香稻叶：即水稻叶。

【译文】

我自己创制，录入本书。按：各种方书中都把稻叶烧成灰，调汁使用，只有《摘元妙方》记载："糯稻叶煎汤使用，汤液露天放置一晚，治疗白浊。"《纲目》里说"稻叶气味辛热"，恐怕不正确。用它来煮粥，味道淡薄而清香，淡薄能利水，清香能开胃。

丝瓜叶粥[①]

慈山参入。丝瓜性清寒，除热利肠，凉血解毒。叶性相类。瓜长而细，名马鞭瓜，其叶不堪用。瓜短而肥，名丁香瓜，其叶煮粥香美。拭去毛，或姜汁洗。

【注释】

①丝瓜叶：味苦，性微寒。能清热解毒，止血，祛暑。用于治疗痈疽、疔肿、疮癣、蛇咬、汤火伤、咽喉肿痛、创伤出血、暑热烦渴。

【译文】

我自己创制，录入本书。丝瓜性质寒凉，清热通便，凉血解毒。丝瓜叶的性质与之相类似。但瓜形长而细的，名叫马鞭瓜，它的叶子不能用。瓜形短而肥的，名叫丁香瓜，它的叶子煮粥味道香甜可口。把毛擦去，或者用姜汁清洗。

桑芽粥[①]

《山居清供》："止渴明目。"按：兼利五藏，通关节，治劳热，止汗。《字说》云[②]："桑为东方神木。"煮粥用初生细芽，苞含未吐者，气香而味甘。《吴地志》[③]："焙干代茶，生津清肝火。"

【注释】

①桑芽：此处指桑树的嫩叶。味微苦、微甘，性寒。归肺、肝经。能疏散风热，清肺润燥，清肝明目。用于风热感冒、肺热燥咳、头晕头痛、目赤昏花。

②《字说》：宋王安石著。王安石认为汉字以音、形包含着万事万物之理，以此为出发点来写作《字说》，单纯从通行字形出发而对字义作非造字本意的解释，因此其中有许多穿凿附会之处。

③《吴地志》：或为《吴地记》，唐陆广微撰。本书多记古国吴地之事。陆广微，唐代学者。吴（今江苏苏州）人。

【译文】

《山居清供》记载："桑芽能止渴明目。"按：桑芽兼通利五脏，疏通关节，治虚劳烦热，止汗。《字说》里说："桑是东方神木。"煮粥用初生细芽，芽苞还没有开放的，气香味甜。《吴地志》说："桑芽焙干代茶，生津清肝火。"

胡桃粥①

《海上方》②："治阳虚腰痛，石淋五痔③。"按：兼润肌肤，黑须发，利小便，止寒嗽，温肺润肠。去皮研膏，水搅滤汁，米熟后加入，多煮生油气。或加杜仲、茴香，治腰痛。

【注释】

①胡桃：即核桃仁。味甘，性温。归肾、肺、大肠经。能补肾，温肺，润肠。用于肾阳不足、腰膝酸软、阳痿遗精、虚寒喘嗽、肠燥便秘。

②《海上方》：又名《海上名方》《海上仙方》《孙真人海上方》。托名唐孙思邈撰，据《郑堂读书记》记载，当为宋钱竽撰。书中列常见一百二十余种病证的单验方，每病编成七言歌诀，便于习诵。

③石淋：小便涩痛，尿出结石。多因下焦积热，煎熬水液所致。五

痔:病名,肛门痔五种类型之合称。孙思邈《备急千金要方·五
痔》:"夫五痔者,一曰牡痔,二曰牝痔,三曰脉痔,四曰肠痔,五曰
血痔。"

【译文】

《海上方》记载:"胡桃能治疗阳虚腰痛,石淋五痔。"按:胡桃兼能滋
润肌肤,使须发变黑,通利小便,止寒嗽,温暖肺脏,滋润肠道。将胡桃去
皮研磨成膏状,用水搅拌再滤出汁,米熟后加入粥内,煮的时间久了会产
生油气。或者加入杜仲、茴香,可以治疗腰痛。

杏仁粥[①]

《食医心镜》[②]:"治五痔下血。"按:兼治风热咳嗽,润
燥。出关西者名巴旦,味甘尤美。去皮尖,水研滤汁,煮粥
微加冰糖。《野人闲话》云[③]:"每日晨起,以七枚细嚼,益老
人。"

【注释】

①杏仁:此处指甜杏仁。味甘,性平。能润肺养胃,祛痰止咳,润肠
通便。适用于肺虚久咳或津伤、便秘等症。

②《食医心镜》:唐昝殷著。本书一名《食医心鉴》,集录食品治病之
方,详载用量、服法,多切实用。原书佚,《证类本草》《医方类聚》
等书均引录其书。日本多纪元坚有辑佚本。昝殷,成都(今属四
川)人。唐代名医,擅长妇产科和药物学。他精通医理,将数十
年治疗妇产科常见病证的临床经验,仿孙思邈《千金方》体裁,撰
著成书,名《经效产宝》,是我国现存最早、流传最广的妇产科专
著。他对摄生、食疗也颇有研究。

③《野人闲话》:宋景焕撰。书中记载孟蜀时朝野杂事,如首篇《颁

令笈》一事,常为人称引。书中也有一些方士道术的奇迹异闻,含有志怪性质,但故事性不强,且缺乏文采。景焕,《宋史·艺文志》作耿焕,"景"字或因宋人避太宗名讳而改,成都(今属四川)人。

【译文】

《食医心镜》记载:"杏仁治疗五痔下血。"按:杏仁兼治风热咳嗽,润燥。产自关西的杏仁叫巴旦,味道甘甜,特别香美。去掉皮尖,加水研磨,过滤取汁,煮粥时稍微加入一点冰糖。《野人闲话》里说:"每天早晨起床,细嚼七枚杏仁,对老人身体有益。"

胡麻粥①

《锦囊秘录》②:"养肺,耐饥耐渴。"按:胡麻即芝麻。《广雅》名藤宏③。坚筋骨,明耳目,止心惊,治百病。乌色者名巨胜。仙经所重栗色者,香却过之。炒研加水,滤汁入粥。

【注释】

①胡麻:即黑芝麻。味甘,性平。归肝、肾、大肠经。能补肝肾,益精血,润肠燥。用于精血亏虚、头晕眼花、耳鸣耳聋、须发早白、病后脱发、肠燥便秘。

②《锦囊秘录》:又名《冯氏锦囊》。清冯兆张撰。分别辑取《内经》等基础理论及所涉临床各科的精要,涉及内、外、妇、儿各科,于脉诊、药性等方面,亦多有论述。全书内容丰富,收集民间效方亦较多。冯兆张,字楚瞻。海盐(今属浙江)人。清代医家。十三岁习医,尤擅儿科。

③《广雅》:魏张揖撰。中国最早的一部百科词典,收字一万八千一百五十个,相当于《尔雅》的续篇,篇目也分为十九类,各篇的名称、顺序、说解的方式,以及全书的体例,都和《尔雅》相同。张揖,字稚让。清河(今属河北)人。魏明帝太和年间博士。博学

多闻,精通文字训诂。

【译文】

《锦囊秘录》记载:"胡麻养肺,耐饥耐渴。"按:胡麻就是芝麻。《广雅》里叫藤宏。能强健筋骨,聪耳明目,止心惊,治百病。乌黑色的叫巨胜。道家经典里所重视的紫黑色胡麻,味道却比乌黑色的香。翻炒研磨加入水,过滤后的浆汁加入粥里。

松仁粥①

《纲目》方:"润心肺,调大肠。"按:兼治骨节风,散水气、寒气,肥五藏,温肠胃。取洁白者,研膏入粥。色微黄,即有油气,不堪用。《列仙传》云②:"偓佺好食松实③,体毛数寸。"

【注释】

①松仁:味甘,性温。能养阴熄风,润肺滑肠。用于风痹、头眩、燥咳、吐血、便秘等。

②《列仙传》:西汉刘向撰。本书是我国最早且较有系统的叙述神仙事迹的著作,记载了七十余位仙家的姓名、身世和事迹,时代跨度较大。刘向(前77—前6),字子政,原名更生,世称刘中垒。沛郡丰邑(今江苏徐州)。曾奉命领校秘书,所撰《别录》,是我国最早的图书分类目录。今存《新序》《说苑》《列女传》《战国策》《列仙传》等书,其著作《五经通义》有清人马国翰辑本。《楚辞》是刘向编订成书,而《山海经》是他与其子刘歆共同编订成书。

③偓佺(wò quán):传说中的仙人名。汉刘向《列仙传·偓佺》:"偓佺者,槐山采药父也,好食松实,形体生毛,长数寸,两目更方,能飞行逐走马。"

【译文】

《纲目》方:"松仁能润心肺,调大肠。"按:松仁兼治骨节风,散水气、寒气,补益五脏,温通肠胃。取洁白的松仁,研磨成膏,加入粥里。色泽微黄的松仁含有油气,不能使用。《列仙传》里说:"偓佺好食松实,体毛长数寸。"

菊苗粥①

《天宝单方》②:"清头目。"按:兼除胸中烦热,去风眩,安肠胃。《花谱》曰:"茎紫,其叶味甘者可食,苦者名苦薏,不可用。苗乃发生之气聚于上,故尤以清头目有效。"

【注释】

①菊苗:即菊花苗。味甘、微苦,性凉。能清肝明目,用于头风眩晕、目生翳膜。

②《天宝单方》:即唐《天宝单方药图》。作者不详。

【译文】

《天宝单方》记载:"菊花苗能清头面眼目之热。"按:菊花苗兼能消除胸中烦热,祛除风眩,安和肠胃。《花谱》里说:"菊苗的茎紫色,叶片甘甜的可以食用,味苦的名叫苦薏,不能食用。苗是植物的生发之气汇聚的最上部,所以对清头面眼目之热最有效。"

菊花粥①

慈山参入。养肝血,悦颜色,清风眩,除热解渴,明目。其种以百计。《花谱》曰:"野生单瓣,色白开小花者良,黄者次之。"点茶亦佳②。煮粥去蒂,晒干磨粉和入。

【注释】

①菊花:味甘、苦,性微寒。归肺、肝经。能散风清热,平肝明目,清热解毒。用于风热感冒、头痛眩晕、目赤肿痛、眼目昏花、疮痈肿毒。

②点茶:犹泡茶。

【译文】

我自己创制,录入本书。菊花能滋养肝血,和悦面色,清风眩,除热解渴,明目。它的种类数以百计。《花谱》里说:"野生的菊花单片花瓣,白色开小花的较好,黄的较次。"用来泡茶也很好。用来煮粥要去掉花蒂,晒干磨成粉末再加入粥里。

梅花粥①

《采珍集》②:"绿萼花瓣,雪水煮粥,解热毒。"按:兼治诸疮毒。梅花凌寒而绽,将春而芳,得造物生气之先。香带辣性,非纯寒。粥熟加入,略沸。《埤雅》曰③:"梅入北方变杏。"

【注释】

①梅花:味微酸,性平。归肝、胃、肺经。能疏肝和中,化痰散结。用于肝胃气痛、郁闷心烦、梅核气、瘰疬疮毒。

②《采珍集》:又名《留青采珍集》,清陈枚著。陈枚,字载东、殿抡。娄县(今上海)人。清代画家。官内务府郎中。

③《埤雅》:宋陆佃撰。专门解释名物,以为《尔雅》的补充。陆佃(1042—1102),字农师,号陶山,赠太师,追封楚国公。越州山阴(今浙江绍兴)人。陆游祖父。著有《陶山集》。

【译文】

《采珍集》记载:"梅花绿色的花萼和白色的花瓣,取雪水煮粥,有清解热毒的功效。"按:梅花兼治各种疮毒。梅花在寒冷的时候绽放,春天将要到来的时候散发出芳香,最先得到自然界的生发之气。梅花芳香而且辛辣,不是纯寒之品。粥熟的时候加入,略微沸腾一下即可。《埤雅》里说:"梅到北方变化为杏。"

佛手柑[①]

《宦游日札》:"闽人以佛手柑作菹[②],并煮粥,香清开胃。"按:其皮辛,其肉甘而微苦。甘可和中,辛可顺气,治心胃痛宜之,陈者尤良。入粥用鲜者,勿久煮。

【注释】

①佛手柑:味辛、苦、酸,性温。归肝、脾、胃、肺经。能疏肝理气,和胃止痛,燥湿化痰。用于肝胃气滞、胸胁胀痛、胃脘痞满、食少呕吐、咳嗽痰多。

②菹(zū):腌菜。

【译文】

《宦游日札》记载:"福建人用佛手柑作腌菜,而且也用来煮粥,清香开胃。"按:佛手柑的皮味辛,果肉味甘而微苦。甘味可以调和中焦,辛味可以顺气,治疗心胃疼痛很适宜,存放时间长的效果更好。煮粥用新鲜的,不要长时间煮。

百合粥[①]

《纲目》方:"润肺调中。"按:兼治热咳、脚气。嵇含《草木状》云[②]:"花白叶阔为百合,花红叶尖为卷丹。卷丹不入药。"窃意花叶虽异形,相类而味不相远,性非迥别。

【注释】

①百合：味甘，性寒。归心、肺经。能养阴润肺，清心安神。用于阴
　虚燥咳、劳嗽咳血、虚烦惊悸、失眠多梦、精神恍惚。

②《草木状》：全称《南方草木状》，晋嵇含编撰。记载生长在广东、
　广西等地以及越南的植物。计上卷草类二十九种，中卷木类二十
　八种，下卷果类十七种和竹类六种，共八十种，是我国现存最早的
　植物志。嵇含（263—306），字君道，因居住于巩县亳丘（今河南
　巩义），自号亳丘子。谯国铚（今安徽濉溪）人。西晋时期的文学
　家及植物学家。

【译文】

《纲目》方："百合能润肺调中。"按：百合兼治热咳、脚气。嵇含《草
木状》说："花色白，叶状宽阔的为百合；花色红，叶状尖锐的为卷丹。卷
丹不入药。"我认为花和叶的形状虽然不同，但都属于同类植物，味道差
别不是很大，药性不会完全不同。

砂仁粥①

《十便良方》②："治呕吐，腹中虚痛。"按：兼治上气咳
逆胀痞③，醒脾，通滞气，散寒饮，温肾肝。炒去翳，研末点
入粥。其性润燥。韩懋《医通》曰④："肾恶燥，以辛润之。"

【注释】

①砂仁：味辛，性温。归脾、胃、肾经。能化湿开胃，温脾止泻，理气
　安胎。用于湿浊中阻、脘痞不饥、脾胃虚寒、呕吐泄泻、妊娠恶
　阻、胎动不安。

②《十便良方》：全称《近时十便良方》，宋郭坦撰。包括药物、炮炙、
　辨药、临床各科疾患和单方、简要方、群方共二千余方等。郭坦，
　字履道。汾阳（今属山西）人。南宋医家。因本人患病而学医试

药，久有所获，用药简当，便于应用。

③上气：肺气上逆。痞：中医指胸腹间气机阻塞不舒的一种自觉症状，有的仅有胀满的感觉，称"痞块""痞积"。

④韩懋《医通》：明韩懋所撰综合性医书。上卷分绪论、六法兼施、脉诀、处方、家庭医案共五章；下卷列悬壶医案、药性裁成、方诀无隐、同类勿药计四章。韩懋（1441—?），字天爵，号飞霞子，人称白飞霞，武宗赐号抱一守正真人。泸州（治今属四川）人。医术精湛，重脾胃中和之气。

【译文】

《十便良方》记载："砂仁治呕吐，腹中虚痛。"按：砂仁兼治肺气上逆、咳嗽、胀痞，可醒脾，通滞气，散寒饮，温肾肝。炒去表皮，研磨成粉末点入粥里。这粥能滋润干燥。韩懋《医通》说："肾脏厌恶干燥，用辛味的药物滋润它。"

五加芽粥①

《家宝方》②："明目止渴。"按：《本草》："五加根皮效颇多。"又云："其叶作蔬，去皮肤风湿。嫩芽焙干代茶，清咽喉。作粥，色碧香清，效同。"《巴蜀异物志》名文章草③。

【注释】

①五加芽：即中药五加原植物的嫩叶，可食用。

②《家宝方》：全称《卫生家宝方》，又名《卫生家宝》，宋朱端章辑，徐安国补订。本书为作者历年所收集和试用效方的汇编。朱端章，生卒年不详，长乐县（今福建福州）人。生平喜好方书，将所藏医书中有关产科验方辑成《卫生家宝产科备要》，于淳熙十一年（1184）刊刻印行。

③《巴蜀异物志》：三国蜀谯周撰。记载巴蜀新异物产的典籍。已

佚。谯周，字允南。巴西郡西充（今属四川）人。魏晋之际的著名学者。

【译文】

《家宝方》记载："五加芽能明目止渴。"按：《本草》载："五加根皮功效很多。"又说："它的叶子用作蔬菜，可祛除肤表的风湿。嫩芽在火上烤干代替茶叶，清利咽喉。用来煮粥，颜色碧绿，味道清香，效果相同。"《巴蜀异物志》叫做文章草。

枸杞叶粥①

《传信方》②："治五劳七伤③，豉汁和米煮。"按：兼治上焦客热、周痹风湿④，明目安神。味甘气凉，与根皮及子性少别。《笔谈》云⑤："陕西极边生者大合抱，摘叶代茶。"

【注释】

①枸杞叶：味甘，性凉。祛风热，明目安神。

②《传信方》：唐刘禹锡撰。所收方药大都符合验、便、廉的原则，所载方剂，涉及内、外、妇、儿等多方面。原书已亡佚，现存版本为明清医书中所辑录而成。刘禹锡（772—842），字梦得。洛阳（今属河南）人。唐代文学家、哲学家，有"诗豪"之称。诗文俱佳，涉猎题材广泛，与柳宗元并称"刘柳"，与韦应物、白居易合称"三杰"，并与白居易合称"刘白"。有《刘梦得文集》。

③五劳：出自《黄帝内经·素问·宣明五气》："五劳所伤：久视伤血，久卧伤气，久坐伤肉，久立伤骨，久行伤筋。"后也指志劳、思劳、心劳、忧劳和疲劳。七伤：大饱伤脾，大怒气逆伤肝，强力举重、久坐湿地伤肾，形寒饮冷伤肺，忧愁思虑伤心，风雨寒暑伤形，恐惧不节伤志。

④上焦：中医谓六腑中的三焦之一。一般指胃的上口到咽下胸膈

这一部位,主要包括心肺。主要功能是呼吸和血液循环等。客热:外来的热邪。

⑤《笔谈》:为宋沈括《梦溪笔谈》的一部分。《梦溪笔谈》,内容丰富,集前代科学成就之大成,在世界文化史上有着重要的地位,被称为"中国科学史上的里程碑"。沈括(1031—1095),字存中,号梦溪丈人。杭州钱塘(今属浙江)人。北宋政治家、科学家。沈括一生致志于科学研究,在众多学科领域都有很深的造诣和卓越的成就,被誉为"中国整部科学史中最卓越的人物"。

【译文】

《传信方》载:"枸杞叶治疗五劳七伤,用豆豉汁和米煮。"按:枸杞叶兼治上焦热邪、风湿之邪引起的周身痹痛,明目安神。味甘气凉,叶和根皮以及子药性稍有不同。《笔谈》里说:"陕西偏远地方生长的枸杞树大得可以双臂抱拢,摘取树叶代为茶饮。"

枇杷叶粥[①]

《枕中记》[②]:"疗热嗽,以蜜水涂炙,煮粥去叶食。"按:兼降气止渴,清暑毒。凡用,择经霜老叶,拭去毛,甘草汤洗净,或用姜汁炙黄,肺病可代茶饮。

【注释】

①枇杷叶:味苦、微辛,性微寒。归肺、胃经。能清肺止咳,降逆止呕。用于肺热咳嗽、气逆喘急、胃热呕逆、烦热口渴。

②《枕中记》:据《本草纲目》所引为叶天师《枕中记》。叶天师,唐中期术士叶静能,经历唐高宗、武则天、唐玄宗三朝,曾出任国子监祭酒。撰有《天真皇人九仙经》《北帝灵文》等。

【译文】

《枕中记》载:"枇杷叶能治疗热咳,用蜂蜜调制的水涂到叶子上炙烤,粥煮好后去叶食用。"按:枇杷叶兼能降气止渴,清解暑毒。凡是用来煮粥,都应该选择经过霜打的老叶,擦去毛,用甘草煎好的汤液清洗干净,或者用姜汁烤炙成黄色,有肺病的人可以用来代替茶饮。

茗粥①

《保生集要》②:"化痰消食,浓煎入粥。"按:兼治疟痢,加姜。《茶经》曰③:"名有五:一茶,二槚④,三蔎⑤,四茗,五荈⑥。"《茶谱》曰⑦:"早采为茶,晚采为茗。"《丹铅录》⑧:"茶即古'荼'字。《诗》'谁谓荼苦'是也⑨。"

【注释】

①茗:即茶叶。味苦,性凉。能清利头目。

②《保生集要》:清张文瓁撰。张文瓁,字振凡。善医,尤工于胎产。

③《茶经》:唐陆羽著。我国现存最早、最全面介绍茶的专著,综合论述茶叶生产的历史、源流、现状、生产技术以及饮茶技艺,茶道原理。陆羽(733—804),字鸿渐,一名疾,字季疵,号竟陵子、桑苎翁等,又号"茶山御史"。复州竟陵(今湖北天门)人。唐代著名的茶学家,被誉为"茶仙",尊为"茶圣",祀为"茶神"。陆羽一生嗜茶,精于茶道。

④槚(jiǎ):茶树的古称。

⑤蔎(shè):茶的别称。

⑥荈(chuǎn):茶的老叶,即粗茶。

⑦《茶谱》:明朱权撰。朱权(1378—1448),明太祖朱元璋第十七子,封宁王,号臞仙,又号涵虚子、丹丘先生。封地为大宁(今内蒙古多伦)。在靖难之役中被朱棣绑架,共同反叛建文帝,朱棣即位后,将朱权改封于南昌,并加以迫害,朱权只好将心思寄托于

道教、戏剧、文学,郁郁而终。

⑧《丹铅录》:明杨慎著。

⑨谁谓荼苦:出自《诗经·邶风·谷风》:"行道迟迟,中心有违。不远伊迩,薄送我畿。谁谓荼苦? 其甘如荠。宴尔新昏,如兄如弟。"

【译文】

《保生集要》载:"茶叶能化痰消食。茶叶浓煎,加入粥里。"按:加入生姜兼治疟疾、痢疾。《茶经》说:"茶的名称有五种:一茶,二槚,三蔎,四茗,五荈。"《茶谱》说:"早采的叫茶,晚收的叫茗。"《丹铅录》:"茶就是古代的'荼'字。《诗经》说'谁谓荼苦'的荼就是指茶。"

苏叶粥①

慈山参入。按:《纲目》:"用以煮饭,行气解肌②。入粥功同。"按:此乃发表散风寒之品,亦能消痰、和血止痛,背面皆紫者佳。《日华子本草》谓③:"能补中益气。"窃恐未然。

【注释】

①苏叶:味辛,性温。归肺、脾经。能解表散寒,行气和胃。用于风寒感冒、咳嗽呕恶、妊娠呕吐、鱼蟹中毒。

②行气:使气血畅通。解肌:即解除肌表之邪,是对外感证初起有汗的治法。

③《日华子本草》:全称《日华子诸家本草》。著作年代、作者不详。本书是将诸家本草结合当时所常用的药物编纂而成。对每味药的性状、功用叙述比较全面。本书早已散佚,其部分内容,可从《证类本草》《本草纲目》中见到。

【译文】

我自己创制,录入本书。按:《纲目》记载:"苏叶用来煮饭,可以行散气滞,解除肌表之邪。加入粥里功效相同。"按:苏叶是发表散寒的药物,也能消痰、和血止痛,背面都是紫色的更好。《日华子本草》说:"苏叶能够补中益气。"我怀疑它并不是这样。

苏子粥①

《简便方》②:"治上气咳逆。"又《济生方》③:"加麻子仁,顺气顺肠。"按:兼消痰润肺。《药忭本草》曰④:"长食苏子粥,令人肥白身香。"《丹房镜源》曰⑤:"苏子油能柔五金八石⑥。"

【注释】

①苏子:味辛,性温。归肺、大肠经。能降气化痰、止咳平喘、润肠通便。用于痰壅气逆、咳嗽气喘、肠燥便秘。

②《简便方》:即《简便单方》,明杨起著。杨起,字远林,号长病老人。明代医家。

③《济生方》:又名《严氏济生方》。宋严用和撰。原书共十卷,分类辑录内、外、妇科方论,辑录方剂四百余首。现在版本为辑复本。严用和,字子礼。庐山(今属江西)人。临证数十年,积累了极其丰富的临床经验。

④《药性本草》:作者附《引用书目》谓唐甄权著。甄权为隋唐年间著名针灸医家,许州扶沟(今属河南)人。著有《药性论》,以讨论药物性能为主,对君、臣、佐、使及禁忌等论述最详。未著《药性本草》。今传《药性本草》为明薛己著,二卷,载药二百八十七种。

⑤《丹房镜源》:炼丹家本草著作。唐独孤滔著。独孤滔,生平事迹不详。

⑥五金:指金、银、铜、铁、锡。八石:古代道家炼丹所常用的朱砂、雄

黄、雌黄、空青、云母、硫黄、戎盐、硝石八种石质原料。

【译文】

《简便方》记载:"苏子能治疗肺气上逆、咳嗽。"又《济生方》说:"苏子再加麻子仁,顺气顺肠。"按:苏子兼能消痰润肺。《药性本草》说:"经常食用苏子粥,令人肥白身香。"《丹房镜源》说:"苏子油能使五金八石变软。"

霍香粥①

《医余录》②:"散暑气,辟恶气。"按:兼治脾胃、吐逆霍乱、心腹痛,开胃进食。《交广杂志》谓:"霍香,木本。"《金楼子》言③:"五香共是一木,叶为霍香。入粥用南方草本,鲜者佳。"

【注释】

①霍香:即"藿香",现多用广藿香。味辛,性微温。归脾、胃、肺经。能芳香化浊,和中止呕,发表解暑。用于湿浊中阻、脘痞呕吐、暑湿表证、湿温初起、发热倦怠、胸闷不舒、寒湿闭暑、腹痛吐泻、鼻渊头痛。

②《医余录》:作者不详。

③《金楼子》:梁萧绎撰。本书为札记、随感,或引名言成句,或记述史实、或追叙往事等。萧绎(508—555),即梁元帝,字世诚,小字七符,自号金楼子。南兰陵(今江苏常州)人。南北朝时期南朝梁皇帝,梁武帝萧衍第七子,梁简文帝萧纲之弟。

【译文】

《医余录》记载:"霍香能消散暑气,除秽浊之气。"按:霍香兼治脾胃、呕吐气逆、霍乱、心腹痛,能开胃增进饮食。《交广杂志》说:"霍香,木本。"《金楼子》说："五种香都在一种树上,叶是霍香。煮粥用南方草本,新鲜的更好。"

薄荷粥①

《医余录》:"通关格②,利咽喉,令人口香。"按:兼止痰嗽,治头痛脑风,发汗,消食下气,去舌胎。《纲目》云:"煎汤煮饭能去热,煮粥尤妥。"扬雄《甘泉赋》作茇菪③。

【注释】

①薄荷:味辛,性凉。归肺、肝经。能疏散风热、清利头目、利咽、透疹、疏肝行气。用于风热感冒、风温初起、头痛、目赤、喉痹、口疮、风疹、麻疹、胸胁胀闷。

②关格:中医学病名。"关"为大小便不通,"格"为饮食即吐,并称"关格"。

③茇菪(bá kuò):即薄荷。

【译文】

《医余录》记载:"薄荷能治疗大小便不通、食入即吐,还能清利咽喉,令人口中生香。"按:薄荷兼止痰饮咳嗽,治疗风邪上袭头部引起的疼痛,发汗,消食下气,去腐腻舌胎。《纲目》说:"煎汤煮饭能清热,煮粥更好。"扬雄《甘泉赋》称作茇菪。

松叶粥①

《圣惠方》:"细切煮汁作粥,轻身益气。"按:兼治风湿疮,安五藏,生毛发,守中耐饥。或捣汁澄粉曝干,点入粥。《字说》云:"松柏为百木之长,松犹公也,柏犹伯也。"

【注释】

①松叶:味苦,性温。归心、脾经。能祛风燥湿,杀虫止痒,活血安
　神。用于风湿痹痛、脚气、湿疮、癣、风疹瘙痒、跌打损伤。

【译文】

《圣惠方》记载:"松叶细切煮汁作粥,可以轻身益气。"按:松叶兼治
风湿疮,安五脏,生毛发,守中耐饥。或者捣取浆汁澄清为粉末后晒干,
点入粥里。《字说》说:"松柏为百木之长,松如同公爵一样,柏如同伯爵
一样。"

柏叶粥①

《遵生八笺》:"神仙服饵。"按:兼治呕血便血、下痢烦
满。用侧柏叶随四时方向采之,捣汁澄粉入粥。《本草衍
义》云②:"柏木西指,得金之正气,阴木而有贞德者。"

【注释】

①柏叶:即中药侧柏叶。味苦、涩,性寒。归肺、肝、脾经。能凉血
　止血,化痰止咳,生发乌发。用于吐血、衄血、咯血、便血、崩漏下
　血、肺热咳嗽、血热脱发、须发早白。
②《本草衍义》:宋寇宗奭编著。前三卷为药物总论,后十七卷为药
　物各论,分记药物五百余种,分类均依《嘉祐本草》。寇宗奭,宋
　代药物学家。

【译文】

《遵生八笺》记载:"柏叶粥是神仙服用的药物。"按:柏叶兼治呕血
便血、下痢烦懑。所使用的侧柏叶要随四时变化在不同的方向采取,捣
成浆汁,澄清为粉末,加到粥里。《本草衍义》说:"柏木指向西方,得金之
正气,阴木而有坚贞的德操。"

花椒粥①

《食疗本草》②:"治口疮。"又《千金翼》③:"治下痢腰腹冷,加炒面煮粥。"按:兼温中暖肾,除湿,止腹痛。用开口者,闭口有毒。《巴蜀异物志》:"出四川清溪县者良,香气亦别。"

【注释】

①花椒:味辛,性温。归脾、胃、肾经。能温中止痛、杀虫止痒。用于脘腹冷痛、呕吐泄泻、虫积腹痛。外治湿疹、阴痒。

②《食疗本草》:唐孟诜撰。本书是唐代食物药治病专书,也是世界上现存最早的食疗专著。该书集古代食疗之大成,为我国和世界医学的发展作出了巨大的贡献。原书早佚,仅有残卷及佚文散见于《医心方》《证类本草》等书中。孟诜(621—713),唐代汝州梁县(今河南抚州)人。被誉为世界食疗学的鼻祖。

③《千金翼》:唐孙思邈撰。全书三十卷,计一百八十九门。合方、论、法共二千九百余首。作者集晚年近三十年经验,以补早期巨著《千金要方》的不足,故名《千金翼方》。

【译文】

《食疗本草》记载:"花椒能治口疮。"又《千金翼》说:"花椒治下痢腰腹冷,加炒面煮粥。"按:花椒兼温中暖肾,除湿,止腹痛。使用开口的花椒,闭口的花椒有毒。《巴蜀异物志》说:"出产于四川清溪县的花椒较好,香气也与众不同。"

栗粥①

《纲目》方:"补肾气,益腰脚,同米煮。"按:兼开胃活血。润沙收之,入夏如新。《梵书》名笃迦②,其扁者曰栗楔,活血尤良。《经验方》③:"每早细嚼风干栗,猪肾粥助之,补肾效。"

【注释】

①栗:即板栗。味甘,性温。益气健脾,补肾强筋,活血消肿,止血。

②《梵书》:解释婆罗门教吠陀圣典的文献,是古印度的一种宗教文献。

③《经验方》:即《瑞竹堂经验方》。元沙图穆苏撰。分为诸风、心气痛、疝气、积滞、痰饮、喘嗽、羡补、头面、口眼耳鼻、发齿、咽喉、杂治、疮肿、妇女、小儿共十五门,采方三百一十余首。选方较为精要,或选各家方书,或采录见闻中经验效方。沙图穆苏,字谦斋,号竹堂,蒙古族。元代医药学家。平时留心医药,根据古阿拉伯医药经验,积累单验效方,撰成《瑞竹堂经验方》。

【译文】

《纲目》方:"栗能补肾气,益腰脚,和米一起煮。"按:兼开胃活血。用湿润的沙子收藏,到夏天依然如新。《梵书》称为笃迦,扁形的叫栗楔,活血效果特别好。《经验方》记载:"每天早上细嚼风干的栗子,再配合猪肾粥服用,有补肾效果。"

绿豆粥①

《普济方》②:"治消渴饮水③。"又《纲目》方:"解热毒。"按:兼利小便,厚肠胃,清暑下气。皮寒肉平,用须连皮,先煮汁,去豆下米煮。《夷坚志》云④:"解附子毒。"

【注释】

①绿豆:味甘,性凉。归心、胃经。能清热解毒,解暑除烦,利水消肿,明目。用于暑热烦渴、里热、小便不利、水肿、皮疹、食物及药

物中毒等。

②《普济方》：中国历史上最大的方剂书籍，广泛辑集明以前的医籍和其他有关著作分类整理而成。载方达六万一千七百三十九首。明代朱橚、滕硕、刘醇等编。朱橚（1361—1425），明朝宗室，医学家。明太祖朱元璋第五子，明成祖朱棣的胞弟。朱橚好学，能词赋，曾作《元宫词》百章，又组织编著有《救荒本草》《保生余录》《袖珍方》和《普济方》等作品，对我国西南边陲医药事业的发展做出了巨大的贡献。

③消渴：中医学病名。口渴，善饥，尿多，消瘦。包括糖尿病、尿崩症等。

④《夷坚志》：南宋洪迈辑。南宋笔记小说集。全书原分初志、支志、三志、四志，每志按甲、乙、丙、丁顺序编次。洪迈（1123—1202），字景卢，号容斋，又号野处，谥文敏。封魏郡开国公、光禄大夫。饶州鄱阳（今属江西）人。主要作品有《容斋随笔》《夷坚志》等。

【译文】

《普济方》记载："绿豆治消渴饮水。"又《纲目》方："绿豆解热毒。"按：绿豆兼通利小便，充实肠胃，解暑降气。绿豆皮性寒，肉性平，使用必须连皮一起，先煮取汁液，去掉绿豆，下米煮粥。《夷坚志》说："绿豆可解附子之毒。"

鹿尾粥①

慈山参入。鹿尾，关东风干者佳。去脂膜，中有凝血，如嫩肝，为食物珍品。碎切煮粥，清而不腻，香有别韵，大补虚损。盖阳气聚于角，阴血会于尾。

【注释】

①鹿尾:味甘、咸,性温。能益肾精,强腰膝。

【译文】

我自己创制,录入本书。鹿尾,关东风干的品质好。去掉脂膜,中间有凝血,像嫩肝一样,是食物中的珍品。切碎煮粥,清淡而不腻,香气别有一番味道,大补虚损。因为阳气汇聚于鹿角,阴血汇聚于鹿尾。

燕窝粥①

《医学述》②:"养肺化痰止嗽,补而不滞,煮粥淡食有效。"按:《本草》不载,《泉南杂记》采入③,亦不能确辨是何物。色白治肺,质清化痰,味淡利水,此其明验。

【注释】

①燕窝:味甘,性平。归肺、胃、肾经。能养阴润燥,益气补中,化痰止咳。用于久病虚损、肺痨咳嗽、痰喘、咯血、吐血、久痢、久疟、噎膈反胃。

②《医学述》:清吴仪洛著。吴仪洛,字遵程,澉浦(今浙江海盐)人。清代医家。幼习举业,旁览医籍,后改研岐黄。行医四十年,名噪乡里。著有《本草从新》《成方切用》《伤寒分经》等。

③《泉南杂记》:明陈懋仁撰。所载山川、古迹、禽鱼、花木以及郡县事实,颇为详具。陈懋仁,字无功。嘉兴(今属浙江)人。

【译文】

《医学述》记载:"燕窝养肺化痰止嗽,补而不滞,煮粥淡食有效。"按:燕窝《本草》不载,《泉南杂记》采入,也不能正确辨别是什么东西。色白的治疗肺病,质地清稀的化痰,味道清淡的利水,这些都是明显的证验。

中品二十七

山药粥①

《经验方》：“治久泄。糯米水浸一宿，山药炒熟，加沙糖、胡椒煮。”按：兼补肾精，固肠胃。其子生叶间，大如铃，入粥更佳。《杜兰香传》云②：“食之辟雾露。”

【注释】

① 山药：味甘，性平。归脾、肺、肾经。能补脾养胃，生津益肺，补肾涩精。用于脾虚食少、久泻不止、肺虚喘咳、肾虚遗精、带下、尿频、虚热消渴。

② 《杜兰香传》：东晋曹毗撰。写神女杜兰香的故事。曹毗，字辅佐。谯国（今安徽亳州）人。善词赋，有文采，《晋书·文苑序》称他“中兴之时秀”。《隋书·经籍志》收录其文集十五卷。今存《涉江赋》《秋兴赋》《箜篌赋》等，收录于《艺文类聚》及《初学记》。

【译文】

《经验方》记载：“山药治久泄。糯米水浸泡一晚，山药炒熟，加砂糖、胡椒煮。”按：山药兼补肾精，固肠胃。山药子生在叶的中间，像铃一样大小，加入粥里煮效果更好。《杜兰香传》说：“食用山药粥可以避免雾露的寒气伤及人体。”

白茯苓粥①

《直指方》②：“治心虚、梦泄、白浊。”又《纲目》方：“主清上实下。”又《采珍集》：“治欲睡不得睡。”按：《史记·龟策传》：“名伏灵，谓松之神灵所伏也。兼安神，渗湿，益脾。"

【注释】

①白茯苓：味甘、淡，性平。归心、肺、脾、肾经。能利水渗湿，健脾，宁心。用于水肿尿少、痰饮眩悸、脾虚食少、便溏泄泻、心神不安、惊悸失眠。

②《直指方》：全名《仁斋直指方》。宋杨士瀛撰。本书为论述内科杂病证治的临床综合性医书，据证释方，参以家传经验。杨士瀛，字登父，号仁斋。南宋三山（今福建福州）人。出身于世医之家，自幼习医，对《内经》《难经》《伤寒论》等研究颇深，在脉学、伤寒、儿科及内科杂病方面有一定成就。

【译文】

《直指方》记载："白茯苓治心虚、梦泄、白浊。"又《纲目》方："主清利上焦，补益下焦。"又《采珍集》记载："白茯苓治疗想睡又睡不着。"按：《史记·龟策传》："白茯苓名伏灵，意思是松树的神灵所伏。兼安神，渗湿，益脾。"

赤小豆粥①

《日用举要》②："消水肿。"又《纲目》方："利小便，治脚气，辟邪厉③。"按：兼治消渴，止泄痢、腹胀、吐逆。《服食经》云④："冬至日食赤小豆粥，可厌疫鬼⑤。"即辟邪厉之意。

【注释】

①赤小豆：味甘、酸，性平。归心、小肠经。能利水消肿，解毒排脓。用于水肿胀满、脚气浮肿、黄疸尿赤、风湿热痹、痈肿疮毒、肠痈腹痛。

②《日用举要》：作者不详。

③邪厉:疫疠邪气。

④《服食经》:即《彭祖服食经》。作者不详。

⑤厌(yā):用迷信手法镇服驱避鬼邪。疫鬼:散布瘟疫的鬼神。

【译文】

《日用举要》记载:"赤小豆消水肿。"又《纲目》方:"赤小豆通利小便,治脚气,驱避疫疠邪气。"按:赤小豆兼治消渴,止泄痢、腹胀、吐逆。《服食经》说:"冬至日吃赤小豆粥,可厌疫鬼。"即驱避疫疠邪气的意思。

蚕豆粥①

《山居清供》:"快胃和脾。"按:兼利藏府。《本经》不载。《万表积善堂方》②:"有误吞针,蚕豆同韭菜食,针自大便出。"利藏府可验。煮粥宜带露采嫩者,去皮用,皮味涩。

【注释】

①蚕豆:味甘,性平。入脾、胃经。能补中益气,健脾益胃,清热利湿,涩精止带。用于中气不足、倦怠少食、高血压、咯血、衄血、妇女带下等病症。

②《万表积善堂方》:即《万氏积善堂集验方》,明万表撰。卷上收男女服药论、调元、调经、安胎等医理短论,卷中载补益剂五十首,卷下录各科杂方六十余首。万表(1498—1556),字民望,号九沙山人、鹿园居士。浙江鄞县(今浙江宁波)人。好读书,通经术,著书亦富,有《灼艾集》《玩鹿亭稿》等。

【译文】

《山居清供》记载:"蚕豆健胃和脾。"按:蚕豆兼利脏腑。《神农本草经》没有记载。《万表积善堂方》记载:"如果有误吞针的,蚕豆和韭菜一起食用,针就会从大便排出。"蚕豆通利脏腑由此可以验证。煮粥宜带露水采嫩的蚕豆,去皮用,因为皮的味道苦涩。

天花粉粥①

《千金月令》:"治消渴。"按:即栝楼根。《炮炙论》曰②:
"圆者为栝,长者为楼,根则一也。"水磨澄粉入粥,除烦热,
补虚安中,疗热狂时疾③,润肺降火,止嗽,宜虚热人。

【注释】

①天花粉:味甘、微苦,性微寒。归肺、胃经。能清热泻火,生津止
　　渴,消肿排脓。用于热病烦渴、肺热燥咳、内热消渴、疮疡肿毒。

②《炮炙论》:即《雷公炮炙论》。南朝宋雷敩撰。我国最早的中药
　　炮制学专著,原载药物三百种,主要记述药物炮制的火候、水浸、
　　生熟、煎熬等加工方法,如炮、炙、煨、炒等。原书已佚,其佚文多
　　存于《证类本草》中。雷敩,南北朝刘宋时著名药物学家。生平
　　里居不详,其名最早见于《隋书·经籍志》。

③时疾:季节性流行病。

【译文】

《千金月令》记载:"天花粉治消渴。"按:天花粉即栝楼根。《雷公炮
炙论》说:"圆形的是栝,长形的是楼,根的药性则相同。"加水研磨,澄清
晾干为粉末后加入粥里,可以消除烦热,补虚安中,治疗热狂及季节性流
行病,润肺降火,止嗽,适合有虚热的病人。

面粥

《外台秘要》①:"治寒痢、白泻。麦面炒黄,同米煮。"
按:兼强气力,补不足,助五藏。《纲目》曰:"北面性平,食之不
渴;南面性热,食之发渴:随地气而异也。"《梵书》名迦师错。

【注释】

①《外台秘要》：唐王焘辑录。本书是一部综合性医书，汇集了初唐及唐以前的医学著作，对医学文献进行大量的整理工作，将前人的理论研究与治疗方药全面系统地结合起来。全书共一千一百零四门，均先论后方，载方六千余首。王焘（？—755），唐代著名医学家。

【译文】

《外台秘要》记载："面能治疗寒性的痢疾，以及泻下白浊。麦面炒黄，和米一起煮。"按：面兼增强气力，补益虚损，助五脏。《纲目》说："北方的面性平，食用后不会口渴；南方的面性热，食用后会口渴：随地理气候而有所不同。"《梵书》里称作迦师错。

腐浆粥①

慈山参入。腐浆即未点成腐者，诸豆可制，用白豆居多。润肺，消胀满，下大肠浊气，利小便。暑月入人汗有毒。北方呼为甜浆粥，解煤毒，清晨有肩挑鬻于市②。

【注释】

①腐浆：即北京地区的传统小吃豆汁，以豆子为原料，将淀粉滤出后的剩余残渣进行发酵，具有养胃、解毒、清火的功效。

②鬻（yù）：卖。

【译文】

我自己创制，录入本书。腐浆就是还没有做成豆腐的浆汁，各种豆类都可以制作，用白豆的居多。具有润肺，消胀满，下大肠浊气，利小便的功效。腐浆粥如果暑天掺入人体的汗液就会产生毒性。北方叫甜浆粥，解煤毒，清晨有人肩挑腐浆粥在市场叫卖。

龙眼肉粥①

慈山参入。开胃悦脾,养心益智,通神明,安五藏,其效甚大。《本草衍义》曰:"此专为果,未见入药。"非矣。《名医别录》云②:"治邪气,除蛊毒,久服强魂,轻身不老。"

【注释】

①龙眼肉:味甘,性温。归心、脾经。能补益心脾,养血安神。用于气血不足、心悸怔忡、健忘失眠、血虚萎黄。

②《名医别录》:简称《别录》,三卷。辑者佚名,一作陶氏。约成书于汉末,除秦汉医家对《神农本草经》一书药物的药性、功用、主治等内容有所补充之外,又补记三百六十五种新药物。由于本书系历代医家陆续汇集,故称为《名医别录》。梁陶弘景撰注《本草经集注》时,在收载《神农本草经》三百六十五种药物的同时,又辑入本书的二百六十五种药物,使本书的基本内容保存了下来。

【译文】

我自己创制,录入本书。龙眼肉开胃悦脾,养心益智,通达心窍,安五脏,它的功效很多。《本草衍义》说:"龙眼只作为水果,没有见过当药材使用的。"这句话是不对的。《名医别录》里说:"龙眼肉祛除邪气,消除蛊毒,长时间服用可以强魂,轻身不老。"

大枣粥①

慈山参入。按:道家方药,枣为佳饵,皮利肉补。去皮用,养脾气,平胃气,润肺止嗽,补五藏,和百药。枣类不一,青州黑大枣良,南枣味薄微酸,勿用。

【注释】

①大枣：味甘，性温。归脾、胃、心经。能补中益气，养血安神。用于
　脾虚食少、乏力便溏、妇人脏躁。

【译文】

我自己创制，录入本书。按：道家方药中，枣是很好的服食之品，枣
皮利消化，枣肉补益脾胃。去掉枣皮使用，养脾气，平胃气，润肺止嗽，补
益五脏，调和百药。枣的种类不一样，青州黑色大枣较好，南方的枣味道
淡薄微酸，不能使用。

蔗浆粥①

《采珍集》："治咳嗽、虚热、口干舌燥。"按：兼助脾气，
利大小肠，除烦热，解酒毒。有青紫二种，青者胜。榨为浆，
加入粥。如经火沸，失其本性，与糖霜何异？

【注释】

①蔗浆：即甘蔗汁。味甘，性寒。归肺、胃经。能清热解毒、生津止
　渴、和胃止呕、滋阴润燥。用于口干舌燥、津液不足、小便不利、大
　便燥结、消化不良、反胃呕吐、呃逆、高热烦渴等。

【译文】

《采珍集》记载："蔗浆主治咳嗽、虚热、口干舌燥。"按：蔗浆兼助脾
气，利大小肠，除烦热，解酒毒。有青紫两种颜色，青色的较好。榨成水浆，
加入粥里。如经过火煮沸，则失掉了蔗的本性，和蔗糖有什么区别呢？

柿饼粥①

《食疗本草》："治秋痢。"又《圣济方》："治鼻窒不通。"
按：兼健脾涩肠，止血止嗽，疗痔。日干为白柿，火干为乌

柿,宜用白者。干柿去皮纳瓮中,待生白霜,以霜入粥尤佳。

【注释】

①柿饼:味甘、涩,性寒。能润肺,涩肠,止血。用于吐血、咯血、血淋、肠风、痔漏、痢疾。

【译文】

《食疗本草》记载:"柿饼治疗秋天痢疾。"又《圣济方》说:"柿饼治鼻阻塞不通。"按:柿饼兼健脾涩肠,止血止嗽,疗痔。太阳晒干为白柿,火烘干为乌柿,应该选用白色的。干柿去皮放到陶瓮里,等到生出了白霜,把霜放入粥里效果更好。

<h2 style="text-align:center">枳椇粥①</h2>

慈山参入。按:俗名鸡距子,形卷曲如珊瑚,味甘如枣。《古今注》名树蜜。除烦清热,尤解酒毒。醉后次早,空腹食此粥颇宜。老枝嫩叶,煎汁倍甜,亦解烦渴。

【注释】

①枳椇(zhǐ jǔ):又称拐枣、鸡爪子等。味甘,性平。入胃经。能解酒毒,止渴除烦,止呕,利大小便。用于醉酒、烦渴、呕吐、二便不利。

【译文】

我自己创制,录入本书。按:枳椇俗名鸡距子,形状卷曲如珊瑚,味道甘甜如枣。《古今注》称枳椇为树蜜。除烦清热,尤其能解酒毒。醉后第二天早上,空腹食用枳椇粥更适合。老枝嫩叶,煎汁更加甘甜,也可以消解烦渴。

枸杞子粥^①

《纲目》方：“补精血，益肾气。”按：兼解渴除风，明目安神。谚云：“去家千里^②，勿食枸杞。”谓能强盛阳气也。《本草衍义》曰：“子微寒，今人多用为补肾药，未考经意。”

【注释】

①枸杞子：味甘，性平。归肝、肾经。能滋补肝肾，益精明目。用于虚劳精亏、腰膝酸痛、眩晕耳鸣、阳痿遗精、内热消渴、血虚萎黄、目昏不明。

②去：离开。

【译文】

《纲目》方：“枸杞子补精血，益肾气。”按：枸杞子兼解渴除风，明目安神。谚语说：“去家千里，勿食枸杞。”说的是枸杞能强壮人的阳气。《本草衍义》说：“枸杞子微寒，现在的人多用为补肾药，这是没有考察经典的意思。”

木耳粥^①

《鬼遗方》^②：“治痔。”按：桑、槐、楮、榆、柳，为五木耳^③。《神农本草经》云^④：“益气不饥，轻身强志。”但诸木皆生耳，良毒亦随木性。煮粥食，兼治肠红^⑤，煮必极烂，味淡而滑。

【注释】

①木耳：味甘，性平。归肺、脾、大肠、肝经。能补气养血，润肺，止血。用于气虚血亏、四肢搐搦、肺虚久咳和各种出血症状、跌打损伤等。

②《鬼遗方》：即《刘涓子鬼遗方》。晋末刘涓子撰，南齐龚庆宣整

理。据说为晋末刘涓子在丹阳郊外遇"黄父鬼"所遗留,故又称
《神仙遗论》。本书是现存最早的外科专著,全书以对痈疽的辨
证治疗为主。刘涓子,彭城(今江苏徐州)人。东晋末为彭城
内史。

③楮(chǔ):落叶乔木,树皮是制造桑皮纸和宣纸的原料。

④《神农本草经》:简称《本草经》或《本经》,撰人不详,"神农"为
托名。本书是中国现存最早的药学专著。全书分三卷,载药三百
六十五种,其中植物药二百五十二种,动物药六十七种,矿物药
四十六种,分上、中、下三品。原书早佚,现行本为后世从历代
本草书中集辑。

⑤肠红:指大便出血。主要因为湿热瘀毒留注大肠或脾阳不振、统
摄失司所致。

【译文】

《鬼遗方》记载:"木耳能治疗痔疮。"挼桑、槐、楮、榆、柳,止五种木
耳。《神农本草经》说:"木耳益气不饥,轻身强肾。"但是各种树木都生
木耳,有毒无毒也随树木的本性。煮粥食用,还能治疗大便出血,必须煮
得非常烂,味道淡而滑。

小麦粥①

《食医心镜》:"治消渴。"按:兼利小便,养肝气,养心
气,止汗。《本草拾遗》曰:"麦凉曲温②,麸冷面热③。"备四
时之气。用以治热,勿令皮拆④,拆则性热,须先煮汁,去麦
加米。

【注释】

①小麦:味甘,性凉。能养心,益肾,除热,止渴。用于脏躁、烦热、消

渴、泄利、痈肿、外伤出血、烫伤。

③曲（qū）：酿酒或制酱时引起发酵的东西。

③麸（fū）：小麦磨面过箩后剩下的皮。

④拆：同"坼（chè）"。裂开。

【译文】

《食医心镜》记载："小麦治消渴。"按：小麦兼利小便，养肝气，养心气，止汗。《本草拾遗》说："小麦凉性，曲温性，麸寒凉，面温热。"其备受四时之气。用来治疗热病，不要让皮裂开，裂开则性热，必须先煮汁，然后去掉麦加入米。

菱粥①

《纲目》方："益肠胃，解内热②。"按：《食疗本草》曰："菱不治病，小有补益。"种不一类，有野菱生陂塘中，壳硬而小，曝干煮粥，香气较胜。《左传》"屈到嗜芰"即此物③。

【注释】

①菱（líng）：一年生水生草本植物，果实有硬壳，有角，称"菱"或"菱角"，可食。味甘、涩，性凉。能补脾益气健脾，强腰膝。一说此物易伤阳气。

②内热：与外热相对，指热邪入里，或阴虚生热，而致热势明显的病理变化。

③芰（jì）：即菱角。

【译文】

《纲目》方："菱益肠胃，解内热。"按：《食疗本草》说："菱不治病，只有很小的补益作用。"菱的品种各不一样，有一种野菱生在池塘里，壳硬而小，晒干煮粥，香气比较浓烈。《左传》里说"屈到嗜芰"的"芰"就是这个东西。

淡竹叶粥①

慈山参入。按：春生苗，细茎绿叶似竹，花碧色，瓣如蝶翅。除烦热，利小便，清心。《纲目》曰："淡竹叶煎汤煮饭，食之能辟暑。"煮饭曷若煮粥尤妥！

【注释】

①淡竹叶：味甘、淡，性寒。归心、肺、胃、膀胱经。能清热泻火，除烦止渴，利尿通淋。用于热病烦渴、小便短赤涩痛、口舌生疮。

【译文】

我自己创制，录入本书。按：春天生长出苗，细茎绿叶像竹子一样，花碧绿色，瓣如蝶翅。淡竹叶可以消除烦热，利小便，清心。《纲目》说："淡竹叶煎汤煮饭，食用后能避暑。"煮饭怎么能比得上煮粥更妥当呢！

贝母粥①

《资生录》②："化痰止嗽、止血，研入粥。"按：兼治喉痹、目眩及开郁。独颗者有毒。《诗》云："言采其蝱③。"蝱本作莔④。《尔雅》："莔，贝母也。"《诗》本不得志而作，故曰采蝱，为治郁也。

【注释】

①贝母：味苦，性寒。归肺、心经。能清热化痰止咳，解毒散结消痈。用于风热咳嗽、痰火咳嗽、肺痈、乳痈、瘰疬、疮毒。

②《资生录》：宋王执中撰有《针灸资生经》，未闻有《资生录》。待考。

③言采其蝱（méng）：出自《诗经·鄘风·载驰》："陟彼阿丘，言采其蝱。女子善怀，亦各有行。许人尤之，众稚且狂。"蝱，通"莔"。

④菌（méng）：即贝母。

【译文】

《资生录》记载："贝母能化痰止嗽、止血，研碎入粥。"按：贝母兼治喉痹、目眩及开郁。独颗的贝母有毒。《诗经》说："言采其虻。"虻本字作菌。《尔雅》说："菌，就是贝母。"《诗经》这篇本是因为不得志而创作，所以说采虻，用来治疗郁证。

竹叶粥①

《奉亲养老书》②："治内热、目赤、头痛。加石膏同煮，再加沙糖，此即仲景竹叶石膏汤之意。"按：兼疗时邪发热，或单用竹叶煮粥，亦能解渴除烦。

【注释】

①竹叶：味甘、淡，性寒。归心、肺、胃经。清热除烦，生津，利尿。用　于热病烦渴、小儿惊痫、咳逆吐衄、小便短赤、口糜舌疮。

②《奉亲养老书》：宋陈直撰。本书广泛搜集老人食治之方、医药之　法、摄养之道，专门论述老人养生及防病、治病的理论和方法。陈　直，宋神宗元丰年间（1078—1085）曾任承奉郎、泰州兴化县县令。

【译文】

《奉亲养老书》记载："竹叶治内热、目赤、头痛。加石膏同煮，再加砂糖，这就是张仲景竹叶石膏汤的方意。"按：竹叶兼疗时邪发热，或单用竹叶煮粥，也能解渴除烦。

竹沥粥①

《食疗本草》："治热风。"又《寿世青编》②："治痰火。"按：兼治口疮、目痛、消渴，及痰在经络四肢，非此不达。粥熟后加入。《本草补遗》曰:"竹沥清痰,非助姜汁不能行。"

【注释】

①竹沥:为禾本科植物淡竹等的茎经火烤流出的汁液。味甘、苦,性寒。归心、肝、肺经。能清肺降火、滑痰利窍。用于中风痰迷、肺热痰壅、惊风、癫痫、热病痰多、壮热烦渴、子烦、破伤风等。

②《寿世青编》:又名《寿世编》,清尤乘撰。尤氏博采《黄帝内经》《老子》《庄子》、孙思邈等各家的养生论述,自饮食起居、四时调摄至劳逸情志、气功、按摩等均详尽阐发,并总结了病后的食疗方和饮食宜忌。尤乘,字生洲,号无求子。吴门(今江苏苏州)人。自幼习儒,喜欢涉猎医书,遍访名医,并诣京城名师学习针灸,曾出任太医院御前侍直三年。辞官返乡后,复与同窗蒋仲芳共设诊所,广施针药,救治甚众。著有《寿世青编》《勿药须知》《喉科秘书》《食治秘方》等。

【译文】

《食疗本草》记载:"竹沥能治风热疾病。"又《寿世青编》记载:"竹沥治痰火。"按:竹沥兼治口疮、目痛、消渴,及痰在经络四肢,除了竹沥别的药物都不能治疗。粥熟后加入。《本草补遗》说:"竹沥清痰,非用姜汁佐助不能清痰。"

牛乳粥

《千金翼》:"白石英、黑豆饲牛,取乳作粥,令人肥健。"按:兼健脾除疸黄。《本草拾遗》云:"水牛胜黄牛。"又芝麻磨酱,炒面煎茶,加盐,和入乳,北方谓之面茶,益老人。

【译文】

《千金翼》记载:"用白石英、黑豆喂养牛,取其奶作粥,令人肥健。"

按：牛奶兼健脾除黄疸。《本草拾遗》说："水牛奶比黄牛奶好。"又芝麻磨酱，炒面加水煮成糊状茶点，吃时加盐，和入牛乳，北方称之为面茶，对老人有益。

鹿肉粥①

慈山参入。关东有风干鹿肉条，酒微煮，碎切作粥，极香美。补中益气力，强五藏。《寿世青编》曰："鹿肉不补，反痿人阳。"按：《别录》指茸能痿阳，盖因阳气上升之故。

【注释】

①鹿肉：味甘、咸，性温。归脾、肾经。能益气助阳，养血祛风。用于虚劳羸瘦、阳痿腰酸、中风口僻。

【译文】

我自己创制，录入本书。关东有风干鹿肉条，用酒微煮，切成煮粥，味道非常香美。可以补益中焦，增强气力，强健五脏。《寿世青编》说："鹿肉并不补益人体，反而使人阳痿。"按：《别录》指鹿茸能使人阳痿，大概是因为吃了阳气上升的原因。

淡菜粥①

《行厨记要》②："止泄泻，补肾。"按：兼治劳伤、精血衰少、吐血、肠鸣、腰痛。又治瘿③，与海藻同功。《刊石药验》曰④："与萝卜或紫苏、冬瓜，入米同煮，最益老人，酌宜用之。"

【注释】

①淡菜：贻贝的肉经烧煮曝晒而成的干制食品。味佳美，以煮晒时

不加盐,故名。味甘、咸,性温。归肝、肾经。能补肝肾,益精血,消瘿瘤。用于虚劳羸瘦、眩晕、盗汗、阳痿、腰痛、吐血、崩漏、带下、瘿瘤。

②《行厨记要》:冯耘庐著。作者生平不详。

③瘿(yǐng):指多因郁怒忧思过度,气郁痰凝血瘀结于颈部,或生活在山区因水中缺碘而生的病。可分为"气瘿""肉瘿"及"石瘿"等。

④《刊石药验》:作者不详。

【译文】

《行厨记要》记载:"淡菜能止泄泻,补肾。"按:淡菜兼治劳伤、精血衰少、吐血、肠鸣、腰痛。又治瘿,和海藻功效相同。《刊石药验》说:"淡菜和萝卜或紫苏、冬瓜,加入米里一起煮,对老人最有益,挑选适宜的使用。"

鸡汁粥

《食医心镜》:"治狂疾,用白雄鸡。"又《奉亲养老书》:"治脚气,用乌骨雄鸡。"按:兼补虚养血。巽为风为鸡,风病忌食。陶弘景《真诰》曰①:"养白雄鸡可辟邪,野鸡不益人。"

【注释】

①《真诰》:道教上清派经书。南朝齐梁间陶弘景撰。记载传道之事、修道养生之术,还介绍了一些修仙之地。

【译文】

《食医心镜》记载:"鸡能治癫狂疾患,应选用白雄鸡。"又《奉亲养老书》说:"鸡可治疗脚气,要选用乌骨雄鸡。"按:鸡汁兼补虚养血。八卦中巽卦为风为鸡,风病忌食鸡。陶弘景《真诰》说:"养白雄鸡可避邪,吃野鸡对人体没有好处。"

鸭汁粥

《食医心镜》:"治水病垂死^①,青头鸭和五味煮粥。"按:兼补虚除热,利水道,止热痢。《禽经》曰^②:"白者良,黑者毒;老者良,嫩者毒。野鸭尤益病人。忌同胡桃、木耳、豆豉食。"

【注释】

①水病:即水肿病。

②《禽经》:传为春秋师旷撰,晋张华注。当系伪托。全文三千余字,作者在参阅前人有关鸟类著述的基础上,总结了鸟类的命名、形态、种类、生活习性、生态等知识内容。

【译文】

《食医心镜》记载:"鸭能治疗水肿病垂死,青头鸭调和五味煮粥。"按:鸭兼补虚除热,利水道,止热痢。《禽经》说:"白鸭较好,黑鸭有毒;老鸭较好,嫩鸭有毒。野鸭对病人特别有益。鸭不能和胡桃、木耳、豆豉一起食用。"

海参粥^①

《行厨记要》:"治痿,温下元。"按:滋肾补阴。《南闽记闻》言捕取法:令女人裸体入水,即争逐而来,其性淫也。色黑入肾,亦从其类。先煮烂细切,入米加五味。

【注释】

①海参:味咸,性温。能补肾益精,养血润燥。用于精血亏损、虚弱劳怯、阳痿、梦遗、小便频数、肠燥便艰。

【译文】

《行厨记要》:"海参能治疗痿证,温补下元。"按:海参滋肾补阴。《南闽记闻》说其捕取的方法：让女人裸体进入水中，海参就争相追逐过来，这是海参性淫的缘故。海参色黑入肾，也属于同类相应。先煮烂切细，放入米中的时候再加入五味调和。

白鲞粥①

《遵生八笺》："开胃悦脾。"按：兼消食，止暴痢腹胀。《尔雅翼》曰②："诸鱼干者皆为鲞，不及石首鱼，故独得白名。"《吴地志》曰："鲞字从美下鱼，从羑者非。"煮粥加姜豉。

【注释】

① 白鲞（xiǎng）：剖开晒干的黄鱼。

② 《尔雅翼》：宋罗愿撰。解释《尔雅》草木鸟兽虫鱼各种物名，作为《尔雅》辅翼，所以名为《尔雅翼》。罗愿（1136—1184），字端良，号存斋。歙县（今属安徽）人。其人博学好文，长于考证，文章精炼醇雅，有秦汉古文之风，曾为朱熹称重。

【译文】

《遵生八笺》记载："白鲞能开胃悦脾。"按：白鲞兼消食，止暴痢腹胀。《尔雅翼》说："各种鱼干都是鲞，但比不上石首鱼，所以只有石首鱼叫白鲞。"《吴地志》说："鲞字是从美下面是鱼，从羑不对。"用白鲞煮粥的时候加入生姜和豆豉。

下品三十七

酸枣仁粥①

《圣惠方》："治骨蒸不眠②。水研滤汁，煮粥候熟，加地黄汁再煮。"按：兼治心烦，安五藏，补中益肝气。《刊石药验》云："多睡生用，便不得眠；炒熟用，疗不眠。"

【注释】

①酸枣仁：味甘、酸，性平。归肝、胆、心经。能养心补肝，宁心安神，敛汗，生津。用于虚烦不眠、惊悸多梦、体虚多汗、津伤口渴。

②骨蒸：虚热的一种，临床常称作"骨蒸潮热"。形容阴虚潮热的热气自里透发而出。骨，表示深层的意思。蒸，熏蒸的意思。

【译文】

《太平圣惠方》记载："酸枣仁治骨蒸失眠。加水研磨过滤取汁，等到粥煮熟的时候，加入地黄汁再煮。"按：酸枣仁兼治心烦，安五脏，补中益肝气。《刊石药验》说："嗜睡用生的酸枣仁，就不会睡得过多；炒熟用，治疗失眠。"

车前子粥①

《肘后方》②："治老人淋病，绵裹入粥煮。"按：兼除湿，利小便，明目。亦疗赤痛，去暑湿，止泻痢。《服食经》云："车前一名地衣，雷之精也，久服身轻，其叶可为蔬。"

【注释】

①车前子：味甘，性寒。归肝、肾、肺、小肠经。能清热利尿通淋，渗湿止泻，明目，祛痰。用于热淋涩痛、水肿胀满、暑湿泄泻、目赤肿痛、痰热咳嗽。

②《肘后方》：全称《肘后备急方》，原名《肘后救卒方》。东晋葛洪著。后经南朝齐、梁间陶弘景增订为《补阙肘后百一方》。金代杨用道再次增补方成今本《肘后备急方》，收录了历代民间多种验方、验法。

【译文】

《肘后方》记载："车前子能治老人淋病,用丝绵包裹放到粥里煮。"按:车前子兼除湿,利小便,明目。也治疗红肿热痛,祛除暑湿,止泻痢。《服食经》说:"车前又叫地衣,是雷的精气,久服身轻,它的叶子可作为蔬菜。"

肉苁蓉粥①

《陶隐居药性论》:"治劳伤,精败面黑。先煮烂,加羊肉汁和米煮。"按:兼壮阳,润五藏,暖腰膝,助命门相火②。凡不足者,以此补之。酒浸,刷去浮甲,蒸透用。

【注释】

①肉苁蓉:味甘、咸,性温。归肾、大肠经。能补肾阳,益精血,润肠通便,用于肾阳不足、精血亏虚、阳痿不孕、腰膝酸软、筋骨无力、肠燥便秘。

②命门相火:即命门之火。《难经》认为人体有左右二肾,右肾为"命门"。肾主水,同时亦藏火,此火即命门之火。相火,相对心为君火而言。

【译文】

《陶隐居药性论》记载："肉苁蓉治虚劳内伤,精败面黑。先将肉苁蓉煮烂,再加入羊肉汁和米一起煮。"按:肉苁蓉兼壮阳,润五脏,暖腰膝,助命门相火。凡是人体有虚损的病症,用这个粥来补益。用酒浸泡,除去漂浮的外壳,蒸透使用。

牛蒡根粥①

《奉亲养老书》:"治中风,口目不动,心烦闷。用根曝干,作粉入粥,加葱椒五味。"按:兼除五藏恶气,通十二经脉。冬月采根,并可作菹,甚美。

【注释】

①牛蒡根:味辛、微甘,性凉。归肺、心经。能清热解毒,疏风利咽。用于风热感冒、咳嗽、咽喉肿痛、疮疖肿毒、脚癣、湿疹。

【译文】

《奉亲养老书》记载:"牛蒡根治中风,口目不动,心烦闷。把根茎晒干,研磨成粉末加入粥里,再加入葱椒五味。"按:牛蒡根兼除五脏恶气,通十二经脉。冬天采集牛蒡根,还可以制成腌菜,味道非常可口。

郁李仁粥^①

《独行方》^②:"治脚气肿,心腹满,二便不通,气喘急。水研绞汁,加薏苡仁入米煮。"按:兼治肠中结气,泄五藏膀胱急痛。去皮,生蜜浸一宿,漉出用。

【注释】

①郁李仁:蔷薇科植物郁李、欧李、长梗扁桃的种仁。味辛、苦、甘,性平。归脾、大肠、小肠经。能润肠通便,下气利水。用于津枯肠燥、食积气滞、腹胀便秘、水肿、脚气、小便不利。

②《独行方》:即《集验独行方》。唐韦宙撰。内容可能涉及多种疾病,对岭南脚气病的治疗十分重视。韦宙,京兆万年(今陕西西安)人。通医术。

【译文】

《独行方》记载:"郁李仁治脚气肿,心腹满闷,二便不通,呼吸喘急。加水研磨绞取汁液,加入薏苡仁和米一起煮。"按:郁李仁兼治肠中结气,泄五脏膀胱急痛。去皮，生蜜浸泡一夜，滤过取出使用。

大麻仁粥[①]

《肘后方》："治大便不通。"又《食医心镜》："治风水腹大[②]，腰脐重痛，五淋涩痛。"又《食疗本草》："去五藏风，润肺。"按：麻仁润燥之功居多，去壳煎汁煮粥。

【注释】

①大麻仁·又名火麻仁。味甘，性平。归脾、胃、大肠经。能润肠通便。用于血虚津亏、肠燥便秘。

②风水：水肿病的一种。多由风邪侵袭，肺气失于宣降、不能通调水道、水湿潴留体内所致。

【译文】

《肘后方》记载："大麻仁治大便不通。"又《食医心镜》说："治风水引起的腹脘肿大，腰脐重痛，五淋涩痛。"又《食疗本草》说："大麻仁去五脏风，润肺。"按：麻仁主要是润燥的功用，去掉外壳煎煮取汁煮粥。

榆皮粥[①]

《备急方》："治身体暴肿，同米煮食，小便利，立愈。"按：兼利关节，疗邪热，治不眠。初生荚仁作糜食，尤易睡，嵇康《养生论》谓"榆令人瞑"也[②]。捣皮为末，可和菜菹食。

【注释】

①榆皮：又名榆白皮。味甘，性平。归胃、大肠、小肠经。能利水，通淋，消肿。用于小便不通、淋浊、水肿、痈疽发背、丹毒、疥癣。

②《养生论》：三国魏嵇康作。我国古代养生论著中较早的名篇，论

述了养生的必要性与重要性，主张形神共养，尤重养神；提出养生应见微知著，防微杜渐，以防患于未然；要求养生须持之以恒，通达明理，并提出了一些具体养生途径。

【译文】

《备急千金要方》记载："榆皮能治疗身体突然肿胀，和米一起煮粥食用，小便通利，马上痊愈。"按：榆皮兼利关节，疗邪热，治失眠。刚生出的荑仁做成烂稀粥食用，对睡眠特别有益，正如嵇康《养生论》说："榆树的皮让人安眠。"把皮捣成粉末，可以加入蔬菜、腌菜食用。

桑白皮粥[①]

《三因方》[②]："治消渴。糯壳炒拆白花同煮。"又《肘后方》治同。按：兼治咳嗽吐血，调中下气。采东畔嫩根[③]，刮去皮，勿太涩，炙黄用，其根出土者有大毒。

【注释】

①桑白皮：味甘，性寒。归肺经。能泻肺平喘，利水消肿。用于肺热喘咳、水肿胀满尿少、面目肌肤浮肿。

②《三因方》：宋陈言著。陈言行医济世，除从事医学理论研究之外，并著书立说，穷研受病之源，阐发"三因学说"，著成《三因极一病证方论》十八卷，简称《三因方》。陈言（1131—1189），字无择，号鹤溪道人。宋代处州青田（今浙江景宁）人。儒、医兼通，精于临证，在当时极有影响。

③畔：边。

【译文】

《三因方》记载："桑白皮能治消渴。糯米壳炒裂开成白花状一起煮。"又《肘后方》治疗的病症相同。按：桑白皮兼治咳嗽吐血，调理中焦,和降逆气。采集树东边的嫩根,刮去皮,不要去汁液,炙黄使用,根部露出土外的有大毒。

麦门冬粥[1]

《南阳活人书》[2]:"治劳气欲绝。和大枣、竹叶、炙草煮粥。"又《寿世青编》:"治嗽及反胃。"按:兼治客热口干心烦。《本草衍义》曰:"其性专泄不专收,气弱胃寒者禁服。"

【注释】

①麦门冬:味甘、微苦,性微寒。归心、肺、胃经。能养阴生津,润肺清心。用于肺燥干咳、阴虚痨嗽、喉痹咽痛、津伤口渴、内热消渴、心烦失眠、肠燥便秘。

②《南阳活人书》:宋朱肱撰。本书对伤寒各证和其他一些杂病予以详细论述,对张仲景的学说颇多发明,是一部较早全面系统研究《伤寒论》的著作。朱肱,字翼中,号无求子。吴兴(今浙江湖州)人。还著有《内外二景图》《北山酒经》等。

【译文】

《南阳活人书》记载:"麦门冬能治劳气欲绝。和大枣、竹叶、炙草煮粥。"又《寿世青编》说:"麦门冬治咳嗽及反胃。"按:麦门冬兼治邪热壅盛,口干心烦。《本草衍义》说:"麦门冬药性只泻下不收敛,气虚胃寒者不能服用。"

地黄粥[1]

《臞仙神隐书》[2]:"利血生精,候粥熟再加酥、蜜。"按:兼凉血生血,补肾真阴[3]。生用寒,炙熟用微温。煮粥宜鲜者,忌铜铁器。吴旻《山居录》云[4]:"叶可作菜,甚益人。"

【注释】

①地黄：此处指鲜地黄。味甘、苦，性寒。归心、肝、肾经。能清热生津，凉血，止血。用于热病伤阴、舌绛烦渴、温毒发斑、吐血、衄血、咽喉肿痛。

②《臞（qú）仙神隐书》：亦称《神隐》，明朱权撰。上卷记述了养生法与家政之术，其中部分是有关农事的记载。下卷题为"归田之计"，记述了农家的活动。

③真阴：中医学名词。亦称"肾水""元阴"。与"真阳"相对而言。真阳寓于命门之中，为先天之真火，是肾生理功能的动力，亦可说是人体热能的源泉。真阴则与真阳相对而言，指肾的阴液，包括肾所藏的精，是真阳功能活动的物质基础。

④吴旻：据《本草纲目》引书及本书所附《引用书目》，当为"王旻"。王旻，唐朝人，生平不详。《山居录》：主要记载药物栽培的古农书，也可以称作现存最早的种药专著。

【译文】

《臞仙神隐书》记载："地黄利血生精。等粥煮熟后再加酥、蜜。"按：地黄兼凉血生血，滋补肾中真阴。生用寒凉，炙熟用微温。煮粥应该用新鲜的地黄，忌用铜铁器煮。王旻《山居录》说："叶可以作为蔬菜，对人体非常有益。"

吴茱萸粥①

《寿世青编》："治寒冷、心痛、腹胀。"又《千金翼》：酒煮茱萸，治同。此加米煮，检开口者，洗数次用。按：兼除湿、逐风、止痢。周处《风土记》②："九日以茱萸插头，可辟恶。"

【注释】

①吴茱萸：味辛、苦，性热，有小毒。归肝、脾、胃、肾经。能散寒止

痛，降逆止呕，助阳止泻。用于厥阴头痛、寒疝腹痛、寒湿脚气、经行腹痛、脘腹胀痛、呕吐吞酸、五更泄泻。

②周处《风土记》：西晋周处编。本书是记述地方风俗的名著，今人查考端午、七夕、重阳等等习俗，所依据的便是这一部《风土记》。周处（238—299），字子隐。吴郡阳羡（今江苏宜兴）人。年少时纵情肆欲，为祸乡里，后来改过自新。吴亡后仕西晋，刚正不阿，得罪权贵，被派往西北讨伐氐羌叛乱，遇害于沙场。

【译文】

《寿世青编》记载："吴茱萸能治寒冷、心痛、腹胀。"又《千金翼》说：酒煮茱萸，治疗功效相同。煮粥需要放米煮，选取开口的吴茱萸，清洗数次再使用。按：吴茱萸兼除湿、逐风、止痛。周处《风土记》说："九月九日用茱萸插在头上，可以驱邪避灾。"

常山粥①

《肘后方》："治老年久疟。秫米同煮，未发时服。"按：兼治水胀、胸中痰结，截疟乃其专长②。性暴悍，能发吐。甘草末拌蒸数次，然后同米煮，化峻厉为和平也。

【注释】

①常山：味苦、辛，性寒，有毒。归肺、肝、心经。能涌吐痰涎，截疟。用于痰饮停聚、胸膈痞塞、疟疾。

②截疟：治疟疾方法之一。在疟疾发作前的适当时间，使用内服药或针刺等方法，以制止疟疾的发作。

【译文】

《肘后方》记载："常山能治老年人久疟。和秫米一起煮，在疟疾没有发作的时候服用。"按：常山兼治水胀、胸中痰结，截疟是它的主要功效。常山药性峻猛,能够催吐。用甘草末拌常山蒸数次,然后和米一起煮,可以化峻厉为和平。

白石英粥①

《千金翼方》:"服石英法,捶碎水浸澄清,每早取水煮粥,轻身延年。"按:兼治肺痿、湿痹、疸黄,实大肠。《本草衍义》曰:"攻疾可暂用,未闻久服之益。"

【注释】

①白石英:味甘,性温。归肺、肾、心经。能温肺肾,安心神,利小便。治肺寒咳喘、阳痿、消渴、心神不安、惊悸善忘、小便不利、黄疸、石水、风寒湿痹。

【译文】

《千金翼方》记载:"服用石英的方法,把石英敲碎,用水浸泡澄清,每天早晨取浸泡的水煮粥,服用后可以轻身延年。"按:白石英兼治肺痿、湿痹、黄疸,实大肠而止泄。《本草衍义》说:"攻伐邪气可以短时使用白石英,没有听说过久服有补益的效果。"

紫石英粥①

《备急方》:"治虚劳惊悸。打如豆,以水煮汁作粥。"按:兼治上气、心腹痛、咳逆邪气,久服温中。盖上能镇心,重以去怯也;下能益肝,湿以去枯也。

【注释】

①紫石英:味甘,性温。归肾、心、肺经。能温肾暖宫,镇心安神,温肺平喘。用于肾阳亏虚、宫冷不孕、惊悸不安、失眠多梦、虚寒

咳喘。

【译文】

《备急方》记载："紫石英治虚劳惊悸。把紫石英打碎成豆子大小，加水煮取汁液煮粥。"按：紫石英兼治肺气上逆、心腹疼痛、咳逆邪气，长时间服用温补中焦。因为紫石英上能镇定心神，重镇以祛除怯弱；下能补益肝脏，滋养以祛除枯燥。

慈石粥[①]

《奉亲养老书》："治老人耳聋。捶末绵裹，加猪肾煮粥。"《养老书》又方同白石英，水浸露地，每日取水作粥。气力强健，颜如童子。按：兼治周痹、风湿[②]，通关节，明目。

【注释】

①慈石，即磁石。慈，通"磁"。味咸，性寒。归肝、心、肾经。能镇惊安神，平肝潜阳，聪耳明目，纳气平喘。用于惊悸失眠、头晕目眩、视物昏花、耳鸣耳聋、肾虚气喘。

②周痹：病名。痹证之及于全身者。为风寒湿邪乘虚侵入血脉、肌肉所致。

【译文】

《奉亲养老书》记载："磁石能治老人耳聋。把磁石捣成粉末，丝绵包裹，加猪肾煮粥。"《奉亲养老书》里又有一种制作方法和白石英粥一样，用水浸泡，露天放置，每天取水作粥。服用后使人气力强健，颜面娇嫩如童子。按：磁石兼治周痹、风湿关节疼，又有通关节、明目的功效。

滑石粥[①]

《圣惠方》："治膈上烦热。滑石煎水，入米同煮。"按：

兼利小便,荡胸中积聚,疗黄疸、石淋、水肿。《炮炙论》曰:
"凡用,研粉,牡丹皮同煮半日,水淘曝干用。"

【注释】

①滑石:味甘、淡,性寒。归膀胱、肺、胃经。能利尿通淋,清热解暑;
　外用祛湿敛疮。用于热淋、石淋、尿热涩痛、暑湿烦渴、湿热水泻;
　外治湿疹、湿疮、痱子。

【译文】

《圣惠方》记载:"滑石治膈上烦热。滑石煎水,加入米一起煮。"按:
滑石兼利小便,荡涤胸中积聚,治疗黄疸、石淋、水肿。《炮炙论》说:"凡是
使用滑石,必须研磨成粉末,和牡丹皮一同煎煮半天,用水淘洗晒干使用。"

白石脂粥①

《子母秘录》②:"治水痢不止。研粉和粥,空心服。"按:
石脂有五种,主治不相远,涩大肠,止痢居多。此方本治小
儿弱不胜药者,老年气体虚羸,亦宜之。

【注释】

①白石脂:味甘、酸,性平。归肺、大肠经。能涩肠,止血。用于久
　泻、久痢、崩漏带下、遗精。

②《子母秘录》:《本草纲目》谓张杰著。张杰,生平里居不详。本书
　已佚。另文献载有唐代医家许仁则《子母秘录》,十卷,亦佚。此
　处不详究系何书。

【译文】

《子母秘录》记载:"白石脂治水痢不止。把白石脂研磨成粉末加入
粥里,空腹服用。"按:白石脂有五种,主治相差不大,以收涩大肠、止痢

居多。这个粥方本来治疗小儿体弱不能喝药,老年人气虚体弱,身体羸瘦,也适宜服用。

葱白粥①

《小品方》②:"治发热头痛。连须和米煮,加醋少许,取汗愈。"又《纲目》方:"发汗解肌,加豉。"按:兼安中,开骨节,杀百药毒。用胡葱良③,不可同蜜食,壅气害人。

【注释】

①葱白:味辛,性温。归肺、胃经。能发汗解表,散寒通阳。用于外感风寒、阴寒内盛、格阳于外、脉微、厥逆、腹泻;外敷治疗疮痈疔毒。

②《小品方》:又名《经方小品》。东晋陈延之撰。本书早佚,其佚文散见于《外台秘要》《医心方》中。陈延之,生卒年不详。

③胡葱:为葱科,葱属,二年生草本植物,别名火葱、蒜头葱、瓣子葱等。胡葱以嫩叶做调料,鳞茎为腌渍原料。

【译文】

《小品方》记载:"葱白治发热头痛。连同须加入米里一同煮,再加少许醋,发汗后病愈。"又《纲目》方:"葱白粥发汗解肌,加入豆豉。"按:葱白兼调和中焦,疏通关节,消除百药的毒性。用胡葱较好,不可以和蜜一起食用,食用后会使气机郁滞,伤害人体。

莱菔粥①

《图经本草》②:"治消渴。生捣汁煮粥。"又《纲目》方:"宽中下气。"按:兼消食、去痰、止咳、治痢、制面毒③。皮有紫、白二色,生沙壤者大而甘,生瘠地者小而辣,治同。

【注释】

①莱菔（lái fú）：即萝卜。味辛、甘，性凉。入肺、脾、胃、大肠经。能消积化痰，下气宽中，解毒。用于食积胀满、痰热咳嗽、肺痨咯血、呕吐反酸等。

②《图经本草》：宋朝政府命苏颂等组织编撰的图谱性本草学著作，对《嘉祐本草》补充附图，与《嘉祐本草》同时颁行。全书在六百余种药名下，附本草图九百余幅。描绘植物的类别、形态，形象逼真，图文并茂。《图经本草》原著已经佚失，现在只有辑本。

③面毒：谓食面后胃脘胀闷烦渴。

【译文】

《图经本草》记载："莱菔治消渴。生莱菔捣汁煮粥。"又《纲目》方："宽中下气。"按：莱菔兼消食、去痰、止咳、治痢，制食面中毒。莱菔皮有紫、白两种颜色，生长在沙地里的大而甜，生长在瘦瘠地里的小而辣，但治病的功效相同。

莱菔子粥①

《寿世青编》："治气喘。"按：兼化食除胀，利大小便，止气痛。生能升，熟能降，升则散风寒，降则定喘咳。尤以治痰、治下痢，厚重有殊绩。水研滤汁加入粥。

【注释】

①莱菔子：味辛、甘，性平。归肺、脾、胃经。能消食除胀，降气化痰。用于饮食停滞、脘腹胀痛、大便秘结、积滞泻痢、痰壅喘咳。

【译文】

《寿世青编》记载："莱菔子治气喘。"按：莱菔子兼化食除胀，利大小便，止气分疾病导致的疼痛。生的能升发气机，熟的能降泻逆气，升则散风寒,降则定喘咳。特别是用来治痰、治下痢,味道厚重而有特殊的功效。加水研磨滤汁加入粥里。

菠菜粥①

《纲目》方:"和中润燥。"按:兼解酒毒,下气止渴,根尤良,其味甘滑。《儒门事亲》云②:"久病大便涩滞不通,及痔漏,宜常食之。"《唐会要》③:"尼波罗国献此菜④,为能益食味也。"

【注释】

①菠菜:味甘,性平。归肝、胃、大肠、小肠经。能解热毒,通血脉,利肠胃。用于头痛、目眩、目赤、夜盲症、消渴、便秘、痔疮。

②《儒门事亲》:金张从正撰。全书各卷由诸篇论文汇编而成,注重阐发邪实为病的理论,倡导汗、吐、下三法治疗疾病。张从正(1156—1228),字子和,号戴人。睢州考城县郜城乡(今河南民权)人。金代医学家。张从正私淑刘完素的学术观点,对于汗、吐、下三法的运用有独到的见解,积累了丰富的经验,扩充了三法的运用范围,形成了以攻邪治病的独特风格,为祖国医学的病机理论和治疗方法做出了贡献,被后世称为金元四大家之一,又称为"攻邪派"的代表。

③《唐会要》:北宋王溥撰。本书是记述唐代各项典章制度沿革变迁的史书,是我国历史上第一部断代典制体专著。王溥(922—982),字齐物。并州祁县(今属山西)人。著名史学大家,还编撰有《五代会要》等。

④尼波罗国:今尼泊尔。

【译文】

《纲目》方:"菠菜能和中润燥。"按:菠菜兼解酒毒,下气止渴,根的效果特别好,味道甘滑。《儒门事亲》说:"久病大便涩滞不通,及痔漏,应该经常食用菠菜粥。"《唐会要》说:"尼波罗国献这种菜给朝廷,因为它能增进食欲。"

甜菜粥

《唐本草》[①]:"夏月煮粥食,解热,治热毒痢。"又《纲目》方:"益胃健脾。"按:《学圃录》[②]:"甜本作菾,一名莙荙菜,兼止血,疗时行壮热[③]。诸菜性俱滑,以为健脾,恐无验。"

【注释】

①《唐本草》:又称《新修本草》,唐高宗显庆四年(659)由苏敬等二十余人集体编撰,由官府颁行,是我国历史上第一部药典。载药八百五十种,新增一百一十四种新药,其中不少是外来药物。附有图经七卷、药图二十五卷。现仅存残卷。

②《学圃录》:金受昌著。作者生平里居不详。

③时行:病名。又名时气,为感冒四时不正之气所致的流行性疾病。壮热:高热,高烧。

【译文】

《唐本草》:"夏月煮甜菜粥食用,解热,治热毒痢。"又《纲目》方:"甜菜益胃健脾。"按:《学圃录》说:"甜本作菾,一名莙荙菜,兼止血,治疗流行性疾病引起的高热。各种菜都具有润滑之性,认为可以用来健脾,恐怕没什么凭证。"

秃菜根粥[①]

《全生集》[②]:"治白浊。用根煎汤煮粥。"按:《本草》不载。其叶细皱，似地黄叶，俗名牛舌头草，即野甜菜，味微涩，性寒解热毒，兼治癣。《鬼遗方》云："捣汁熬膏药贴之。"

【注释】

①秃菜根：又名牛舌头。味苦、微甘，性微寒。能清热解毒。用于阑尾炎、痢疾、痔疮、遗精、白浊、乳腺炎、烫伤等。

②《全生集》：全称《外科证治全生集》。清代王维德整理祖传秘术及生平经验而成，后经清末马培之重新分卷并作评注。本书先总述痈疽病因、证候、诊法。按人体上、中、下三部分论外科病证治疗，并兼以内、妇、儿各科病证治疗经验，计列证四十八种，外科效方七十五首。王维德（1669—1749），字洪绪，号林屋散人，又号定定子。吴县（今江苏苏州）人。通内、外、妇、儿各科，尤擅长外科疾患之诊治。

【译文】

《外科证治全生集》记载："秃菜根治白浊。用根煎汤煮粥。"按：《本草》书没有记载。秃菜叶细皱，像地黄叶，俗名牛舌头草，即野甜菜，味微涩，性寒解热毒，兼治癣。《刘涓子鬼遗方》说："秃菜根捣汁熬制成膏药，贴到患处。"

芥菜粥

《纲目》方："豁痰辟恶。"按：兼温中止嗽，开利九窍。其性辛热而散耗人真元。《别录》谓"能明目"，暂时之快也。叶大者良，细叶有毛者损人。

【译文】

《纲目》方："芥菜豁除痰饮，避除邪气。"按：芥菜兼温中止嗽，开利九窍。它的药性辛热而耗散人体的真元。《别录》说"芥菜能明目",不过只是暂时取效。叶大的较好,细叶有毛的对人体有害。

韭叶粥①

《食医心镜》:"治水痢。"又《纲目》方:"温中暖下。"按:兼补虚壮阳,治腹冷痛。茎名韭白,根名韭黄。《礼记》谓韭为"丰本",言美在根,乃茎之未出土者。治病用叶。

【注释】

①韭叶:味辛,性温。归肝、胃、肾经。能温中,下气,补虚,调和脏腑,令人能食,益阳。

【译文】

《食医心镜》记载:"韭叶治水痢。"又《纲目》方:"温补中、下二焦。"按:韭叶兼补虚壮阳,治腹冷痛。茎叫韭白,根叫韭黄。《礼记》说韭为"丰本",意思是韭菜之美在其根部,是茎没有出土的部分。治病用韭叶。

韭子粥①

《千金翼》:"治梦泄遗尿。"按:兼暖腰膝,治鬼交甚效②,补肝及命门,疗小便频数。韭乃肝之菜,入足厥阴经。肝主泄,肾主闭,止泄精尤为要品。

【注释】

①韭子:即韭菜子。味辛、甘,性温。归肝、肾经。能温补肝肾,壮阳固精。用于肝肾亏虚、腰膝酸痛、阳痿遗精、遗尿尿频、白浊带下。
②鬼交:心理学上叫梦交,我国传统医学称之为鬼交。古人认为凡是梦与鬼交的人,气弱神衰是重要的内因。

【译文】

《千金翼》记载:"韭菜子治梦泄遗尿。"按:韭菜子兼暖腰膝,治鬼交效果很好,补肝及命门,治疗小便频数。韭是归属于肝的菜,入足厥阴肝经。肝主疏泄,肾主闭藏,是止泄精特别好的药物。

苋菜粥①

《奉亲养老书》:"治下痢。苋菜煮粥食,立效。"按:《学圃录》:"苋类甚多,常有者白、紫、赤三种,白者除寒热,紫者治气痢②,赤者治血痢③,并利大小肠,治痢初起为宜。"

【注释】

①苋菜:味甘,性微寒。归大肠、小肠经。能清热解毒,利尿除湿,通利大便。

②气痢:有实证和虚证之分。实证为粪便如蟹沫稠黏,有里急后重感,腹胀,大便时排气多,其气臭秽。或兼肠鸣、小便不利等。是由于湿热郁滞,气机不得宣畅所致。虚证为腹胀排气时大便即随之而下,是由于中气下陷、肠虚不固所致。

③血痢:又称赤痢,即泄下物为血色黏液。

【译文】

《奉亲养老书》记载:"苋菜治下痢。苋菜煮粥食用,效果迅速。"按:《学圃录》说:"苋菜种类很多,常有白、紫、赤三种颜色,白色的除寒热,紫色的治气痢,红色的治血痢,并且通利大小肠,适合治疗下痢初起。"

鹿肾粥①

《日华本草》:"补中安五藏,壮阳气。"又《圣惠方》:"治耳聋。俱作粥。"按:肾俗名腰子,兼补一切虚损。麋类鹿,补阳宜鹿，补阴宜麋。《灵苑记》有鹿补阴、麋补阳之说②，非。

【注释】

①鹿肾：味甘、咸，性温。归肝、肾、膀胱经。能补肾精，壮肾阳，强腰膝。用于肾虚劳损、腰膝酸痛、耳聋耳鸣、阳痿滑精、宫寒不孕。

②《灵苑记》：又名《灵苑方》，北宋沈括著。

【译文】

《日华子本草》记载："鹿肾补中安五藏，壮阳气。"又《圣惠方》说："鹿肾治耳聋。都把鹿肾作粥食用。"按：肾俗名腰子，兼补一切虚损。麋很像鹿，但补阳用鹿，补阴用麋。《灵苑记》有鹿补阴、麋补阳的说法，这种说法不正确。

羊肾粥①

《饮膳正要》②："治阳气衰败、腰脚痛。加葱白、枸杞叶，同五味煮汁，再和米煮。"又《良疗心镜》："治肾虚精竭，加豉汁五味煮。"按：兼治耳聋、脚气。方书每用为肾经引导。

【注释】

①羊肾：味甘、咸，性温。能补肾气，益精髓。用于肾虚劳损、腰脊酸痛、足膝软弱、耳聋、阳痿、尿频。

②《饮膳正要》：元代饮膳太医忽思慧撰。古代营养学专著，卷一讲饮食诸般禁忌、聚珍异馔。卷二讲各种汤煎、食疗诸病及食物相反中毒等。卷三讲米谷品、兽品、禽品、鱼品、果菜品和料物等。忽思慧，一译和斯辉。曾被选充饮膳太医一职。

【译文】

《饮膳正要》："羊肾治阳气衰败、腰脚痛。加葱白、枸杞叶，和五味一起煮取汁液，再加入米煮粥。"又《良疗心镜》："羊肾粥治肾虚精竭，加豉汁和五味一起煮。"按:兼治耳聋、脚气。方书里经常把羊肾作为肾经的引经药。

猪髓粥[①]

慈山参入。按:《养老书》[②]:"猪肾粥加葱,治脚气。"《肘后方》:"猪肝粥加绿豆,治溲涩,皆罕补益。肉尤动风,煮粥无补。"《丹溪心法》[③]:"用脊髓治虚损,补阴兼填骨髓,入粥佳。"

【注释】

①猪髓:味甘,性寒。归肾经。能补精髓,益肾阴。用于肾阴不足、
　阴虚内热、骨蒸盗汗、遗精或腰脊酸软、下肢痿弱。

②《养老书》:即陈直《奉亲养老书》。

①《丹溪心法》:此当指《丹溪心法类集》,明代太医院御医杨珣著。
　本书已佚。

【译文】

我自己创制,录入本书。按:《寿亲养老书》记载:"猪肾粥加葱,治脚气。"《肘后方》说:"猪肝粥加绿豆,治溲涩,都很少听说有补益的效果。猪肉特别能引动肝风,煮粥没有补益效果。"《丹溪心法》:"用猪脊髓治虚损,补阴兼填骨髓,入粥效果更好。"

猪肚粥[①]

《食医心镜》:"治消渴饮水。用雄猪肚煮取浓汁,加豉作粥。"按:兼补虚损,止暴痢,消积聚。《图经本草》曰:"四季月宜食之,猪水畜而胃属土,用之以胃治胃也。"

【注释】

①猪肚：味甘，性温。归脾、胃经。能补虚损，健脾胃。用于虚劳羸弱、泄泻、下痢、消渴、小便频数、小儿疳积。

【译文】

《食医心镜》记载："猪肚治消渴饮水。用雄猪肚煮取浓汁，加豆豉作粥。"按：猪肚兼补虚损，止暴痢，消积聚。《图经本草》说："四季最后十八天的时候适合食用猪肚，猪属水畜而胃属土，用它以胃治胃。"

羊肉粥①

《饮膳正要》："治骨蒸、久冷。山药蒸熟，研如泥，同肉下米作粥。"按：兼补中益气，开胃健脾，壮阳滋肾，疗寒疝②。杏仁同煮则易糜，胡桃同煮则不臊，铜器煮损阳。

【注释】

①羊肉：味甘，性温。归脾、肾经。能补气养血，温补脾肾。用于肾虚腰疼、阳痿精衰、形瘦怕冷、病后虚寒、产妇产后大虚或腹痛、产后出血、产后无乳或带下。

②寒疝：中医指疝气的一种。症见阴囊肿硬而冷，睾丸痛，喜暖畏寒或形寒足冷等。

【译文】

《饮膳正要》记载："羊肉治疗骨蒸潮热、长时间虚寒。山药蒸熟，研磨成泥一样，和肉一起下到米里煮粥。"按：羊肉兼补中益气，开胃健脾，壮阳滋肾，治疗寒疝。和杏仁一起煮更容易煮烂，和胡桃一起煮则不腥臊，用铜器煮羊肉损伤阳气。

羊肝粥[①]

《多能鄙事》[②]："治目不能远视。羊肝碎切,加韭子炒研,煎汁下米煮。"按:兼治肝风虚热目赤,及病后失明。羊肝能明目,他肝则否,青羊肝尤验。

【注释】

①羊肝:味甘、苦,性凉。归肝经。能养肝明目,补血,清虚热。用于血虚萎黄、消瘦、肝虚目暗、视力减退。

②《多能鄙事》:托名明刘基撰。明代初期的类书,共十二卷。该书分门别类收录了日常生活中必备的知识。其中卷一至卷四与饮食有关,卷二记述基本烹饪方法,卷四记述老年人的食疗养生方法。

【译文】

《多能鄙事》记载:"羊肝治目不能远视。羊肝切碎,加韭菜子干炒研磨,煎取汁液,下米煮粥。"按:羊肝兼治肝风虚热目赤,及病后失明。羊肝能明目,其他肝不能,青羊肝效果特别好。

羊脊骨粥

《千金·食治》方[①]："治老人胃弱。以骨捶碎,煎取汁,入青粱米煮。"按:兼治寒中羸瘦,止痢补肾,疗腰痛。脊骨通督脉,用以治肾,尤有效。

【注释】

①《千金·食治》:见《备急千金要方》卷二十六,主要论述一些常见食物如何治疗疾病。

【译文】

《千金·食治》方:"羊脊骨治老人胃气虚弱。用骨头把羊脊骨捶碎,煎取汁,加入青粱米煮。"按:羊脊骨兼治脾胃虚寒,身体瘦弱,止痢补肾,治疗腰痛。脊骨通督脉,用来治疗肾脏疾病,特别有效。

犬肉粥

《食疗心镜》:"治水气鼓胀。和米烂煮,空腹食。"按:兼安五藏①,补绝伤②,益阳事,厚肠胃,填精髓,暖腰膝。黄狗肉尤补益虚劳,不可去血,去血则力减,不益人。

【注释】

①五藏:即"五脏"。

②绝伤:指骨折之类损伤。

【译文】

《食疗心镜》记载:"犬肉治水气鼓胀。犬肉和米一起煮烂,空腹食用。"按:犬肉兼安定五脏,促进骨折愈合,增强性功能,完善消化吸收功能,补益精髓,温暖腰膝。黄狗肉对虚劳的补益作用特别强,不能把血去掉,去血则补益力量减弱,对人体没有好处。

麻雀粥

《食治通说》①:"治老人羸瘦,阳气乏弱。麻雀炒熟,酒略煮,加葱和米作粥。"按:兼缩小便②,暖腰膝,益精髓。《食疗本草曰》:"冬三月食之,起阳道。"李时珍曰:"性淫也。"

【注释】

①《食治通说》:宋娄居中撰。此书论饮食疗法,原书佚。明穆世锡《食物辑要》中尚存其少量佚文。娄居中,生卒年不详。宋代东虢(今河南荥阳)人。

②缩小便:即缩尿止遗。用具有益气补肾、收敛固涩作用的方药治

疗肾气不固所致遗尿、小便失禁的治法。

【译文】

《食治通说》记载:"麻雀治老人羸瘦,阳气乏弱。将麻雀炒熟,加酒略煮,加葱和米作粥。"按:麻雀兼缩尿止遗,暖腰膝,益精髓。《食疗本草》说:"冬三月食用麻雀粥,增强男性性功能。"李时珍说:"这是麻雀性淫的原因。"

鲤鱼粥[1]

《寿域神方》[2]:"治反胃。童便浸一宿,炮焦煮粥。"又《食医心镜》:"治咳嗽气喘,用糯米。"按:兼治水肿、黄疸,利小便。诸鱼惟此为佳。风起能飞越,故又动风,风病忌食。

【注释】

①鲤鱼:味甘,性平。归脾、肾、胃、胆经。能补脾健胃,利水消肿,通乳,清热解毒,止嗽下气。可用于各种水肿、浮肿、腹胀、少尿、黄疸、乳汁不通。

②《寿域神方》:即《臞仙寿域神方》。明朱权撰。朱权,字臞仙。

【译文】

《寿域神方》记载:"鲤鱼治胃气上逆。用童便浸泡一个晚上,将鲤鱼炮炙焦黑煮粥。"又《食医心镜》说:"鲤鱼治咳嗽气喘,选用糯米。"按:鲤鱼兼治水肿、黄疸,利小便。各种鱼只有鲤鱼最好。起风的时候鲤鱼能飞越,所以又能动风,风病忌食。

上煮粥方,上中下三品,共百种。调养治疾,二者兼具,皆所以为老年地,毋使轻投攻补耳。前人有食疗、食治、食医,及《服食经》《饮膳正要》诸书,莫非避峻厉以就和平也。且不独治疾宜慎,即调养亦不得概施。如人参粥亦见李绛《手集方》，其为大补元气，自不待言，但价等于珠，未易供寻常之一饱。听之有力者，无庸摭入以备方^①。此外所遗尚多，岂仅气味俱劣之物？亦有购觅难获之品。徒矜博采，而无当于用，奚取乎？兹撰粥谱，要皆断自臆见，合前四卷，足备老年之颐养。吾之自老其老，恃此道也。乃或传述及之，不无小裨于世。谬妄之讥，又何敢辞！

　　是岁季冬月之三日慈山居士又书于尾^②。

【注释】

　　①无庸：不用。摭（zhí）：摘取。

　　②季冬：冬季的最后一个月，农历十二月。

【译文】

　　以上各种煮粥的方法，上、中、下三品，共　百种，调养身体，治疗疾病，两种功能都具备，这都是为老年人所准备的，不要轻易地使用攻补的药物。前人有食疗、食治、食医，以及《服食经》《饮膳正要》之类的书，没有不是避免使用峻厉的药物而使用平和的药物的。不仅治疗疾病要谨慎，就算是调养身体也不能一概而论施治。比如人参粥也见于李绛《手集方》，人参是大补元气的药物，自然不用多说，但价格等同于珍珠，非常昂贵，普通老百姓哪里吃得上呢！因此听起来虽然是有用的粥方，本书也没有选入备用。除此之外，遗漏的还有很多，哪里是说那些都是气味很低劣的食物？也有些是很难寻找购买到的食品。仅仅炫耀自己搜采广博，而不适合实用，又有什么可取的呢？现在我选取的这些粥谱，主要都来自我自己的主观看法，与前面的四卷，足够老年人用来养生了。我自己的养老都是依赖这些方法。以后如果能流传开来，对世人也并不是没有一点小的用处的吧！就算有些错误荒唐的地方招人讥笑，我又怎么敢推辞！

　　这一年十二月三日慈山居士又写在书后。

引用书目

引用书三百有七种，书名随事附见。始壬辰秋，讫癸巳冬，统计一年间，作辍参半。就所记忆及便览者录入。欲速成编，未详未备。

《周易》	朱子《诗集注》
《尚书》	陆机《诗义疏》
《毛诗》	《周礼集传》栋八世祖讳津
《周礼》	郑康成《仪礼注》
《仪礼》	陈皓礼《记集说》
《礼记》	《三礼图》
《论语》	谭氏《论语说丛》
《孟子》	杜预《左传注》
《尔雅》	《三代仪制录》
《家语》	《汉书》
《春秋左传》	《后汉书》
卓尔康《易学》	《汉旧仪制》
孔安国《尚书注》	《蜀志》

《吴书》　　　　　　　　《公孙尼子》

《晋书》　　　　　　　　《金楼子》

《南史》　　　　　　　　《草木子》

《梁史》　　　　　　　　《寒山子》

《唐书》　　　　　　　　《春秋元命包》

《唐会要》　　　　　　　《春秋运斗枢》

《五代史》　　　　　　　《吕氏春秋》

《宋史》　　　　　　　　班固《白虎通》

《辽史》　　　　　　　　罗愿《尔雅翼》

《元史》　　　　　　　　张揖《广雅》

《程子外书》　　　　　　陆佃《埤雅》

《朱子语录》　　　　　　刘熙《释名》

邵子《皇极经世》　　　　许慎《说文》

鲍氏《皇极经世注》　　　徐锴《说文解字》

《邵子语录》　　　　　　王安石《字说》

邵子《观物内外篇》　　　《急就篇注》

《黄帝阴符经》　　　　　崔豹《古今注》

老子《道德经》　　　　　服虔《通俗文》

庄子《南华经》　　　　　《世说新语》

《列子》　　　　　　　　杜佑《通典》

《荀子》　　　　　　　　胡氏《事物纪原》

《广成子》　　　　　　　陶毂《清异录》

《抱朴子》　　　　　　　李石《续博物志》

《亢仓子》　　　　　　　赞宁《物类相感志》

洪迈《夷坚志》　　　　　　萧氏《竹窗琐语》

《香山故事》　　　　　　　刘青田《多能鄙事》

王逵《蠡海集》　　　　　　陈仲言《余话》

周密《齐东野语》　　　　　勿斋《清闷录》

《颜氏家训》　　　　　　　《遁庵秘录》

杨慎《丹铅录》　　　　　　金受昌《学圃录》

沈括《笔谈》　　　　　　　《身章撮要》

沈括《灵苑记》　　　　　　《六研斋三笔》

刘敬叔《异苑》　　　　　　李氏《一家言》

《蔗庵漫录》　　　　　　　高江村《天禄识余》

陶宗仪《辍耕录》　　　　　黄长睿《博古图》

王佐《格古论》　　　　　　王洪洲《三才图会》

干昊《山居录》　　　　　　帅旷《禽经》

林洪《山居清供》　　　　　陆羽《茶经》

《琅嬛记》　　　　　　　　毛文锡《茶谱》

《野人闲话》　　　　　　　苏易简《纸谱》

张师正《倦游录》　　　　　游默斋《花谱》

冯耘庐《行厨记要》　　　　《陶渊明集》

《黄氏日抄》　　　　　　　《欧阳文忠公集》

盛氏《宦游日札》　　　　　《司马温公集》

陆容《菽园杂记》　　　　　《杨升庵外集》

《蚓庵琐语》　　　　　　　《文选·古诗》

《紫岩隐书》　　　　　　　曹植《九咏》

《臞仙神隐书》　　　　　　沈佺期诗

李太白诗

杜少陵诗

韩昌黎诗

白乐天诗

元微之诗

王建诗

张潮诗

陆龟蒙诗

卢纶诗

陈傅良诗

许丁卯诗

韩偓诗

徐寅诗

羊士谔诗

段成式诗

释清珙诗

杨诚斋诗

陆放翁诗

半山翁诗

韦庄诗

苏东坡诗

黄山谷诗

张文潜诗

柳子厚诗

魏野诗

刘后村诗

范石湖诗

刘著诗

张昱诗

范蔚宗诗

马祖常诗

陈泰诗

吴景奎诗

龚诩诗

吴宽诗

应璩《三叟诗》

瞿佑《诗话》

祝穆《箴铭汇抄》

扬雄《甘泉赋》

《真西山卫生歌》

扬雄《解嘲文》

赵子昂《不自弃文》

刘向《列仙传》

《东方朔别传》

《杜兰香传》

《史记·龟策传》

葛洪《西京杂记》

段成式《酉阳杂俎》

《燕台风土记》　　　　　《造门经》

《三湘杂志》　　　　　　《青田秘记》

《山左小记》　　　　　　《黄庭内景经》

《贵州物产录》　　　　　魏伯阳《参同契》

《巴蜀异物志》　　　　　希夷睡诀

《吴地志》　　　　　　　八段锦

建昌诗　　　　　　　　　华佗五禽戏

《邛州志》　　　　　　　裟罗门十二法

《交广杂志》　　　　　　《天竺按摩诀》

《河东备录》　　　　　　华佗《导引论》

孟琯《岭南志异》　　　　《洞灵经》

陈懋仁《泉南杂记》　　　《定观经》

《南闽记闻》　　　　　　《显道经》

嵇含《南方草木状》　　　《太素经》

《吴兴掌故》　　　　　　《冲虚经》

周处《风土记》　　　　　《上清洞微经》

扬雄《方言》　　　　　　《三茅卫生经》

涉斋《游具备遗》　　　　陶弘景《真诰》

韩椿《外洋碎事》　　　　《保生心鉴》

熊三拔《泰西水法》　　　《法藏碎金》

《楞严经》　　　　　　　《元关真谛》

《梵书》　　　　　　　　《玉枢微旨》

《沙弥戒律》　　　　　　《丹房镜源》

《相宅经》　　　　　　　邱长春《玉笥要览》

崔实《四时月令》　　　　王好古《汤液本草》

吴球《四时调摄论》　　　孟诜《食疗本草》

丹阳《悟真录》　　　　　朱震亨《本草补遗》

抱一子《葆元录》　　　　马志《开宝本草》

施肩吾《卫生录》　　　　苏颂《图经本草》

彭祖《服食经》　　　　　《日华子本草》

华佗《食论》　　　　　　李时珍《本草纲目》

张杲玉《洞要略》　　　　汪昂《本草备要》

《养生汇论》　　　　　　陶弘景《名医别录》

冰蟾子《摄生要论》　　　后唐刊《石药验》

嵇康《养生论》　　　　　张元素《珍珠囊》

东坡《养身杂记》　　　　陶隐居《药性论》

玉虚子《济生编》　　　　雷敩《炮炙论》

《保生集要》　　　　　　唐开元《广济方》

谭景丹《颐生录》　　　　宋《太平圣惠方》

张君房《云笈七签》　　　宋徽宗《圣济方》

高濂《遵生八笺》　　　　周宪王《普济方》

《内经·灵枢》　　　　　张仲景《伤寒》方

《内经·素问》　　　　　孙思邈《千金·食治》

《神农本草经》　　　　　孙思邈《千金翼》

寇宗奭《本草衍义》　　　孙思邈《千金月令》

苏恭《唐本草》　　　　　韦宙《独行方》

陈藏器《本草拾遗》　　　《天宝单方图》

甄权《药性本草》　　　　王焘《外台秘要》

陈言《三因方》　　　　崔元亮《海上方》

刘禹锡《传信方》　　　　《臞仙寿域神方》

昝殷《食医心镜》　　　　吴瑞《日用举要》

娄居中《食治通说》　　　姚旅《露书》

杨仁斋《直指方》　　　　叶氏《枕中记》

《饮膳正要》　　　　　　杨起《简便方》

王执中《资生录》　　　　《拾便良方》

张杰《子母秘录》　　　　陈延之《小品方》

吴旻《扶寿方》　　　　　《锦囊秘录》

陈直《奉亲养老书》　　　《刘涓子鬼遗方》

《南阳活人书》　　　　　李绛《手集方》

张从正《儒门事亲》　　　《济世仁术编》

《医余录》　　　　　　　张义仲《备急方》

《延年秘旨》　　　　　　朱瑞章《家宝方》

萨谦斋《经验方》　　　　王维德《全生集》

《摘元妙方》　　　　　　尤乘《寿世青编》

韩懋《医通》　　　　　　陈枚《采珍集》

万表《积善堂方》　　　　吴又可《瘟疫论》

葛洪《肘后方》　　　　　吴仪洛《医学述》

杨珣《丹溪心法》　　　　龚应圆《三福丹书》

中华经典名著
全本全注全译丛书
（已出书目）